Maria-Anna Schoppmeyer

Anatomie und Physiologie

Maria-Anna Schoppmeyer

Anatomie und Physiologie

Kurzlehrbuch für Pflegeberufe

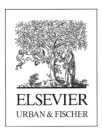

URBAN & FISCHER

München · Jena

Zuschriften und Kritik an:
Elsevier GmbH, Urban & Fischer Verlag,
Lektorat Pflege, Karlstraße 45, 80333 München, pflege@elsevier.de

Wichtiger Hinweis für den Benutzer

Die Erkenntnisse in der Medizin unterliegen laufendem Wandel durch Forschung und klinische Erfahrungen. Die Autorin dieses Werkes hat große Sorgfalt darauf verwendet, dass die in diesem Werk gemachten therapeutischen Angaben (insbesondere hinsichtlich Indikation, Dosierung und unerwünschten Wirkungen) dem derzeitigen Wissensstand entsprechen. Das entbindet den Nutzer dieses Werkes aber nicht von der Verpflichtung, anhand der Beipackzettel zu verschreibender Präparate zu überprüfen, ob die dort gemachten Angaben von denen in diesem Buch abweichen und seine Verordnung in eigener Verantwortung zu treffen.

Wie allgemein üblich wurden Warenzeichen bzw. Namen (z. B. bei Pharmapräparaten) nicht besonders gekennzeichnet.

Bibliografische Information der Deutschen Nationalbibliothek
Die Deutsche Nationalbibliothek verzeichnet diese Publikation in der Deutschen Nationalbibliografie; detaillierte bibliografische Daten sind im Internet über http://dnb.d-nb.de abrufbar.

Alle Rechte vorbehalten
1. Auflage 1996
2. Auflage 2002
3. Auflage 2007
© Elsevier GmbH, München
Der Urban & Fischer Verlag ist ein Imprint der Elsevier GmbH.

08   09   10   11   5 4 3 2

Für Copyright in Bezug auf das verwendete Bildmaterial siehe Abbildungsnachweis.

Das Werk einschließlich aller seiner Teile ist urheberrechtlich geschützt. Jede Verwertung außerhalb der engen Grenzen des Urheberrechtsgesetzes ist ohne Zustimmung des Verlages unzulässig und strafbar. Das gilt insbesondere für Vervielfältigungen, Übersetzungen, Mikroverfilmungen und die Einspeicherung und Verarbeitung in elektronischen Systemen.

Um den Textfluss nicht zu stören, wurde bei Patienten und Berufsbezeichnungen die grammatikalisch maskuline Form gewählt. Selbstverständlich sind in diesen Fällen immer Frauen und Männer gemeint.

Planung und Lektorat: Stephan Grunst, München
Herstellung: Kerstin Wilk, Markkleeberg
Satz: Kösel, Krugzell
Druck und Bindung: Uniprint International BV, the book factory
Umschlaggestaltung: SpieszDesign, Büro für Gestaltung, Neu-Ulm
Titelfotografie: Getty Images/Digital Vision
Gedruckt auf 100 g Eurobulk

ISBN 978-3-437-26531-0

Aktuelle Informationen finden Sie im Internet unter **www.elsevier.de** und **www.elsevier.com**

Vorwort

Mittlerweile liegt die dritte Auflage der Bunten Reihe »Anatomie und Physiologie« vor. Ich habe das Buch sowohl gründlich überarbeitet, als auch eine Vielzahl Abbildungen neu eingefügt. Diese erleichtern das Verständnis gerade der Anatomie erheblich. Um den – leider zu Unrecht – häufig als trocken und langweilig erscheinenden Stoff der Physiologie und Anatomie für die Gesundheits- und Krankenpflege lebendig werden zu lassen, sind an entsprechenden Stellen Pflegehinweise eingefügt. Weiterhin finden sich nach jedem Kapitel Übungsfragen; für die rasche Wiederholung kurz vor dem Prüfungstermin dient die farbig unterlegte Randleiste.

Ich hoffe, dass dieses Buch auch weiterhin Hilfe und Unterstützung im schulischen und klinischen Alltag ist. Über jegliche Kritik, positive und negative, freue ich mich. Denn ein Buch lebt von den Anregungen und Verbesserungsvorschlägen seiner Leser.

Danken möchte ich meinem Lektor Herrn Stephan Grunst für seine vielfältigen Anregungen beim Schreiben dieses Kompendiums sowie allen weiteren Mitarbeitern des Urban & Fischer Verlages, die im Hintergrund an der Erstellung dieses Buches mitgewirkt haben.

Ein besonderer Dank gilt meinem Ehemann Konrad und meinen Kindern Simon, Lukas und Antonia, ohne deren Geduld und Rücksichtnahme dieses Buch sicher nicht entstanden wäre.

Für die anstehenden Prüfungen wünsche ich allen Examenskandidaten gute Nerven (☞ 4.3), kein Herzflattern (☞ 11.3.2) oder gar Magenverstimmungen (☞ 7.2.1) und viel Erfolg.

Leipzig, im März 2007
Dr. Maria-Anna Schoppmeyer

Wegweiser

Warum Sie mit diesem Buch effektiv lernen können

Alle Bände aus der Bunten Reihe werden speziell für die Vorbereitung auf die Abschlussprüfungen und andere Prüfungen innerhalb der Ausbildung in der Gesundheits- und Krankenpflege erstellt. Gleichzeitig eignen sie sich als Kurzlehrbuch für das Wiederholen wichtiger Inhalte.

Die Auswahl der Themen richtet sich nach der Ausbildungs- und Prüfungsverordnung für die Gesundheits- und Krankenpflege. Neben der kurzen und übersichtlichen Darstellung des jeweiligen Faches haben wir gezielte Hilfen für das Lernen und Wiederholen erarbeitet:

- Die Sprache des Textes ist klar und leicht verständlich
- Kurze Sätze und Stichworte in der Randleiste wiederholen wichtige Fakten und Definitionen aus dem Text
- Zahlreiche Abbildungen erhöhen die Anschaulichkeit und das Verständnis von schwierigen Zusammenhängen
- Übungsfragen am Ende der Abschnitte helfen Ihnen, das Verständnis des Gelesenen zu überprüfen. Die Antworten auf die Fragen finden Sie anhand der Ziffern (z.B. ❼) im Text
- Hinweise auf pflegerische Handlungen und Beobachtungen stellen die Verbindung von der Krankheitslehre zur Pflegepraxis her
- Wiederkehrende Symbole in der Randleiste erleichtern die Orientierung im Text.

Die Symbole und ihre Bedeutung

Merke   Diese Kästen enthalten besonders wichtige Hinweise

   hebt die Hinweise zur Pflege hervor

?   kennzeichnet Übungsfragen am Ende der Kapitel

Das Lektorat Pflege des Urban & Fischer Verlages wünscht allen künftigen Gesundheits- und KrankenpflegerInnen viel Spaß und Erfolg beim Lernen mit der Bunten Reihe.

Abkürzungsverzeichnis

®	Handelsname
☞	siehe (Verweis)
↑	hoch, erhöht
↓	tief, erniedrigt
→	daraus folgt
A. (Aa.)	Arteria(e)
Abb.	Abbildung
ATP	Adenosintriphosphat
Ca^{2+}	chemisches Zeichen für Kalzium
C_n	Cervicales spinales Segment (Halswirbel)
cm H_2O	Zentimeter Wassersäule (Maß für Druck)
CO_2	chemisches Zeichen für Kohlendioxid
DNS	Desoxyribonukleinsäure
ER	Endoplasmatisches Retikulum
FSH	Follikelstimulierendes Hormon
GFR	Glomeruläre Filtrationsrate
Gn-RH	Gonadotropin-releasing-Hormon
IH	inhibiting hormon
K^+	chemisches Zeichen für Kalium
LH	Luteinisierendes Hormon
L_n	Lumbales spinales Segment (Lendenwirbel)
M.	Musculus
Mm.	Musculi
mm Hg	Millimeter Quecksilbersäule (Maß für Blutdruck)
μ	griechischer Buchstabe für m, Abkürzung für Mikro (10^{-6})
ms	Millisekunde
mV	Millivolt
Na^+	chemisches Zeichen für Natrium
N.	Nervus
Nn.	Nervi
NNR	Nebennierenrinde
O_2	chemisches Zeichen für Sauerstoff
pH	pondus Hydrogenii, Maß u. Potenz der Wasserstoffionenkonzentration
RH	releasing hormon
S_n	Sakrales spinales Segment (Kreuzbeinwirbel)
sog.	so genannt
STH	Somatotropes Hormon
Tab.	Tabelle
Th_n	Thorakales spinales Segment (Brustwirbel)
TRH	Thyreotropin releasing Hormon

TSH	**T**hyroidea **s**timulierendes **H**ormon
T_3	Trijodthyronin
T_4	Thyroxin
UV	**U**ltra**v**iolett
V. (Vv.)	**V**ena(e)
ZVD	**Z**entraler **V**enen**d**ruck

Weitere Abkürzungen sind an der betreffenden Textstelle genannt.

Abbildungsnachweis

Die Angaben in eckigen Klammern am Ende des Legendentextes verweisen auf die Abbildungsquelle.

A400	U. Bazlen, T. Kommerell, N. Menche und die Reihe Pflege konkret, Urban & Fischer Verlag, München
A400-190	G. Raichle, Ulm, in Verbindung mit U. Bazlen, T. Kommerell, N. Menche und der Reihe Pflege konkret, Urban & Fischer Verlag, München
L157	S. Adler, Lübeck
L190	G. Raichle, Ulm
O141	T. Lange, Lübeck

Inhaltsverzeichnis

1 Die Zelle 1
1.1 Aufbau der Zelle 1
1.2 Zellzyklus 5
1.3 Proteinbiosynthese 9
1.4 Meiose 10
1.5 Vererbungslehre (Genetik) 11

2 Die Gewebe des Körpers und ihre Funktionen 16
2.1 Epithelgewebe 16
2.2 Binde- und Stützgewebe 18
2.3 Muskelgewebe 24
2.4 Nervengewebe 27

3 Der Bewegungsapparat 33
3.1 Richtungs- und Lagebezeichnungen 33
3.2 Gelenke 33
3.3 Allgemeine Muskellehre 35
3.4 Das Skelett 38
3.5 Schädel 38
3.6 Rücken 42
3.7 Thorax 47
3.8 Abdomen 50
3.9 Schultergürtel 52
3.10 Obere Extremitäten 53
3.11 Becken 60
3.12 Untere Extremitäten 62

4 Das Nervensystem 70
4.1 Zentrales Nervensystem 70
4.2 Peripheres Nervensystem 79
4.3 Vegetatives Nervensystem 84
4.4 Hüllen, Liquorräume und Blutversorgung des ZNS 86

5 Sensibilität und Sinnesorgane 90
5.1 Auge 90
5.2 Hör- und Gleichgewichtsorgan 94

5.3 Geruchs- und Geschmackssinn 97
5.4 Sinnesfunktion der Haut 98
5.5 Tiefensensibilität 99

6 Die Haut und ihre Funktion 101
6.1 Aufbau der Haut 101
6.2 Hautanhangsgebilde 102

7 Das Verdauungssystem 104
7.1 Oberer Verdauungstrakt 107
7.2 Mittlerer Verdauungstrakt 112
7.3 Unterer Verdauungstrakt 121
7.4 Energiebedarf des menschlichen Körpers 123
7.5 Aufspaltung und Resorption der Nahrungsbestandteile 124

8 Hormonsystem 129
8.1 Hypothalamus und Hypophyse 130
8.2 Schilddrüse 132
8.3 Nebenschilddrüse 133
8.4 Nebenniere 135
8.5 Inselorgan der Bauchspeicheldrüse 137

9 Blut 140
9.1 Aufgaben und Zusammensetzung 140
9.2 Blutplasma 141
9.3 Erythrozyten 141
9.4 Thrombozyten und Blutgerinnung 145
9.5 Leukozyten 147
9.6 Das lymphatische System 149
9.7 Das Abwehrsystem des menschlichen Organismus 152

10 Das Kreislaufsystem 156
10.1 Körper- und Lungenkreislauf 156
10.2 Gefäße 162
10.3 Kreislaufregulation 165
10.4 Der Kreislauf des Ungeborenen 166

11 Herz 168
11.1 Aufbau des Herzens 168
11.2 Der Herzzyklus 171
11.3 Erregungsbildung und Erregungsleitung 172

12 Das Atmungssystem 177
12.1 Die Atmungsorgane 177
12.2 Ventilation und Gasaustausch 183
12.3 Säure-Basen-Haushalt 188

13 Das Harnsystem 191
13.1 Niere 192
13.2 Ableitende Harnwege 196
13.3 Wasser- und Elektrolythaushalt 198

14 Die Geschlechtsorgane 201
14.1 Geschlechtsorgane der Frau 201
14.2 Geschlechtsorgane des Mannes 208

Index 213

1 Die Zelle

Alle Lebewesen bestehen aus Zellen. Zellen sind die kleinsten Bau- und Funktionseinheiten des menschlichen Organismus. Abhängig von ihren Leistungen innerhalb eines Gewebeverbandes unterscheiden sie sich in Größe, Gestalt und Funktion. Der prinzipielle Bauplan jeder Zelle ist jedoch einheitlich.

> Zellen sind die kleinsten Bau- und Funktionseinheiten.

1.1 Aufbau der Zelle

Jede Zelle ist von ihrer Umgebung durch eine Zellmembran getrennt. Innerhalb der Zelle kann lichtmikroskopisch der Zellkern vom Zellleib unterschieden werden. Mit Hilfe des Elektronenmikroskops lassen sich weitere Zellorganellen innerhalb des Zytoplasmas erkennen: Endoplasmatisches Retikulum (ER), Ribosomen, Golgi-Apparat, Mitochondrien, Peroxisomen und Lysosomen. Ferner besitzt jede Zelle ein Zytoskelett (Zellskelett), das ihr mechanische Stabilität verleiht. Im Zytoplasma finden sich weiterhin Speichersubstanzen in Form von Fetttropfen, Zuckerverbindungen als Energiereserve und Pigmente (Farbstoffe). Im Gewebeverband bestehen Kontakte zu den Nachbarzellen.

> Zellorganellen:
> - Endoplasmatisches Retikulum
> - Ribosomen
> - Golgi-Apparat
> - Mitochondrien
> - Peroxisomen
> - Lysosomen.

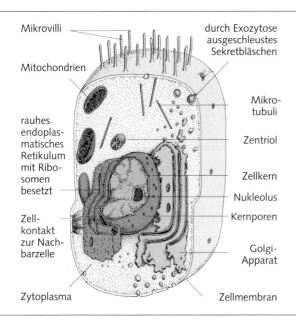

Abb. 1.1 Aufbau der Zelle. [A400-190]

1 Die Zelle

1.1.1 Zellmembran

- Trennt Intra- und Extrazellulärraum
- Besteht aus einer Lipiddoppelschicht
- Besitzt vielfältige Aufgaben.

Die Zellmembran (Plasmalemm) grenzt das innere Milieu der Zellen, den Intrazellulärraum, vom äußeren Milieu, dem Extrazellulärraum, ab. Sie besteht aus einer Doppelschicht von Phospholipiden (Fetten), deren wasserabweisende (hydrophobe) Teile sich in der Membranmitte gegenüberstehen, während die wasseranziehenden (hydrophilen) Teile nach außen zeigen. Aufgrund dieses Aufbaus können hydrophile Substanzen wie Ionen und Glukose die Zellmembran nur schwer passieren. Für die Passage dieser Substanzen sind in die Zellmembran Proteine eingebaut, die als Kanäle, Transporter und Pumpen dem Stoffaustausch dienen.

Die Zellmembran hat verschiedene Aufgaben:
- Aufnahme und Abgabe von Stoffen mit Hilfe von Transportproteinen, Kanälen oder Pumpen, die in die Zellmembran eingebaut sind
- Kommunikation mit dem Gesamtorganismus über Rezeptoren, die sich auf der Zellmembran befinden. Rezeptoren binden bestimmte Stoffe (z. B. Hormone oder Neurotransmitter) und lösen so eine Reaktion der Zelle aus
- Ausbreitung von Erregungen, Weiterleitung von Aktionspotenzialen (☞ 2.4.2)
- Anpassung an Formveränderungen der Zelle z. B. bei Kontraktionen
- Träger der Blutgruppen- und Antigeneigenschaften (☞ 9.7.2).

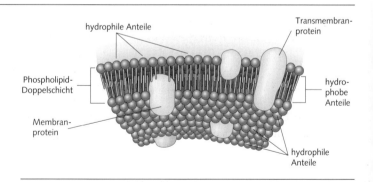

Abb. 1.2 Aufbau der Zellmembran. [L190]

1.1.2 Endoplasmatisches Retikulum

Aufgaben des ER:
- Stofftransport innerhalb der Zelle
- Lipidsynthese
- Hormonsynthese.

Das Endoplasmatische Retikulum (ER) ist ein membranumhülltes Hohlraumsystem im Inneren der Zelle. Diese Hohlräume sind entweder abgeplattet (Zisternen) oder schlauchförmig (Tubuli) und stehen mit dem perinukleären Raum in Verbindung.

Man unterscheidet das raue vom glatten ER. Die Membran des rauen ERs ist an ihrer Außenseite mit Ribosomen besetzt. Das ER dient der Proteinsynthese und dem Stofftransport innerhalb der Zelle. Außerdem ist es am Aufbau von Fetten (Lipidsynthese) und Hormonen beteiligt.

1.1.3 Ribosomen

❶ Ribosomen bestehen aus einer größeren und einer kleineren Untereinheit. Sie sind an das ER gebunden oder liegen in freier Form innerhalb der Zelle vor. Sie bestehen aus Ribonukleinsäuren und Proteinen und sind am Aufbau von Proteinen (Proteinbiosynthese, ☞ 1.3) beteiligt.

Ribosomen sind an der Proteinbiosynthese beteiligt.

1.1.4 Golgi-Apparat

Der Golgi-Apparat besteht aus scheibenförmigen Säckchen (Sacculi) oder Zisternen, die in Stapeln aufeinander liegen und aus Membranen aufgebaut sind. Der Golgi-Apparat erhält vom rauen Endoplasmatischen Retikulum in Vesikeln verpackte Proteine. Diese Proteine werden im Golgi-Apparat sortiert, ggf. umgebaut und freigesetzt.

Der Golgi-Apparat ist am Proteinstoffwechsel beteiligt.

1.1.5 Mitochondrien

❷ Mitochondrien haben eine ovale Form und sind aus einer inneren und einer äußeren Membran aufgebaut. Die innere Membran bildet zahlreiche, ins Innere des Mitochondriums gerichtete Ausstülpungen in Form von Leisten (Cristae) oder Schläuchen (Tubuli). Mitochondrien dienen der Energiegewinnung (ATP-Produktion) der Zelle. Dementsprechend besitzen Zellen mit hohem Energiebedarf viele, Zellen mit geringem Energiebedarf wenige Mitochondrien.

Mitochondrien sind die »Kraftwerke« der Zelle.

1.1.6 Peroxisomen und Lysosomen

Peroxisomen sind kleine, runde Organellen, die von einer Membran umhüllt sind. In ihrem Inneren befinden sich zahlreiche Enzyme, die Fett- und Aminosäuren sowie Harnsäure abbauen. Peroxisomen dienen allgemein der Entgiftung.
Lysosomen sind ebenfalls runde membranumhüllte Zellorganellen. In ihrem Inneren befinden sich mehr als 40 verschiedene Verdauungsenzyme, die im rauen Endoplasmatischen Retikulum gebildet werden. Der Golgi-Apparat umhüllt diese Enzyme mit

Membranen. Lysosomen können sowohl zellfremdes (z. B. Bakterien) als auch zelleigenes Material (z. B. Proteine, Lipide, Glykogen, funktionsloses Material) abbauen.

1.1.7 Zytoskelett

Das Zytoskelett besteht aus feinen Proteinfäden, den **Filamenten**, und kleinen Röhren, den **Mikrotubuli.** Sie durchspannen und stabilisieren die Zelle und verleihen ihr so ihre jeweilige charakteristische Gestalt. Zu den Filamenten gehört z. B. das Aktinfilament, das die Zellmembran versteift und am Kontraktionsprozess der Muskelzelle (☞ 2.3.1) beteiligt ist. Zu den Mikrotubuli zählen Kinozilien, Zentriolen und Spindelapparat. Sie spielen bei Bewegungen in der Zelle eine Rolle.

Das Zytoskelett stabilisiert die Form der Zelle.

1.1.8 Interzellulärraum und Zellkontakte

Zwischen den einzelnen Zellen liegt der **Interzellulärraum.** Er ist je nach Gewebe unterschiedlich groß. Beim Epithelgewebe (☞ 2.1) ist er z. B. ein schmaler Spalt, während er beim Binde- und Stützgewebe (☞ 2.2) aufgrund der Interzellularsubstanzen weit ist.
Zellkontakte verbinden die Zellen untereinander. Es werden unterschieden:
- Haftkontakte für die mechanische Verhaftung der Zellen untereinander
- Verschlusskontakte für die Abdichtung der Interzellulärräume
- Kommunikationskontakte (z. B. Synapsen) für die elektrische (ionale) Kopplung benachbarter Zellen.

Zellkontakte
- *festigen das Gewebe*
- *transportieren Stoffe*
- *übertragen elektrische Signale.*

1.1.9 Oberflächendifferenzierungen

❸ Oberflächendifferenzierungen werden häufig an Epithelzellen gefunden. Sie werden zur Ausführung besonderer Aufgaben benötigt. Zu ihnen gehören:
- **Mikrovilli:** Fingerförmige Ausstülpungen der Zelle zur Zelloberflächenvergrößerung, z. B. an den Dünndarmepithelzellen. Dicht stehende, gleich lange Mikrovilli bilden einen **Bürstensaum**
- **Flimmerhärchen** (Kinozilien): Bewegliche Oberflächendifferenzierungen, die länger sind als Mikrovilli. An ihrer Oberfläche wird Schleim oder Flüssigkeit transportiert, z. B. das Flimmerepithel der Luftröhre
- **Stereozilien** sind lange Mikrovilli. Sie kommen an einigen Rezeptorzellen vor, z. B. im Hörorgan (☞ 5.2.1) und im Gleichgewichtsorgan (☞ 5.2.2).

1.1.10 Zellkern

❹ Der Zellkern (Nukleus) ist vom Zytoplasma durch zwei Membranen getrennt, die von zahlreichen Poren zur Kommunikation mit der Zelle durchsetzt sind. Zwischen den zwei Membranen befindet sich der perinukleäre Raum. Der Zellkern ist das Steuerzentrum der Zelle und Träger der Erbanlagen. Er enthält:
- **46 Chromosomen,** die die Erbsubstanz (Genom) in Form von Desoxyribonukleinsäure (DNS, DNA) enthalten
- Ein oder mehrere **Kernkörperchen** (Nukleoli)
- **Kernsaft** (Karyoplasma), der verschiedene Enzyme und Ionen enthält.

Beinhaltet:
- 46 Chromosomen
- Kernkörperchen
- Kernsaft.

Chromosomen

Jede menschliche Zelle enthält 46 Chromosomen (Ausnahme Geschlechtszellen, ☞ 1.4), von denen 23 Chromosomen von der Mutter und 23 Chromosomen vom Vater stammen. 44 der 46 Chromosomen lassen sich zu 22 Paaren zusammenstellen. Diese 22 Paare werden als **Autosomen** bezeichnet. Dabei haben die zwei jeweils zusammengelagerten Chromosomen ein identisches Aussehen. Sie werden homologe Chromosomen genannt. Daneben gibt es die zwei Geschlechtschromosomen (**Gonosomen,** Heterosomen), die beim Mann ein ungleiches Paar bilden (X- und Y-Chromosom). Bei der Frau liegen dagegen zwei gleichgroße X-Chromosomen beieinander.

Wichtigster Bestandteil der Chromosomen sind zwei schraubenartig umeinander gewundene DNS-Fäden (**DNS-Doppelhelix**), deren Einzelglieder aus jeweils einer stickstoffhaltigen Base (Adenin, Thymin, Guanin und Cytosin) sowie aus Zucker- (Desoxyribose) und Phosphatmolekülen bestehen (☞ Abb. 1.4). In dieser Form bilden sie die **Desoxyribonukleinsäure (DNS),** die als Strang jedes Chromosom durchzieht und den Bauplan sämtlicher Proteine (☞ 1.3) liefert.

Eine wichtige Eigenschaft der Chromosomen ist ihre Fähigkeit zur identischen Verdoppelung (Reduplikation). Dies ist Voraussetzung für die Zellteilung und die Weitergabe (Vererbung) der jeweiligen Zelleigenschaften an die Nachfolgezellen.

Jede Zelle enthält 46 Chromosomen:
- 44 Autosome
- 2 Gonosome (XY bzw. XX).

DNS:
- Spiralförmiger Bau
- Bauplan sämtlicher Proteine.

1.2 Zellzyklus

❺ Die meisten Zellen des menschlichen Organismus haben eine begrenzte Lebensdauer (z. B. Erythrozyten 120 Tage, Darmepithelzellen 1–2 Tage) und müssen daher laufend erneuert werden. Das geschieht durch die Teilung bereits vorhandener Zellen. Dabei teilt sich eine Mutterzelle innerhalb eines Zellzyklus in zwei erbgleiche Tochterzellen.

Eine Zelle teilt sich in zwei erbgleiche Tochterzellen.

1 Die Zelle

Phasen des Zellzyklus:
- Interphase (G_1-, S-, G_2-Phase)
- Mitose (Pro-, Meta-, Ana- und Telophase).

Jede teilungsfähige Zelle durchläuft einen Zellzyklus (☞ Abb. 1.3), der aus verschiedenen Phasen besteht. G_1-, S-, und G_2-Phase werden als Interphase (die Zeit zwischen den Zellteilungen) zusammengefasst. Darauf folgt die eigentliche Zellteilung, die Mitose, die in Pro-, Meta-, Ana- und Telophase eingeteilt wird.

1.2.1 Interphase

G_1-Phase

Wachstum der Zelle, Proteinbiosynthese.

In dieser Phase wächst die Zelle zu ihrer festgelegten Größe heran und entwickelt die für sie typischen Aktivitäten. In der Regel steht die Proteinbiosynthese im Vordergrund.

S-Phase

Verdoppelung der DNS.

In dieser Synthesephase findet die Verdoppelung der DNS im Zellkern statt. Dafür wird die doppelsträngige DNS wie ein Reißverschluss in der Mitte aufgetrennt. Die zwei so entstandenen Einzelstränge werden jeweils erneut zu einem Doppelstrang vervollständigt. Es liegen nun zwei Doppelstränge vor, die mit dem ursprünglichen völlig identisch sind. Aus einem Chromosom sind zwei **Chromatiden** entstanden. Diese Doppelchromatiden werden in der folgenden Mitose wieder getrennt und auf zwei Tochterzellen verteilt.

Abb. 1.3 Der Zellzyklus. [A400-190]

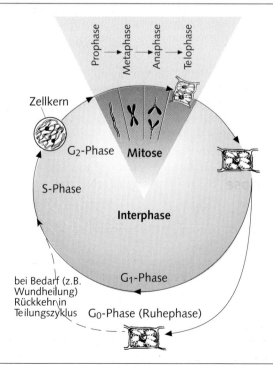

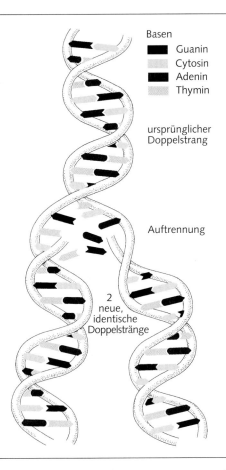

Abb. 1.4 Verdoppelung der DNS. [A400-190]

G$_2$-Phase
In dieser Wachstumsphase wird vermehrt Energie für die folgende Mitose gespeichert. Die Chromosomen werden auf Fehler geprüft und bei Bedarf repariert.

Energiespeicherung für die Mitose.

1.2.2 Mitose

Prophase
❺ In dieser Phase löst sich die Zellkernhülle langsam auf. Die Zentriolen im Zytoplasma wandern zu den entgegengesetzten Zellpolen. Zwischen ihnen bildet sich der Spindelapparat aus, der zusammen mit den Zentriolen die nachfolgenden Bewegungen der Chromatiden steuert.

Zellkernhülle löst sich auf, Zentriolen verdoppeln sich.

Metaphase
Die noch zusammenhängenden Chromatiden ordnen sich in der Mittelebene (Äquatorialplatte) der Zelle an.

Die Chromatiden ordnen sich in der Mittelebene.

Chromatiden wandern zu den Zellpolen, Zellleib teilt sich.

1 Die Zelle

Anaphase
Jeweils zwei identische Chromatiden trennen sich und werden vom Spindelapparat zu den entgegengesetzten Zellpolen gezogen. In der späten Anaphase beginnt auch die Teilung des Zellleibs, bei der zwei gleich große Tochterzellen mit eigenem Zytoplasma und Zellorganellen entstehen.

Abb. 1.5
Mitosestadien.
[L190]

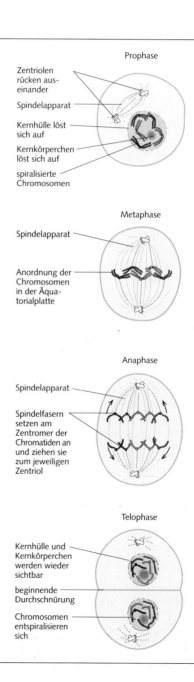

Telophase

Der jeweils an einem Pol der Zelle befindliche Chromosomensatz wird erneut von einer Kernhülle umgeben. Der Spindelapparat verschwindet und die Nukleoli werden wieder sichtbar. Die Teilung des Zellleibs wird beendet. Im Anschluss an die Telophase durchlaufen die beiden Tochterzellen erneut den Zellzyklus.

Nerven- und Herzmuskelzellen können sich nicht teilen. Sie verharren in der **G_0-Phase,** der Ruhephase des Zellzyklus. Auch teilungsfähige Zellen können in die G_0-Phase eintreten und erst auf einen speziellen Reiz hin den Zellzyklus erneut durchlaufen.

Kernhüllen bilden sich.

G_0-Phase: Ruhephase der Zelle.

1.3 Proteinbiosynthese

Proteine (Eiweiße) sind für die Struktur und die Funktion der einzelnen Zelle, eines Gewebes und damit des gesamten menschlichen Organismus von herausragender Bedeutung. Proteine

- Katalysieren (beschleunigen) als Enzyme Stoffwechselvorgänge
- Bilden als Kollagen den Grundbaustein von Knorpel, Knochen, Sehnen u. a.
- Sind als Aktin und Myosin Hauptbestandteil des Muskels (☞ 2.3.1)
- Sind an der Immunabwehr beteiligt (Immunglobuline, ☞ 9.7.2)
- Sind als Puffersubstanzen an der Regulation des Säure-Basen-Haushaltes beteiligt (☞ 12.3.2)
- Werden für den Transport von Stoffen in und aus der Zelle benötigt, z. B. Hämoglobin für den Sauerstofftransport (☞ 9.3)
- Kontrollieren als Hormone (☞ 8) Stoffwechsel, Wachstum und Reproduktionsvorgänge (z. B. Insulin, Parathormon).

Proteine
- *sind aus Aminosäuren aufgebaut*
- *erfüllen vielfältige Aufgaben für den Organismus.*

Die Herstellung der Proteine, die so genannte Proteinbiosynthese, ist eine wesentliche Aufgabe der Zellen des Organismus. Proteine sind aus einer Vielzahl verschiedener **Aminosäuren** zusammengesetzt. Art und Reihenfolge der Aminosäuren für den Aufbau eines bestimmten Proteins sind durch die DNS genetisch exakt festgelegt. Die Gesamtheit der genetischen Information (**Genotyp**) wird in den Aufbau von Proteinen umgesetzt, die dann in das Stoffwechselgeschehen eingreifen können und zur Ausbildung von Eigenschaften und des Erscheinungsbildes wie Haarfarbe oder Geschlecht beitragen (**Phänotyp**). Der Phänotyp wird zusätzlich durch Umweltfaktoren beeinflusst.

❻ Die Proteinbiosynthese findet in den Ribosomen statt. Da sich die genetische Information über den Aufbau eines Proteins allerdings im Zellkern befindet, wird von der DNS eine Kopie angefertigt, die **mRNS** (messenger Ribonukleinsäure). Dieser Vorgang

- *Genotyp: Gesamtheit der genetischen Information eines Individuums*
- *Phänotyp: Erscheinungsbild.*

Schritte der Proteinbiosynthese:
- *Transkription*
- *Translation.*

wird als **Transkription** bezeichnet. Die **mRNS** gelangt durch die Kernporen ins Zytoplasma zu den Ribosomen. Das Ribosom wandert nun entlang der einzelsträngigen mRNS und übersetzt den mRNS-Code in eine Aminosäuresequenz. Dabei enthalten jeweils drei benachbarte Basen der mRNS (Triplett, Kodon) die genetische Information für eine Aminosäure. So entsteht eine wachsende Aminosäurekette, die schließlich ein fertiges Protein ergibt. Dieser Vorgang wird als **Translation** bezeichnet.

Der Abschnitt der DNS, der die genetische Information für den Aufbau eines Proteins enthält, ist ein **Gen**.

Daneben werden Proteine auch mit der Nahrung aufgenommen (☞ 7.5.2).

> Ein Gen enthält die Informationen für den Aufbau eines Proteins.

1.4 Meiose

❼ ❽ ❾ Die **Geschlechtszellen** (Ei- und Samenzelle) enthalten im Gegensatz zu den somatischen Zellen des Organismus lediglich 23 Chromosomen. Erst durch die **Befruchtung** (Verschmelzung von Ei- und Samenzelle) entsteht eine Zelle, die Zygote, die wie jede andere Körperzelle 46 Chromosomen enthält. Dieser in jeder Körperzelle vorhandene Satz homologer Chromosomen wird als **diploid** (doppelt), der in den Geschlechtszellen vorliegende einfache Chromosomensatz als **haploid** (einfach) bezeichnet.

Die Entwicklung der Geschlechtszellen (Gametogenese) erfolgt beim Mann als **Spermatogenese** (Spermium = Samenzelle) in den Hoden (☞ 14.2.1), bei der Frau als **Oogenese** (Oozyte = Eizelle) in den Eierstöcken (☞ 14.1.1). Bei der Reifung der Geschlechtszellen (Gameten) muss ein Prozess stattfinden, durch den der diploide Chromosomensatz der unreifen Geschlechtszelle auf einen haploiden reduziert wird. Ansonsten würden in der Zygote und den daraus hervorgehenden Körperzellen 2 × 46 Chromosomen vorliegen. Diese Reduktion geschieht durch zwei aufeinander folgende Kern- und Zellteilungen, bei denen der diploide Chromosomensatz einer unreifen Geschlechtszelle auf vier reife Geschlechtszellen mit haploidem Chromosomensatz verteilt wird. Dieser Vorgang wird als **Meiose** bezeichnet. Sie verläuft in zwei Schritten, der **1.** und der **2. Reifeteilung.**

> Ei- und Samenzelle
> - enthalten jeweils 23 Chromosomen
> - sind haploid.
>
> Zygote
> - aus Verschmelzung von Ei- und Samenzelle
> - enthält 46 Chromosomen
> - ist diploid.
>
> Bei der Gametogenese wird aus dem diploiden ein haploider Chromosomensatz.
>
> Die Meiose verläuft in zwei Schritten.

1. Reifeteilung

In der unreifen Geschlechtszelle mit 46 Chromosomen werden die paarweise aneinander gelagerten homologen Chromosomen voneinander getrennt. Die Verteilung auf die zwei entstehenden Tochterzellen erfolgt dabei rein zufällig. Weiterhin kommt es in verschiedenem Ausmaß zum Austausch von Chromosomenteilen zwischen mütterlichen und väterlichen Chromatiden (Crossing

> - Zufällige Verteilung der Chromosomen auf 2 Tochterzellen
> - Crossing over
> - Rekombination.

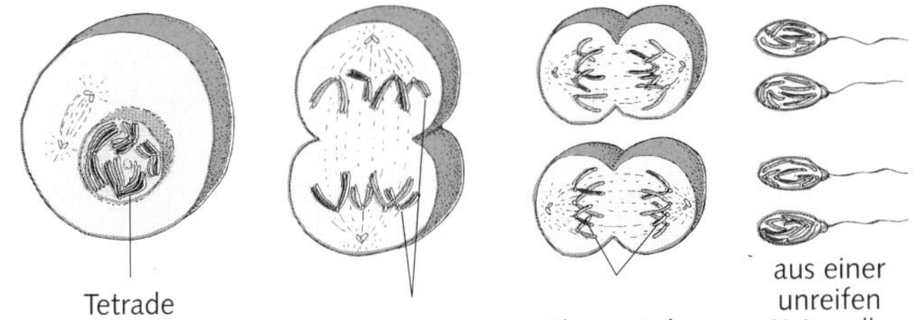

Abb. 1.6
Die Meiose am Beispiel der Spermatogenese.
[A400-190]

Unreife männliche Keimzelle	1. Reifeteilung	2. Reifeteilung	Spermien
diploider Chromosomensatz	haploider Chromosomensatz	haploider Chromosomensatz	haploider Chromosomensatz

Tetrade (2 homologe Chromosomen, bzw. 4 Chromatiden) — homologe Chromosomen werden verteilt — Chromatiden werden verteilt — aus einer unreifen Keimzelle sind vier Spermien entstanden

over). Diese Vorgänge führen zu einer Durchmischung der Chromosomen, zu der so genannten **Rekombination,** auf der die Unterschiedlichkeit aller Lebewesen beruht. Ergebnis der 1. Reifeteilung sind zwei Tochterzellen mit je 23 Chromosomen, wobei jedes Chromosom aus zwei Chromatiden besteht.

2. Reifeteilung

Bei der sich anschließenden 2. Reifeteilung werden die Chromatiden der in den zwei Tochterzellen vorhandenen 23 Chromosomen getrennt und wiederum auf zwei Tochterzellen verteilt. Nach Abschluss der Meiose liegen nun vier Geschlechtszellen mit haploidem Chromosomensatz vor. Das von Vater und Mutter kommende Genmaterial ist ausgetauscht und neu verteilt, wobei jedes Chromosom nur aus einem Chromatid besteht.
Zwischen den Geschlechtern bestehen jedoch Unterschiede. Während beim Mann aus einer unreifen Geschlechtszelle vier reife Samenzellen entstehen, werden bei der Frau nur eine große Eizelle und drei kleine Polkörperchen gebildet, die absterben. Die Oogenese beginnt bereits während der Embryonalphase, während in den Hoden erst mit Beginn der Pubertät kontinuierlich Samenzellen heranreifen.

Zufällige Verteilung der Chromatiden auf 2 weitere Tochterzellen, 4 haploide Gameten entstehen.

1.5 Vererbungslehre (Genetik)

Die Zellen des menschlichen Organismus enthalten 46 paarweise zusammenliegende Chromosomen. Dabei bildet je ein Chromosom der Mutter mit dem entsprechenden Chromosom des Vaters ein Paar. Gene, die auf dem mütterlichen und dem väterlichen

Unterscheidung:
- Gen – Allel
- heterozygot – homozygot.

1 Die Zelle

Die Vererbung bestimmter Merkmale erfolgt nach den 3 Mendelschen Regeln.

Intermediärer Erbgang:
- In Bezug auf das Merkmal heterozygot
- Im Aussehen alle gleich.

Chromosom an gleicher Stelle lokalisiert sind, werden als **Allel** bezeichnet. Sind die beiden Allele völlig identisch, ist der Träger in diesem Merkmal homozygot, reinerbig. Unterscheiden sie sich, ist er heterozygot, mischerbig.

Die Weitergabe der auf den Chromosomen liegenden Gene erfolgt nach bestimmten Gesetzmäßigkeiten. Diese wurden Mitte des 19. Jahrhunderts von Gregor Mendel aufgestellt und werden als Mendelsche Regeln bezeichnet. Es gelten die Uniformitätsregel (1. Mendelsche Regel), die Aufspaltungsregel (2. Mendelsche Regel) und die Unabhängigkeitsregel (3. Mendelsche Regel).

1.5.1 Uniformitätsregel (1. Mendelsche Regel)

Es werden zwei Pflanzen gekreuzt, die sich lediglich in ihrer Blütenfarbe Rot bzw. Weiß unterscheiden. Im Chromosomensatz der einen Geschlechtszelle liegt das Allel r(ot) vor, im Chromosomen-

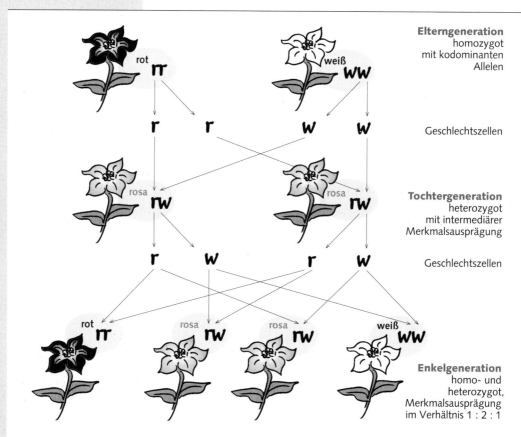

Abb. 1.7 Intermediärer Erbgang in der Tochtergeneration. [O141]

satz der anderen das Allel w(eiß). Nach Verschmelzung der beiden Geschlechtszellen ist in der Körperzelle r immer mit w kombiniert. Alle Tochterorganismen sind daher in Bezug auf die Blütenfarbe heterozygot mit den Allelen r und w. Wenn sich die beiden Allele r und w gleich stark durchsetzen, d. h. wenn sie **kodominant** sind, ist die Blütenfarbe der Tochterorganismen immer Rosa. Dies entspricht einem intermediären Erbgang.

Bei einem heterozygoten Allelpaar wie es in der Tochtergeneration vorliegt, ist jedoch häufig die Genwirkung eines Allels stärker als die des anderen. Das heißt, das eine Allel ist **dominant** und überdeckt die Wirkung des anderen, **rezessiven** Gens. Wird nun eine rotblühende homozygote Pflanze (RR) mit einer weißblühenden homozygoten Pflanze (ww) gekreuzt, und die Blütenfarbe Rot ist über die Blütenfarbe Weiß dominant, ist die Tochtergeneration einheitlich rotblühend, jedoch heterozygot (Rw). Dies entspricht einem autosomal dominanten Erbgang.

Zusammenfassend kann gesagt werden: Kreuzt man zwei homo-

Autosomal-dominanter Erbgang:
- In Bezug auf das Merkmal heterozygot
- Im Aussehen entsprechend dem Merkmal des dominanten Allels.

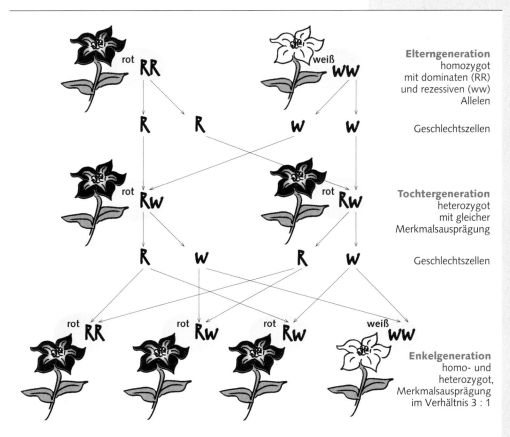

Abb. 1.8 Autosomal dominanter Erbgang (Aufspaltungsregel). [O 141]

zygote Pflanzen, die sich nur in einem Merkmal unterscheiden, sehen alle Pflanzen der Tochtergeneration gleich aus.

1.5.2 Aufspaltungsregel (2. Mendelsche Regel)

Bei Kreuzung der Tochtergeneration ist die Aufspaltung beim
- Intermediären Erbgang 1:2:1
- Autosomal-dominanten Erbgang 3:1.

Bei der Kreuzung der Tochtergeneration aus dem intermediären Erbgang untereinander werden in der Meiose Geschlechtszellen gebildet, die entweder das Chromosom mit dem Gen r oder das Chromosom mit dem Gen w enthalten. Bei der Befruchtung entstehen in der Enkelgeneration jetzt Pflanzen mit den Allelkombinationen rr, rw, ww im Zahlenverhältnis 1:2:1.
Bei Kreuzung der Tochtergeneration aus dem autosomal-dominanten Erbgang spaltet sich die Enkelgeneration genotypisch im Verhältnis 1:2:1 auf. Im Phänotyp liegt jedoch ein Verhältnis von 3:1 vor (drei rotblühende, eine weißblühende Pflanze).

1.5.3 Unabhängigkeitsregel (3. Mendelsche Regel)

Bei Kreuzung einer Rasse, die sich in mehreren Merkmalen unterscheidet, werden die Merkmale unabhängig voneinander vererbt.

Werden Pflanzen mit mehreren Merkmalunterschieden (z. B. Farbe und Form) untereinander gekreuzt, wird jedes Merkmal aufgrund der Neuzusammenstellung des Erbguts während der Meiose zufällig verteilt. Daraus ergeben sich entsprechend viele neue Merkmalkombinationen. Voraussetzung ist allerdings, dass die Gene, die für die Ausprägung der untersuchten Merkmale verantwortlich sind, nicht auf dem gleichen Chromosom liegen.

1.5.4 Mutationen

Mutationen verändern:
- das Erbmaterial
- die Anzahl oder Struktur der Chromosomen
- die Struktur eines Gens.

Mutationen sind Veränderungen im Erbmaterial. Sie treten meist ohne erkennbaren Grund auf und machen sich in einer Änderung eines Stoffwechselvorganges oder des Erscheinungsbildes des menschlichen Organismus bemerkbar. Beim Menschen haben sie häufig Krankheitswert. Es werden unterschieden:
- **Numerische Chromosomenmutationen:** Änderung der Zahl der Chromosomen (z. B. besteht bei der Trisomie 21, dem Down-Syndrom, das Chromosomenpaar 21 aus drei Chromosomen)
- **Strukturelle Chromosomenmutationen:** Die Struktur eines Chromosoms ist verändert, z. B. durch Abbruch oder Verdoppelung eines Teils (z. B. Katzenschrei-Syndrom)
- **Genmutationen:** Punktuelle Veränderungen der DNS-Doppelspirale auf molekularer Ebene. Die DNS-Basenfolge eines Gens ist verändert, sodass ein verändertes bzw. funktionsgestörtes Protein produziert wird (z. B. Mukoviszidose, Hämophilie).

1.5 Vererbungslehre (Genetik)

? Übungsfragen

1. Welche Aufgaben haben Ribosomen?
2. Was ist die Aufgabe der Mitochondrien?
3. Wozu dienen Mikrovilli?
4. Welche ist die Hauptaufgabe des Zellkerns?
5. Nennen Sie die vier Unterphasen der Mitose!
6. Wo sind die Gene lokalisiert?
7. Wie viele Chromosomen hat der haploide Satz des Menschen und in welchen Zellen findet er sich?
8. Was ist die Aufgabe der Meiose?
9. Was versteht man unter dem Begriff Spermatogenese?

2 Die Gewebe des Körpers und ihre Funktionen

4 Grundgewebe:
- Epithelgewebe
- Binde- und Stützgewebe
- Muskelgewebe
- Nervengewebe.

❶ ❷ Gewebe sind Zellverbände, die in der Regel gleich aufgebaut sind und die gleiche Funktion erfüllen. Es werden vier Grundgewebe unterschieden:
- Epithelgewebe
- Binde- und Stützgewebe
- Muskelgewebe
- Nervengewebe.

Diese Grundgewebe sind die Baumaterialien der Organe und sind in jedem Organ unterschiedlich verteilt.

Als **Parenchym** werden die Zellen eines Organs bezeichnet, die die eigentliche Aufgabe erfüllen. Demgegenüber besitzt das **Stroma** eines Organs überwiegend Stützfunktionen. Es besteht in der Regel aus Bindegewebe und enthält Blutgefäße und Nerven zur Versorgung der Zellen. Zwischen den Zellen eines Organs liegen die **Interzellulärräume** (Zwischenzellräume), die eine Rolle beim Stoffaustausch zwischen Zellen und Blut spielen. Die einzelnen Zellen sind über spezifische **Zellkontakte** miteinander verbunden.

2.1 Epithelgewebe

- Oberflächenepithel
- Drüsenepithel.

Epithelgewebe bedeckt die äußere Oberfläche des menschlichen Körpers und kleidet seine Hohlräume aus. Es erfüllt unterschiedliche Funktionen und wird daher in **Oberflächenepithel** und **Drüsenepithel** unterteilt. Dies ist jedoch keine strenge Unterscheidung, da sowohl das Oberflächenepithel Substanzen sezernieren (abgeben) als auch das Drüsenepithel einen Oberflächenschutz bilden kann. Daneben gibt es Epithelzellen mit spezifischen Aufgaben, z.B. das Sinnesepithel im Auge (☞ 5.1.1).

2.1.1 Oberflächenepithel

❸ ❹ Oberflächenepithel bedeckt die Körperoberfläche als Oberhaut (Epidermis, ☞ 6.1.1) und innere Oberflächen, z.B. im Magen-Darm-Kanal, in den Atemwegen, in den Blutgefäßen. Die Basalmembran, eine dünne zellfreie Schicht, trennt das Epithel vom darunter liegenden Gewebe.

2.1 Epithelgewebe

Je nach Zellform, Schichtenbildung und Aussehen der freien Zelloberfläche unterscheidet man verschiedene Oberflächenepithelien:
- Schichtenbildung:
  - Einschichtig: Besteht aus einer Zelllage
  - Mehrschichtig: Besteht aus mehreren Zelllagen
  - Mehrreihig: Alle Zellen haben Beziehung zur Basalmembran, nicht aber zur freien Oberfläche

Unterscheidung von Oberflächenepithelien durch:
- Schichtenbildung
- Zellform
- Aussehen der freien Zelloberfläche.

Tab. 2.1 Verschiedene Epithelarten. [A400-190]

Epithelart	Vorkommen
Einschichtiges Plattenepithel	Lungenbläschen; Blutgefäße, Brust-, Bauchfell
Einschichtiges isoprismatisches Epithel	Drüsenausführungsgänge
Einschichtiges hochprismatisches Epithel; rechts Flimmerepithel	Verdauungskanal (Magen bis Rektum); Mit Flimmerepithel: Eileiter
Mehrreihiges, hochprismatisches Flimmerepithel	Nasenhöhle; Bronchien; Luftröhre; Eileiter
Übergangsepithel (Urothel), Sonderform eines mehrschichtigen Epithels	Nierenbecken; Harnblase; Harnleiter
Mehrschichtiges, unverhorntes Plattenepithel	Verdauungskanal von Mundhöhle bis Speiseröhre; Anus; Vagina
Mehrschichtiges, verhorntes Plattenepithel	Äußere Haut

- Zellform:
  - Platt
  - Kubisch (= isoprismatisch)
  - Zylindrisch (= hochprismatisch)
- Oberflächendifferenzierung:
  - Verhornt
  - Unverhornt
  - Mit und ohne Flimmerhärchen.

2.1.2 Drüsenepithel

Drüsen sind Zellkomplexe oder Einzelzellen, die Sekrete bilden und absondern (Resorption und Sekretion). Je nach Art der Ausscheidung werden exokrine von endokrinen Drüsen unterschieden.

Exokrine Drüsen besitzen einen Ausführungsgang, über den sie ihr Sekret an die Oberfläche von Haut (z. B. Schweißdrüsen) oder Schleimhaut (z. B. Becherzellen des Darmes) abgeben. Je nach Beschaffenheit dieses Sekrets unterscheidet man:

- Seröse Drüsen, die ein eiweißreiches, dünnflüssiges Sekret bilden
- Muköse Drüsen, die einen zähflüssigen Schleim bilden
- Gemischte seromuköse Drüsen mit serösen und mukösen Anteilen, die dementsprechend gemischtes Sekret bilden.

❺ **Endokrine Drüsen** besitzen keinen Ausführungsgang. Sie bilden Hormone (☞ 8), die direkt in das umliegende Gewebe oder die Blut- oder Lymphbahn gelangen und so zu ihren Wirkungsorten transportiert werden.

Es werden unterschieden:
- *Exokrine Drüsen mit Ausführungsgängen*
- *Endokrine Drüsen geben ihr Sekret direkt an Blut- und Lymphgefäße ab.*

2.2 Binde- und Stützgewebe

Das Binde- und Stützgewebe ist entscheidend an der Formgebung und -gestaltung des menschlichen Organismus beteiligt. Es kommt überall im Körper vor. Seine Aufgaben sind:

- Verbindung verschiedener Gewebe miteinander, z. B. Epithel mit Muskulatur
- Umhüllung von Organen als Organkapsel
- Bildet das Grundgewebe (Stroma) von Organen
- Bindet Blutgefäße und Nerven in das umgebende Gewebe ein
- Beteiligung an Abwehr, Wasserhaushalt und Stoffaustausch.

Alle diese Gewebe enthalten:
- **Bindegewebszellen** werden unterschieden als
  - Ortsständige fixe Zellen (Fibroblasten, Mesenchymzellen,

2.2 Binde- und Stützgewebe

Retikulumzellen). Sie sind für die Bildung der Interzellularsubstanz zuständig
- Bewegliche freie Zellen (Granulozyten, Lymphozyten, Plasmazellen, Makrophagen, Mastzellen). Sie sind für die spezifische und unspezifische Abwehr zuständig (☞ 9.7)

- **Interzellularsubstanz** (Zwischenzellsubstanz) bestehend aus:
  - Kollagenfasern: Finden sich im gesamten Körper, besonders in Sehnen und Gelenkbändern, haben eine hohe Zugfestigkeit, sind kaum dehnbar
  - Elastischen Fasern: Finden sich z.B. in Lunge und Arterien, sind stark dehnbar
  - Retikulären Fasern: In Milz, Lymphknoten und zahlreichen anderen Organen, sind geringfügig dehnbar und nur wenig mechanisch belastbar
  - Grundsubstanz: Kittartige Masse aus Proteinen und Kohlenhydraten, bindet stark Wasser
  - Interstitieller Flüssigkeit: Überwiegend an die Grundsubstanz gebunden, ähnlich zusammengesetzt wie das Blutplasma, wird über Lymphkapillaren abgeleitet (☞ 9.6.1).

Bindegewebszellen und Interzellularsubstanz liegen je nach Gewebetyp in unterschiedlicher Menge und Anordnung vor.

Das **Bindegewebe** wird unterteilt in:
- Faserarmes Bindegewebe
- Faserreiches Bindegewebe
- Zellreiches Bindegewebe
- Fettgewebe.

Zum **Stützgewebe** zählen:
- Knorpel
- Knochen.

2.2.1 Faserarmes Bindegewebe

Das faserarme Bindegewebe besteht aus:
- Kollagenfasern
- Viel Grundsubstanz
- Freien Bindegewebszellen.

Es füllt im Körper Hohlräume zwischen verschiedenen Organen sowie innerhalb eines Organes aus und umhüllt Nerven, Blut- und Lymphgefäße. Außerdem dient es als Verschiebeschicht, als Wasserspeicher und spielt eine wichtige Rolle bei Abwehrvorgängen.

Das Binde- und Stützgewebe wird eingeteilt in:
- Faserarmes Bindegewebe
- Faserreiches Bindegewebe
- Zellreiches Bindegewebe
- Fettgewebe
- Knorpel
- Knochen.

Aufgaben:
- Umhüllt Nerven und Gefäße
- Füllt Hohlräume
- Verschiebeschicht
- Wasserspeicher
- Abwehr.

2 Die Gewebe des Körpers und ihre Funktionen

2.2.2 Faserreiches Bindegewebe

Vorkommen:
Sehnen, Bänder, Organkapseln.

Das faserreiche Bindegewebe besteht überwiegend aus **Kollagenfasern,** weniger aus Zellen und Grundsubstanz. Es findet sich aufgrund seiner hohen mechanischen Belastbarkeit vor allem in Sehnen, Bändern und Organkapseln.

2.2.3 Zellreiches Bindegewebe

Das zellreiche Bindegewebe besteht aus dicht gelagerten, spindelförmigen Zellen, die in Zügen verlaufen, und wenig Interzellularsubstanz. Es kommt in der Rinde des Eierstockes vor.

2.2.4 Fettgewebe

Aufgaben:
- Füllt Raum zwischen Organen
- Kaloriendepot
- Kälteschutz.

Das Fettgewebe ist eine Sonderform des Bindegewebes. Es besteht aus **Fettzellen** (Adipozyten), die Fett speichern, und aus **retikulären Fasern,** die die Fettzellen umgeben. Fettgewebe hat mechanische Aufgaben, füllt den Raum zwischen den Organen aus und dient als Kaloriendepot und Kälteschutz. 15–20% des menschlichen Organismus bestehen daraus.

Besonderheiten beim Kind

> Beim Säugling findet sich vermehrt braunes Fettgewebe (z.B. Nackenbereich, Mediastinum, um die Nieren). Es dient der Wärmeproduktion. Die im Fett gespeicherte Energie wird nicht in ATP abgebaut, sondern als Wärme freigesetzt. Diese wird dann über das Blut im Körper verteilt. Säuglinge sind besonders gefährdet, Wärmeverluste zu erleiden, weil ihre wärmeverlierende Körperoberfläche im Verhältnis zum wärmeproduzierenden Körperkern sehr groß ist.

 Pflege
Die Kanüle zur i.m.-Injektion muss so gewählt werden, dass die Fettgewebeschicht durchdrungen wird, damit das Medikament auch wirklich intramuskulär gespritzt wird.

2.2.5 Knorpel

Besteht aus:
- Knorpelzellen
- Interzellularsubstanz.

Knorpel besteht aus **Knorpelzellen** (Chondrozyten) und **Interzellularsubstanz.** Er ist gefäß- und nervenfrei und hat eine geringe Regenerationsfähigkeit. Aufgrund seiner Festigkeit zählt Knorpel zum Stützgewebe. Durch Druck und Zug verformt er sich, kehrt jedoch beim Nachlassen dieser Kräfte in seine Ausgangsform zurück.

Je nach Zusammensetzung werden drei Knorpelarten unterschieden:
- **Hyaliner Knorpel** ist der häufigste Knorpel. Er besteht hauptsächlich aus Kollagenfasern, Knorpelzellen und Grundsubstanz. Er ist in den Wänden von Luftröhre und Bronchien sowie an den Gelenken vorhanden
- **Elastischer Knorpel** ist selten. Er enthält neben Kollagenfasern und Knorpelzellen auch elastische Fasern. Er kommt in der Ohrmuschel und im Kehlkopfdeckel vor
- ❻ **Faserknorpel** (kollagener Knorpel) besteht aus einem dichten Flechtwerk von Kollagenfasern. Er findet sich in den Bandscheiben der Wirbelsäule, der Schambeinfuge und in den Meniski des Kniegelenks.

3 Knorpelarten:
- Hyaliner Knorpel
- Elastischer Knorpel
- Faserknorpel.

2.2.6 Knochen

Der Mensch besitzt über 200 verschiedene Knochen. Die Gesamtheit dieser Knochen wird als **Skelettsystem** bezeichnet. Es erfüllt wichtige Aufgaben:
- Gibt dem menschlichen Körper seine Form
- Stütz- und Bewegungsfunktion
- Schutz innerer Organe vor Verletzungen
- Speicherung lebensnotwendiger Mineralien, insbesondere Kalzium und Phosphat
- Ansatzstelle von Muskeln und Sehnen.

Knochen ist stabil gegen Druck, Zug, Biegung und Drehung. Gemeinsam mit der Muskulatur (☞ 2.3.1) bildet das Skelettsystem den **Bewegungsapparat** (☞ 3).

Aufgaben des Skeletts:
- Stützfunktionen
- Schutz innerer Organe vor Verletzungen
- Speicherung (Ca^{2+} und Phosphat)
- Ansatzstelle von Muskeln u. Sehnen.

Knochenaufbau
Knochen besteht aus:
- ❼ **Interzellularsubstanz:** Enthält Kollagenfasern und eingelagert anorganische Kalksalze (Kalzium und Phosphat), die u. a. für die Härte des Knochens verantwortlich sind
- **Knochenzellen:** Sind für den Umbau des Knochens, d. h. Auf- und Abbau zuständig
    - ❽ **Osteoblasten** scheiden die organischen Substanzen für den Aufbau der Interzellularsubstanz aus. Dadurch mauern sie sich langsam selbst ein. Wenn sie ringsum von Interzellularsubstanz umgeben sind, schränken sie ihre Synthesetätigkeit ein und werden zu Osteozyten
    - Osteozyten sitzen in Aussparungen der harten Interzellularsubstanz. Über lange Zellfortsätze nehmen sie Kontakt zueinander auf
    - Osteoklasten: Gegenspieler der Osteoblasten, sind in der Lage, Knochen abzubauen.

Es werden unterschieden:
- Osteoblasten
- Osteozyten
- Osteoklasten.

Zwischen Auf- und Abbau des Knochens besteht ein ständiges Gleichgewicht. Für dieses Gleichgewicht sind eine ausgewogene mechanische Belastung und eine ausreichende Versorgung des Knochens mit Blut und Nährstoffen erforderlich. Die versorgenden Blutgefäße verlaufen innerhalb des Knochens.

❾ Knochen ist aufgebaut aus:
- **Knochengewebe**
  - Kompakta (Knochenrinde, Kortikalis): Oberflächliche Schicht aus kompaktem Knochen
  - Spongiosa (Knochenschwamm): Im Inneren der Knochen, bestehend aus Knochenbälkchen
- **Knochenmark**
  - Rotes Knochenmark enthält viele rote Blutkörperchen und deren Vorstufen. Es ist für die Blutbildung (☞ 9.3) verantwortlich und kommt beim Erwachsenen in den kurzen und platten Knochen sowie in den Epiphysen der Röhrenknochen vor

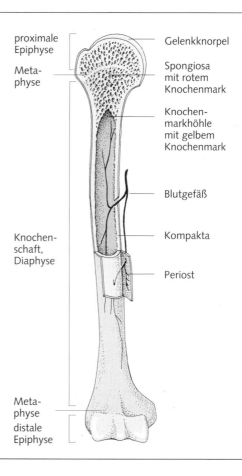

Abb. 2.2
Aufbau eines teilweise eröffneten Röhrenknochens.
[A400-190]

2.2 Binde- und Stützgewebe

- Gelbes Knochenmark ist reich an gelben Fettzellen und nicht an der Blutbildung beteiligt. Es findet sich in den Diaphysen der Röhrenknochen
- **Knochenhaut** (Periost): Umgibt den Knochen strumpfartig und besteht aus zwei Bindegewebsschichten. Die dem Knochengewebe unmittelbar anliegende Schicht ist nerven- und gefäßreich und an der Ernährung des Knochens beteiligt.

Lamellen- und Geflechtknochen

Knochen lassen sich in Lamellen- und Geflechtknochen einteilen. Bei Erwachsenen besteht das Skelett vor allem aus **Lamellenknochen**. Im Zentrum enthalten sie Spongiosa, die von Kompakta umgeben ist. Spongiosa und Kompakta sind aus sehr feinen, dünnen Plättchen, den Lamellen, aufgebaut. Diese Lamellen sind innerhalb des Knochens abhängig von ihrer Belastung regelmäßig und in typischer Weise angeordnet.

Geflechtknochen besitzt diese typische Lamellenanordnung nicht. Er kommt beim Erwachsenen nur an wenigen Stellen vor (Ansatzstellen von Sehnen und Bändern sowie in der Umgebung der Schädelnähte). Außerdem ist jeder neugebildete Knochen Geflechtknochen (z. B. in den Wachstumsphasen beim Kind oder bei der Knochenbruchheilung), der dann in Lamellenknochen umgebaut wird.

> Es werden unterschieden:
> - Lamellenknochen
> - Geflechtknochen.

Knochenformen

Die große Anzahl der Knochen lässt sich abhängig von ihrer Form in verschiedene Typen einteilen:

- ⑩ **Röhrenknochen** besitzen einen langen röhrenförmigen Schaft (Diaphyse) und zwei meist verdickte Enden (Epiphyse). Zwischen Dia- und Epiphyse liegt die Metaphyse. Röhrenknochen bestehen außen aus einer dicken, kompakten Knochenschicht, der Kompakta (Knochenrinde, Kortikalis), während sie innen eine aufgelockerte Struktur, die Spongiosa (Schwammknochen), besitzen. Typische lange Röhrenknochen sind z. B. der Oberschenkel- und Oberarmknochen. Zu den kurzen Röhrenknochen zählen z. B. Mittelhandknochen und Fingerknochen

> Röhrenknochen:
> - Epiphyse
> - Metaphyse
> - Diaphyse.

Besonderheiten beim Kind

Bei Kindern und Jugendlichen liegt zwischen Meta- und Epiphyse eine schmale Wachstumsfuge, die Epiphysenfuge. In den Epiphysenfugen findet das Längenwachstum der Knochen statt. Mit ihrer Verknöcherung ist das Längenwachstum abgeschlossen.

> Epiphysenfuge.

Knochenformen:
- Röhrenknochen
- Kurze Knochen
- Platte Knochen.

- **Kurze Knochen** sind meist unregelmäßig oder würfelförmig. Sie besitzen eine dünne Kompakta, die ohne scharfe Grenze in die Spongiosa übergeht. Zu ihnen zählen z. B. Wirbelkörper und Handwurzelknochen
- **Platte Knochen** besitzen zwischen zwei dünnen Kompaktaschichten eine schmale Spongiosa. Zu ihnen zählen Brustbein, Schulterblatt, Rippen, Darmbeinschaufeln und Schädelknochen.

2.3 Muskelgewebe

Das Muskelgewebe ermöglicht die Bewegungen des Körpers, den Herzschlag und viele weitere lebensnotwendige Körperfunktionen. Es besteht aus **Muskelzellen** (Myozyten), die von Bindegewebe umhüllt sind. Werden Muskelzellen durch Impulse des Nervensystems erregt, ziehen sie sich zusammen und ermöglichen so die **Kontraktion** eines Muskels.

Man unterscheidet:

Es wird unterschieden:
- Glatte Muskulatur
- Quergestreifte Muskulatur (Skelett- und Herzmuskulatur).

- Quergestreifte Muskulatur: Sie gliedert sich in Skelett- und Herzmuskulatur
- Glatte Muskulatur.

2.3.1 Skelettmuskulatur

Aufgaben:
- Aufrechte Haltung
- Bewegungen
- Wärmeproduktion.

Aufgaben der Skelettmuskulatur

Die Skelettmuskulatur kann sich kontrahieren (zusammenziehen) und ermöglicht die aufrechte Haltung sowie die aktive Bewegung des Körpers. Daneben wird bei jeder Muskelkontraktion Wärme erzeugt, die zur Regulation der Körpertemperatur eingesetzt wird. Um diese Aufgaben zu erfüllen, weist die Skelettmuskulatur einen hochspezialisierten Aufbau auf.

Aufbau der Skelettmuskulatur

Muskelfasern sind vielkernige Zellen.

Die Skelettmuskulatur besteht aus bis zu 10 cm langen und 0,1 mm dicken, vielkernigen Muskelzellen, die auch **Muskelfasern** genannt werden. Diese liegen in Bündeln zusammen und werden von Bindegewebe umgeben. Innerhalb des Bindegewebes verlaufen die den Muskel versorgenden Nerven und Blutgefäße. Dieses Bindegewebe ermöglicht die Verschiebung der Muskelfaserbündel gegeneinander. Der gesamte Muskel ist von einer bindegewebigen Hülle, der **Muskelfaszie**, umgeben. Mit dem Skelett ist die Muskulatur durch **Sehnen** verbunden, die die Kraft auf den jeweiligen Knochen übertragen.

Feinbau der Skelettmuskelfaser

Im Zytoplasma der Skelettmuskelfaser verlaufen parallel in Längsrichtung zahlreiche fadenförmige Proteine, die **Myofibrillen**. Diese werden aus zwei **Myofilamenten** aufgebaut, die der Skelettmuskulatur die charakteristische Querstreifung verleihen:
- **Myosin(filament)**: Dickes Myofilament mit Ausläufern in Form von kleinen Köpfen
- **Aktin(filament)**: Dünnes Myofilament, das zwischen die Myosinfilamente ragt.

- Typische Querstreifung durch Myofilamente

Die verschiedenen Querstreifen wiederholen sich stets in gleicher Reihenfolge und gliedern die Muskelfaser in viele aneinander gereihte funktionelle Untereinheiten, die **Sarkomere**. Deren Begrenzung bilden die Z-Streifen.

- Das Sarkomer wird von Z-Streifen begrenzt.

Kontraktion des Skelettmuskels

Kontraktionen der Skelettmuskulatur werden vom zentralen Nervensystem gesteuert und sind meist dem Willen unterworfen (Ausnahme: Rachen, obere Speiseröhre) oder erfolgen unwillkürlich, beispielsweise über spinale Reflexe (☞ 4.2.2). Eine Kontraktion erfolgt durch die gleichzeitige Verkürzung zahlreicher Sarkomere. Dafür werden abhängig von der Stärke der Kontraktion die Aktinfilamente mehr oder weniger weit zwischen die Myosinfilamente gezogen, indem die Myosinköpfe an das Aktinfilament binden. Dabei bewegen sie sich wie die Ruder eines Bootes unter Verbrauch des Energielieferanten ATP auf der Oberfläche des Aktinfilaments. Dadurch nähern sich die Z-Streifen einander, und das Sarkomer verkürzt sich.

- Steuerung über das ZNS
- Willkürlicher Vorgang
- Aktinfilamente gleiten in Myosinfilamente
- Sarkomer verkürzt sich.

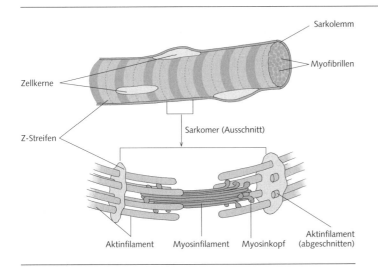

Abb. 2.3 Aufbau einer Muskelfaser. [L190]

Herzmuskulatur unterscheidet sich von Skelettmuskulatur durch feingewebliche und funktionelle Details.

2.3.2 Herzmuskulatur

Die Herzmuskulatur (**Myokard**, ☞ 11.1.1) bildet den größten Teil der Herzwand und ist für die Pumpfunktion des Herzens verantwortlich. Herzmuskelzellen (Kardiomyozyten) sind wie die Skelettmuskelzellen quergestreift, weisen jedoch einige Besonderheiten auf:
- Sie besitzen nur einen zentral gelegenen Zellkern, sind sehr viel kleiner, unregelmäßig verzweigt und bilden ein Netzwerk
- Sie sind an ihren Enden jeweils durch so genannte Glanzstreifen miteinander verbunden. Diese dienen u. a. der Befestigung der Myofibrillen
- Sie kontrahieren sich spontan und regelmäßig. Die Kontraktion wird nicht durch Nerven ausgelöst, sondern ist Folge einer inneren Impulsbildung im Sinusknoten des Herzens (☞ 11.3). Sympathikus und Parasympathikus beeinflussen die Herztätigkeit (☞ 4.3)
- Sie verharren nach jeder Kontraktion in einer Ruhephase (ca. 300 ms), in der keine erneute Kontraktion stattfindet. Das ermöglicht die gleichmäßige und gleichzeitige Kontraktion der Herzmuskelzellen.

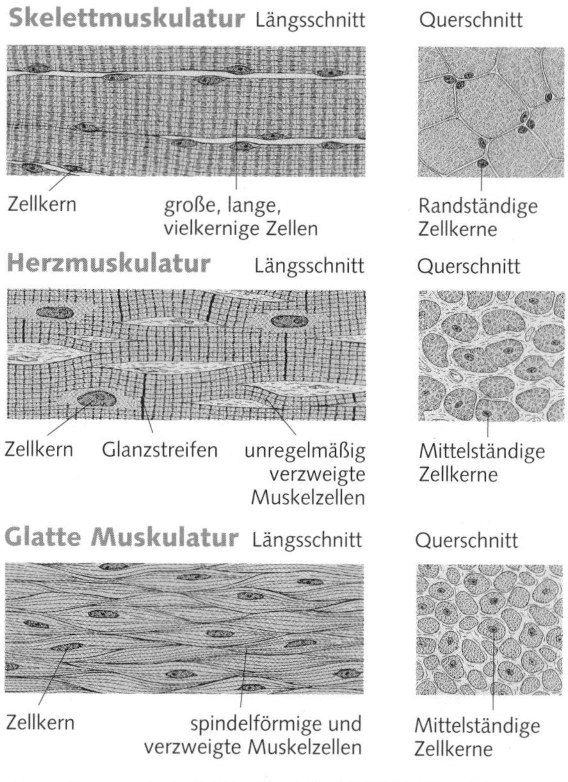

Abb. 2.4
Skelett-, Herz- und glatte Muskulatur.
[A400-190]

Skelettmuskulatur Längsschnitt   Querschnitt

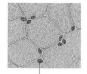

Zellkern   große, lange, vielkernige Zellen   Randständige Zellkerne

Herzmuskulatur Längsschnitt   Querschnitt

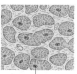

Zellkern   Glanzstreifen   unregelmäßig verzweigte Muskelzellen   Mittelständige Zellkerne

Glatte Muskulatur Längsschnitt   Querschnitt

Zellkern   spindelförmige und verzweigte Muskelzellen   Mittelständige Zellkerne

2.3.3 Glatte Muskulatur

Die glatte Muskulatur kommt in den Wänden von Hohlorganen wie Magen-Darm-Trakt, Urogenitalsystem und Gefäßen vor. Sie besteht aus in Bündeln zusammenliegenden spindelförmigen und verzweigten Muskelzellen. Im Gegensatz zur Skelettmuskulatur sind ihre Zellen sehr viel kleiner und enthalten jeweils nur einen Zellkern.

Auch in der glatten Muskulatur wird eine Kontraktion durch das Zusammenspiel von Aktin- und Myosinfilamenten hervorgerufen. Diese sind hier jedoch nicht in Sarkomeren angeordnet und weisen daher auch keine Querstreifung auf. Ausgelöst wird eine Kontraktion unbewusst durch das vegetative Nervensystem (☞ 4.3) oder durch lokale Faktoren wie Hormone oder Wanddehnung. Sie ist damit nicht dem Willen unterworfen. Die Kontraktion breitet sich wellenförmig von einer Muskelfaser auf die benachbarte aus und verläuft daher fünf- bis fünfhundertmal langsamer als die der quergestreiften Muskulatur.

- Gebündelte, verzweigte Muskelzellen
- Kleine Zellen mit einem Zellkern
- Ohne Querstreifung.

Kontraktion der glatten Muskulatur:
- Aktin- und Myosinfilamente
- Unwillkürlicher Vorgang
- 5–500mal langsamer als Skelettmuskulatur.

2.4 Nervengewebe

Das Nervensystem lässt sich gliedern in:
- **Zentrales Nervensystem (ZNS),** das aus Gehirn und Rückenmark besteht
- **Peripheres Nervensystem,** das sich ausgehend vom Rückenmark mit seinen Nerven in alle Teile des Körpers erstreckt.

Das Nervengewebe dient der Informationsaufnahme, -weiterleitung und -verarbeitung.

Aufgaben des Nervengewebes:
- Informationsaufnahme
- Informationsweiterleitung
- Informationsverarbeitung.

2.4.1 Strukturelemente des Nervensystems

Die Aufgaben des Nervensystems werden von den hochspezialisierten **Nervenzellen** (Neuronen) – im menschlichen Gehirn ca. 100 Milliarden – übernommen. Daneben besteht das Nervengewebe aus **Gliazellen** (Stützzellen), die Ernährungs- und Stützfunktionen besitzen.

Nervenzelle
Die Nervenzelle besteht aus dem **Zellkörper** (Perikaryon) mit dem Zellkern, weiteren Zellorganellen und zahlreichen **Zellfortsätzen:**
- **Axon,** auch Neurit genannt, das bis zu 1 m lang sein kann und die Verbindung zu anderen Nerven-, Muskel- oder Drüsenzellen herstellt. Eine Nervenzelle besitzt jeweils ein Axon, das von

Die Nervenzelle setzt sich zusammen aus:
- Zellkörper (Zellkern, Zellorganellen)
- Zellfortsätzen (Axon, Dendrite).

Hüllzellen umgeben ist. Die Einheit aus Axon und Umhüllung bildet eine **Nervenfaser**
- **Dendriten,** die baumartig verzweigt sind und Signale von den Axonen anderer Nervenzellen aufnehmen und zum Zellkörper leiten. In der Regel besitzt eine Nervenzelle viele Dendriten.

Nerv
Nerven bestehen aus in Bündeln zusammenliegenden Nervenfasern, die von Bindegewebe umgeben sind. Sie verbinden die Körperperipherie mit dem ZNS. Abhängig von der Richtung ihrer Signalweiterleitung werden unterschieden:
- **Afferente Nervenfasern,** die Informationen aus der Körperperipherie (z. B. von Auge, Haut, Zunge) zum ZNS leiten und so eine bewusste Empfindung ermöglichen. Es handelt sich dabei u. a. um sensible und sensorische Nervenfasern
- **Efferente Nervenfasern,** die Informationen vom ZNS zur Körperperipherie, z. B. zur Muskulatur leiten und so z. B. Bewegungen ermöglichen. Es handelt sich dabei u. a. um motorische Nervenfasern.

Nerven verbinden die Körperperipherie mit dem ZNS und umgekehrt.

Afferente
Nervenfasern
↓
ZNS
↓
Efferente
Nervenfasern.

Abb. 2.5
Aufbau einer Nervenzelle.
[A400-190]

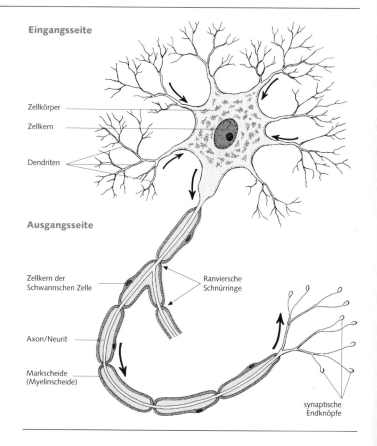

Die meisten Nerven enthalten sowohl afferente als auch efferente Nervenfasern und werden daher als gemischte Nerven bezeichnet.

Gliazellen

Die Gliazellen leiten selber keine nervalen Informationen weiter, sind aber z.T. für den raschen und reibungslosen Informationstransport der Nervenfasern mitverantwortlich. Sie dienen dem Stofftransport, der Ernährung der Nervenzellen, der körpereigenen Abwehr und erfüllen mechanische Aufgaben. Folgende Gliazellen werden unterschieden:

- **Schwannsche Zellen** bilden die schlauchartige Umhüllung der Axone außerhalb des ZNS. Diese Umhüllung wird auch **Mark-** oder **Myelinscheide** genannt. Die Umhüllung ist in Abständen von 2–3 mm durchbrochen, wodurch die **Ranvierschen Schnürringe** entstehen. Die Markscheiden dienen der elektrischen Isolierung des Axons. Es werden markhaltige Axone mit verschieden dicker Markscheide von marklosen Axonen ohne Markscheide unterschieden
- **Oligodendrozyten** übernehmen innerhalb des ZNS die Funktion der Schwannschen Zellen
- **Astrozyten** (Sternzellen) bilden im ZNS u.a. eine dichte Membran um Blutgefäße und beeinflussen so den Übertritt von Stoffen aus dem Blut in die Nervenzellen (**Blut-Hirn-Schranke**)
- **Weitere Zellen:** Mikroglia, Ependymzellen, Pituizyten, Mantelzellen.

> Gliazellen besitzen je nach ihrem speziellen Aufbau folgende Aufgaben:
> - Stofftransport
> - Ernährung der Nervenzellen
> - Körpereigene Abwehr
> - Beteiligung am raschen und reibungslosen Informationstransport der Nervenfasern
> - Mechanische Aufgaben.

2.4.2 Informationsweitergabe

Im Nervensystem werden Informationen in Form elektrischer Signale verschlüsselt und weitergeleitet. Voraussetzung dafür ist eine **elektrische Potenzialdifferenz** an der Zellmembran. Diese elektrische Potenzialdifferenz beträgt im Ruhezustand an der Nervenzellmembran -70 mV (Ruhemembranpotenzial), wobei das Zellinnere gegenüber dem Zelläußeren negativ geladen ist.

Ruhemembranpotenzial

Ursache des Ruhemembranpotenzials von -70 mV ist eine ungleiche Verteilung kleinster negativ und positiv geladener Teilchen (Ionen) zwischen Zellinnerem und umgebendem Milieu. Eine wesentliche Rolle spielt dabei das positiv geladene Kalium (K^+). Da die Zellmembran für K^+ gut durchlässig ist, strömen diese Ionen durch Diffusion (☞ 10.2.3) aus dem Zellinneren nach außen. Im Zellinneren entsteht dadurch ein Mangel an positiven Ladungen, was zu der erwähnten Potenzialdifferenz führt. Dieses Ruhemembranpotenzial findet sich an praktisch allen Zellen des Körpers.

> Ungleiche Verteilung von K^+, Na^+, Cl^- und Proteinen erzeugt das Ruhemembranpotenzial von -70 mV.

Aktionspotenzial

Die Besonderheit der Nervenzellen beruht darauf, dass sie – im Gegensatz zu anderen Zellen – ihr Ruhemembranpotenzial verändern können. Die Abfolge solcher Membranpotenzialschwankungen (Aktionspotenziale) sind die Signale, durch die das ZNS über Vorgänge in der Körperperipherie informiert wird, und über die das ZNS Informationen in die Peripherie schickt.

Ursache der Aktionspotenziale ist eine kurzfristige (1–2 ms) Ladungsverschiebung, die durch die Ionen der Zelle hervorgerufen wird, so dass das Membranpotenzial von –70 mV in Ruhe auf Werte von bis zu +30 mV ansteigt (entspricht der Depolarisationsphase eines Aktionspotenzials) und wieder zum Ausgangswert von –70 mV zurückkehrt (entspricht der Repolarisationsphase eines Aktionspotenzials). Eine wesentliche Rolle spielt dabei das positiv geladene Ion Natrium (Na^+), das bei Reizung einer Nervenzelle massiv in das Zellinnere einströmt. Folge ist, dass jetzt das Zellinnere gegenüber dem Zelläußeren positiv geladen ist (im Ruhezustand ist es umgekehrt). Die entstandene Ladungsverschiebung wird als Aktionspotenzial über eine Nervenfaser zum Gehirn geleitet. Im Gehirn wird die Abfolge vieler Aktionspotenziale in eine bewusste Empfindung umgesetzt.

Der Prozess der Aktionspotenzialbildung ist hier stark vereinfacht dargestellt. Im menschlichen Körper wird er durch unzählige nicht erwähnte Prozesse beeinflusst und verändert.

Fortleitung des Aktionspotenzials von Zelle zu Zelle

Die in Aktionspotenzialen verschlüsselten Informationen werden an den Ranvierschen Schnürringen entlang der Nervenfasermembran zur nächsten Nerven-, Muskel- oder Drüsenzelle weitergeleitet.

Die Übermittlung auf diese Zellen erfolgt an speziellen Kontaktstellen der Nervenzelle, den **Synapsen.**

Synapsen bestehen aus:
- Den **präsynaptischen Endknöpfen** am Ende des vorgeschalteten Axons. Sie enthalten in kleinen Bläschen gespeicherte chemische Übertragersubstanzen, die so genannten **Transmitter**
- Dem **postsynaptischen Anteil,** der aus der Membran der nachgeschalteten Zelle besteht. Er trägt **Rezeptoren,** an die der Transmitter des präsynaptischen Endknopfes bindet
- Dem **synaptischen Spalt** zwischen prä- und postsynaptischen Anteilen der Synapse.

Trifft ein Aktionspotenzial am präsynaptischen Endknopf ein, kommt es zur Ausschüttung des Transmitters in den synaptischen Spalt. Der Transmitter bindet an die Rezeptoren der postsynaptischen Membran. An dieser Membran liegt ein Ruhemembran-

---

Aktionspotenziale als »Informationsträger« des Nervensystems.

Der positive Na^+-Einstrom in die Zelle bewirkt eine Potenzialänderung auf +30 mV.

Aktionspotenziale wandern entlang der Ranvierschen Schnürringe.

Synapsen als Kontaktstellen zu anderen Zellen.

Voraussetzung für die Informationsweitergabe:
- *Spezifischer Transmitter*
- *Spezifischer Rezeptor.*

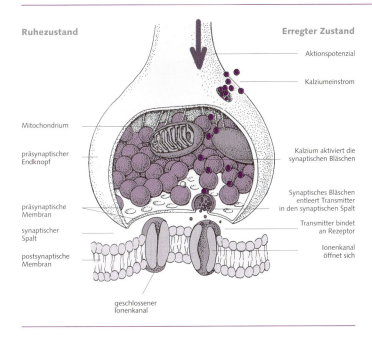

Abb. 2.6 Verhalten einer Synapse im Ruhezustand und bei Eintreffen eines Aktionspotenzials. [A400-190]

potenzial von −70 mV vor. Infolge der Bindung des Transmitters ändert sich das Membranpotenzial. Je nachdem, welcher und wie viel chemischer Transmitter ausgeschüttet wird, verschiebt sich das Membranpotenzial in negative oder positive Richtung. Dies erfolgt über die Öffnung von Ionenkanälen innerhalb der postsynaptischen Membran, sodass bestimmte Ionen (z. B. K^+, Na^+) vermehrt die Membran passieren.

Dadurch wird die Entstehung neuer Aktionspotenziale an der postsynaptischen Membran gefördert (Verschiebung des Membranpotenzials in positive Richtung) oder gehemmt (Verschiebung des Membranpotenzials in negative Richtung). Transmitter wirken auf die postsynaptische Membranen entweder erregend wie Acetylcholin und Glutamat oder hemmend wie Glycin.

 Pflege

Die Berührung der Haut wird über afferente Nervenfasern an das ZNS gemeldet. Eine angenehme Berührung wird in der Regel positiv wahrgenommen. Sie ist wichtig für den Heilungsprozess und fördert den Kontakt zum Patienten.

? Übungsfragen

1. Nennen Sie die vier Grundgewebearten!
2. Wie nennt man einen Verband gleichartig aufgebauter Zellen?
3. Wo findet sich Übergangsepithel?
4. Welches Epithel findet sich in der Trachea?
5. Beschreiben Sie die typischen Merkmale einer endokrinen Drüse!
6. Wo findet sich kollagener Knorpel?
7. Knochen ist ein Produkt verschiedener Bestandteile. Welcher Bestandteil ist für die Härte des Knochens verantwortlich?
8. Was sind Osteoblasten?
9. Was ist Spongiosa?
10. Nennen Sie Beispiele für kurze Röhrenknochen!

3 Der Bewegungsapparat

Der Bewegungsapparat setzt sich aus dem **Skelett** (☞ 3.4) und der **Muskulatur** (☞ 2.3) zusammen, die die einzelnen Skelettteile gegeneinander bewegt oder in einer bestimmten Stellung fixiert.

Bewegungsapparat:
- Skelett
- Muskulatur.

3.1 Richtungs- und Lagebezeichnungen

Um Lage und Richtung von Körperteilen genau definieren zu können, sind spezielle Fachbegriffe eingeführt worden (☞ Tab. 3.1).

3.2 Gelenke

Die verschiedenen Bewegungen des Körpers werden durch Gelenke ermöglicht. Nach ihrer Beweglichkeit werden sie in echte und unechte Gelenke unterteilt.
❶ **Echte Gelenke** (Diarthrose) erlauben je nach Konstruktion Bewegungen in mindestens einer Ebene. Eine Bindegewebskapsel, die Gelenkkapsel, umschließt dabei zwei Knochenenden (Gelenkpfanne und Gelenkkopf) und bildet so die Gelenkhöhle. Diese beinhaltet Gelenkschmiere (Synovia), die als Gleitmittel und zur Ernährung des gefäßlosen Knorpels dient. Die Gelenkkapsel wird durch Bänder verstärkt, um abnorme Bewegungen zu verhindern und das Gelenk zu stabilisieren. Die Knochenenden sind von hyalinem Knorpel (☞ 2.2.5), dem Gelenkknorpel, überzogen und durch den Gelenkspalt voneinander getrennt.
Unechte Gelenke (Synarthrosen) verbinden die beteiligten Knochen durch Bindegewebe, sodass ihre Beweglichkeit sehr gering ist. Es werden unterschieden:
- ❷ **Syndesmosen** bestehen aus straffem faserreichem Bindegewebe (☞ 2.2.2), z. B. an den Schädelnähten
- **Synchondrosen** bestehen aus knorpeligen Verbindungen, z. B. an der Symphyse
- **Synostosen** bestehen aus knöchernen Verwachsungen benachbarter Knochen, z. B. die Verknöcherung des Kreuzbeines aus fünf Wirbelkörpern.

❸ ❹ Gelenke besitzen unterschiedliche Bewegungsmöglichkeiten. Je nach Form ihrer Gelenkoberfläche sind Bewegungen um bis zu drei Bewegungsachsen möglich. Man unterscheidet verschiedene Gelenkgrundformen (☞ Tab. 3.3).

Bewegungen in mindestens einer Ebene.

Bestehen aus:
- Gelenkkapsel
- Gelenkhöhle
- Gelenkschmiere
- Gelenkknorpel
- Gelenkspalt.

Unechte Gelenke:
- Verbinden beteiligte Knochen durch Bindegewebe
- Besitzen geringe Beweglichkeit
- Werden eingeteilt in Syndesmosen, Synchondrosen, Synostosen.

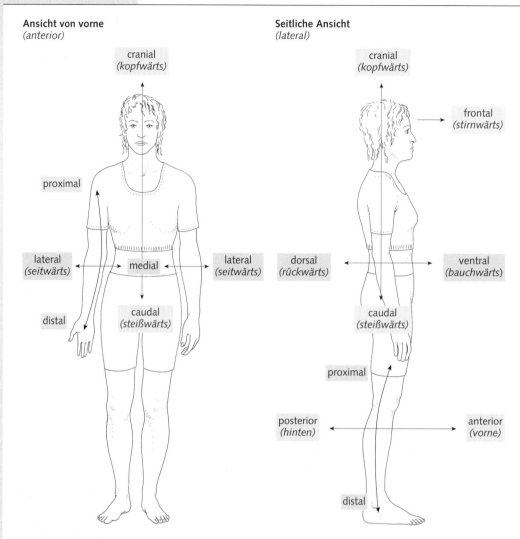

Tab. 3.1 Lage- und Richtungsbezeichnungen. [L190]

Medial	zur Mitte hin	Lateral	seitlich, von der Mitte weg
Proximal	näher zum Rumpf	Distal	entfernter vom Rumpf
Kranial	Kopfwärts	Kaudal	steißwärts
Ventral	zum Bauch hin	Dorsal	zum Rücken hin
Anterior	der vordere, vorn	Posterior	der hintere, hinten
Superior	der obere, oben	Inferior	der untere, unten
Profundus	Tief	Superficialis	oberflächlich

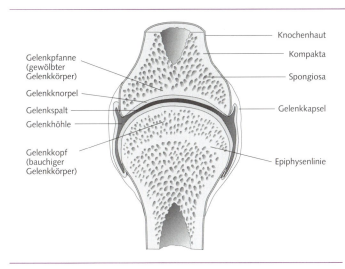

Abb. 3.2 Schema eines echten Gelenkes. [L190]

 Pflege
Bei der Lagerung muss auf die physiologische Stellung (mittlere Funktionsstellung) der Gelenke geachtet werden. Sind Gelenke falsch gelagert oder werden nicht regelmäßig bewegt, schrumpfen die Bänder, die Gelenkflüssigkeit verringert sich, und es kommt zu Kontrakturen.

3.3 Allgemeine Muskellehre

Ein Skelettmuskel zieht über ein oder mehrere Gelenke. An den Muskelenden befinden sich **Sehnen** aus faserreichem Bindegewebe, die den Muskel mit den Knochen verbinden.
Als **Ursprung** eines Muskels wird die Anheftungsstelle am weniger beweglichen Skelettteil bezeichnet, als **Ansatz** eines Muskels die am stärker beweglichen Skelettteil. Der Muskelteil zwischen Ursprung und Ansatz wird **Muskelbauch** genannt.

Muskelmechanik
Die Sehnen übertragen die bei einer Kontraktion des Muskels entstehenden Kräfte auf die Knochen, sodass es zu einer Bewegung im betroffenen Gelenk kommt. Für eine kontrollierte Bewegung ist in der Regel das Zusammenspiel zweier gegensätzlich wirkender Muskeln notwendig: Der **Agonist** (Spieler) führt die Bewegung aus, während der **Antagonist** (Gegenspieler) für die entgegengesetzte Bewegung verantwortlich ist.

Sehnen:
- verbinden Muskeln und Knochen
- übertragen die Muskelkraft.

Agonisten und Antagonisten ermöglichen kontrollierte Bewegungen.

Tab. 3.3 Die Gelenkgrundformen mit ihren Bewegungsmöglichkeiten. [A400-190]

Gelenkform	Beispiel	Aufbau	Bewegungen
Kugelgelenk	Hüftgelenk, Schultergelenk	Kugelförmiger Gelenkkopf mit entsprechend geformter Gelenkpfanne	▪ Innen- und Außenrotation ▪ Beugung und Streckung ▪ Seithebung und Seitsenkung
Eigelenk	Proximales Handgelenk, Atlantooccipitalgelenk	Eiförmiger Gelenkkopf mit entsprechend geformter Gelenkpfanne	▪ Beugung und Streckung ▪ Seithebung und Seitsenkung
Sattelgelenk	Daumengrundgelenk	Die Gelenkflächen besitzen jeweils die Form eines Reitsattels	▪ Um eine Gelenkachse
Scharniergelenk	Ellenbogengelenk, Finger-, Zehengelenke, Oberes Sprunggelenk	Eine nach außen gewölbte Gelenkfläche in Rollenform wird von einer nach innen gewölbten Gelenkfläche schalenförmig umgriffen	▪ Seitwärts-, Vorwärts-, und Rückwärtsbewegungen
Radgelenk	Radioulnargelenk, Atlantoaxialgelenk,	Eine nach außen gewölbte zylindrische Gelenkfläche wird von einer nach innen gewölbten Gelenkfläche schalenförmig umgriffen	▪ Um eine Gelenkachse
Ebenes Gelenk	Hand-, Fußwurzelgelenke, Sternoclaviculargelenk	Die Gelenkflächen sind flach und werden durch Bänder zusammengehalten	▪ Seitliche Verschiebungen ▪ Gleitbewegung

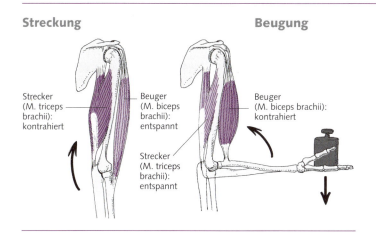

Abb. 3.4 Zusammenspiel von Agonist und Antagonist am Beispiel von Beuger (M. biceps brachii) und Strecker (M. triceps brachii) des Oberarmes. [A400-190]

Kontraktionsformen

Die Verkürzung eines Muskels, bei der sich sein Spannungszustand (Muskeltonus) kaum verändert, wird als **isotonische Kontraktion** bezeichnet, z. B. die Kontraktion der Armmuskulatur beim Anheben eines Gewichtes. Demgegenüber steht die **isometrische Kontraktion,** bei der die Spannung des Muskels ansteigt, der Muskel sich jedoch nicht verkürzt. Diese Form der Kontraktion tritt z. B. beim Tragen eines Gewichtes am hängenden Arm auf.

- Isotonische Kontraktion: Muskeltonus kaum verändert, Muskel verkürzt sich
- Isometrische Kontraktion: Muskeltonus steigt, Muskel verkürzt sich nicht.

Energiestoffwechsel des Muskels

❺ ❻ Muskeln sind reich mit Blutgefäßen versorgt. Die einzelnen Muskelfasern sind von Kapillarnetzen umgeben, damit sie gut mit O_2 und Nährstoffen versorgt werden können. Als O_2-Träger im Muskel fungiert das Myoglobin (vergleichbar dem Hämoglobin im Blut).

Der Muskel benötigt Energie für die Kontraktionen. Hierzu dient ihm ATP (Adenosintriphosphat). Wenn dies nach einigen Sekunden verbraucht ist, greift er auf das wesentlich energiereichere

Energiequellen:
- ATP
- Kreatinphosphat
- Glukose.

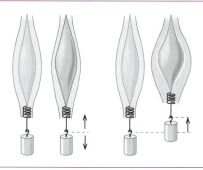

Abb. 3.5 Kontraktionsformen, links isometrische Kontraktion, rechts isotonische Kontraktion. [L190]

Kreatinphosphat zurück. Dieses wird gespalten und so werden die ATP-Speicher rasch wieder regeneriert. Dauert die Muskelarbeit länger an, so erschöpft sich auch der Vorrat an Kreatininphosphat, und es wird Glukose als Energieträger verstoffwechselt. Hierfür ist Sauerstoff erforderlich.

 Pflege

Isometrische Übungen sind eine kreislaufschonende Form der Mobilisation, die von dem Patienten selbständig im Bett durchgeführt werden können.

? Übungsfragen

> ❶ Beschreiben Sie den prinzipiellen Aufbau eines Gelenkes!
>
> ❷ Was ist eine Syndesmose?
>
> ❸ Zu welcher Gelenkart zählen das Ellen-Speichengelenk, das Hüftgelenk, das proximale Handwurzelgelenk, das Karpometakarpalgelenk (Daumengrundgelenk) und das Ellenbogengelenk?
>
> ❹ Nennen Sie reine Scharniergelenke des Körpers!
>
> ❺ Was ist Myoglobin?
>
> ❻ Welche Energiequellen stehen dem Muskel zur Verfügung?

3.4 Das Skelett

Das Skelett kann in verschiedene Knochengruppen eingeteilt werden:

- **Schädel** mit Gesichts- und Hirnschädel
- **Rumpf** mit Brustraum (Thorax) u. Bauchraum (Abdomen)
- **Schultergürtel**
- **Obere Extremitäten**
- **Becken**
- **Untere Extremitäten.**

6 verschiedene Knochengruppen.

Das Skelett verleiht dem Körper seine Stabilität und ermöglicht gemeinsam mit Muskeln, Sehnen und Gelenken seine Beweglichkeit.

3.5 Schädel

Am Schädel werden zwei Anteile unterschieden, der **Hirnschädel** (Neurocranium) und der **Gesichtsschädel** (Viscerocranium).

3.5.1 Hirnschädel

Der Hirnschädel besteht aus folgenden Knochen:
- **Stirnbein** (Os frontale), das die Stirnhöhlen enthält
- Paarige **Scheitelbeine** (Ossa parietalia)
- Paarige **Schläfenbeine** (Ossa temporalia), die Hör- und Gleichgewichtsorgane beinhalten und mit dem Unterkiefer das Kiefergelenk bilden
- **Hinterhauptbein** (Os occipitale), das durch ein Gelenk mit dem ersten Wirbelkörper verbunden ist
- **Keilbein** (Os sphenoidale)
- **Siebbein** (Os ethmoidale) mit der oberen und mittleren Nasenmuschel (Concha nasalis superior und medialis).

Diese Knochen bilden gemeinsam die **Schädelkalotte** und die **Schädelbasis.** Eine scharfe Grenze zwischen Schädelkalotte und Schädelbasis existiert nicht.

Schädelkalotte
Die Knochen der Schädelkalotte bilden das Dach des Schädels und liegen schalenförmig über dem Gehirn. Sie sind durch **Schädelnähte** voneinander getrennt:
- **Kranznaht** (Sutura coronalis) zwischen Stirnbein und den beiden Scheitelbeinen
- **Lambdanaht** (Sutura lambdoidea) zwischen Hinterhauptbein und den beiden Scheitelbeinen

> 8 Knochen des Hirnschädels bilden Schädelkalotte und Schädelbasis.

> Schädelkalotte:
> - 4 Schädelnähte
> - Kleine und große Fontanelle.

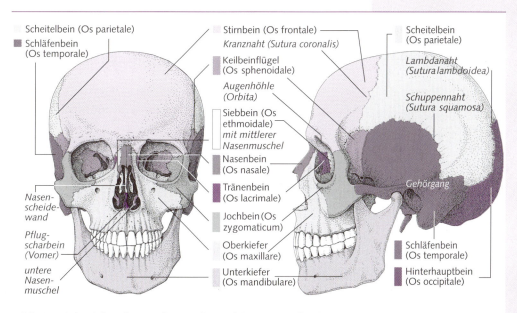

Abb. 3.6 Schädel in der Vorderansicht und Seitenansicht. [A400-190]

- **Pfeilnaht** (Sutura sagitalis) zwischen den beiden Scheitelbeinen, verbindet die große mit der kleinen Fontanelle
- **Schuppennaht** (Sutura squamosa) jeweils zwischen Schläfen- und Scheitelbein.

Dort, wo mehr als zwei Schädelknochen aneinandergrenzen, weiten sich die Schädelnähte zu den **Fontanellen** aus. Im Verlauf der Pfeilnaht sind dies:
- **Große Fontanelle:** Hier grenzen die beiden Scheitelbeine und das Stirnbein aneinander
- **Kleine Fontanelle** oder Hinterhauptfontanelle: Hier grenzen die beiden Scheitelbeine und das Hinterhauptbein aneinander.

Besonderheiten beim Kind

Sowohl Schädelnähte als auch Fontanellen sind beim Neugeborenen lediglich durch Bindegewebe verschlossen. Die kleine Fontanelle verschließt sich etwa im 3. Lebensmonat, während die große Fontanelle bis zum 2. Lebensjahr geöffnet sein kann. Ein Teil der Schädelnähte ist erst im Erwachsenenalter verknöchert, sodass ein ungestörtes Größenwachstum des Gehirns und der Schädelknochen besonders im 1. Lebensjahr möglich ist. Im Alter von einem Jahr hat der Kopfumfang schon etwa 80% des Wertes bei Erwachsenen erreicht.

Schädelbasis

Die Schädelbasis stellt den Boden dar, auf dem das Gehirn liegt. Sie besteht aus drei grubenförmigen Abschnitten, die wie Stufen versetzt angeordnet sind:
- **Vordere Schädelgrube:** Sie wird von Teilen des Stirnbeins, des Siebbeins und des Keilbeins gebildet und nimmt den Stirnlappen der Großhirnrinde auf
- **Mittlere Schädelgrube:** Sie wird von Teilen des Keilbeins und Siebbeins gebildet und beinhaltet die Schläfenlappen und die Hypophyse
- **Hintere Schädelgrube:** Sie wird vom Hinterhauptbein und Teilen des Schläfenbeins und Keilbeins gebildet und beinhaltet das Kleinhirn. Durch das Foramen magnum (großes Hinterhauptloch) verlässt das verlängerte Mark die hintere Schädelgrube.

Die Schädelbasis besitzt zahlreiche Öffnungen, durch die Blutgefäße und Nerven hindurchtreten, die das Gehirn mit dem Körper verbinden.

 Pflege

Eine Vertiefung der großen Fontanelle weist auf eine Dehydrierung des Säuglings hin, z. B. durch Fieber.

- 3 Schädelgruben
- Durchtrittstellen für Gefäße und Nerven.

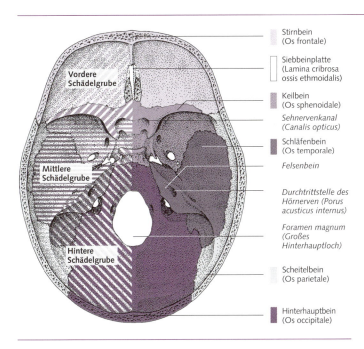

Abb. 3.7
Schädelbasis.
[A400-190]

Eine Fraktur der Schädelbasis ist unter anderem durch eine Blutung aus Ohr oder Nase erkennbar.

3.5.2 Gesichtsschädel

Der Gesichtsschädel besteht aus folgenden Knochen:
- **Nasenbein** (Os nasale)
- **Oberkiefer** (Os maxillare), enthält die paarig angelegten Kieferhöhlen und trägt die Oberkieferzähne
- **Jochbein** (Os zygomaticum)
- **Unterkiefer** (Os mandibulare), trägt die Unterkieferzähne
- Paarige **Tränenbeine** (Ossa lacrimalia)
- **Gaumenbein** (Os palatinum), setzt den Oberkiefer nach hinten fort
- **Untere Nasenmuschel** (Concha nasalis inferior)
- **Pflugscharbein** (Vomer), bildet einen Teil des Nasenseptums.

3.5.3 Muskulatur des Schädels

Zu den Muskeln des Schädels zählen die mimische Muskulatur, die Kaumuskulatur und die Mundbodenmuskulatur.
Die **mimische Muskulatur** (u.a. M. frontalis, Mm. orbicularis

Ansatzstelle der mimischen Muskulatur ist die Gesichtshaut.

oculi und oris) setzt nicht wie die übrige Skelettmuskulatur am Knochen an, sondern direkt an der Gesichtshaut. Daher kommt es bei ihrer Kontraktion zu Hautverschiebungen mit der Bildung von Falten, Runzeln und Grübchen, der Mimik.

Aufgabe der **Kaumuskulatur** (u. a. M. masseter, Mm. pterygoideus medialis und lateralis) ist die Bewegung des Unterkiefers gegenüber dem Oberkiefer. Dadurch wird Nahrung zerkleinert und das Sprechen ermöglicht.

Die **Mundbodenmuskulatur** (u. a. M. digastricus, M. mylohyoideus) verschließt die Mundhöhle nach kaudal.

 Pflege

Mimik ist nonverbale Kommunikation. Sie gilt auch als Spiegel der Seele und ist daher ein wertvoller Bestandteil der Krankenbeobachtung.

3.5.4 Muskulatur des Halses

Der Hals ist das bewegliche Bindeglied zwischen Kopf und Rumpf. Zu dem Muskeln des Halses zählen u. a.:
- M. sternocleidomastoideus (Kopfwender): Prominentester Muskel am Hals, kippt den Kopf nach hinten und hebt das Gesicht zur Seite
- Infrahyale Muskulatur (untere Zungenbeinmuskulatur): Heben und senken den Kehlkopf (☞ 12.1.2)
- Mm. scaleni (Treppenmuskeln): Heben die oberen beiden Rippen und neigen den Hals zur Seite.

3.6 Rücken

Der Rücken gehört zum Rumpf und ist hinterer Bestandteil von Brust, Bauch und Becken. Er reicht von der Untergrenze des Nackens bis zum Gesäß. Seitlich geht er in Brust- und Bauchwand über.

3.6.1 Wirbelsäule

Bewegliche Achse des Körpers, ermöglicht das Stehen und schützt das Rückenmark.

Die Wirbelsäule (Columna vertebralis) bildet die bewegliche Achse des menschlichen Körpers. Sie hält den Körper aufrecht und verleiht ihm seine umfangreiche Beweglichkeit. Geschützt innerhalb der Wirbelsäule, ausgehend vom Foramen magnum, verläuft das Rückenmark.

Abschnitte der Wirbelsäule

❶ Die Wirbelsäule besteht aus fünf Abschnitten:
- **Halswirbelsäule** (HWS) mit 7 Halswirbeln (C1–C7)
- **Brustwirbelsäule** (BWS) mit 12 Brustwirbeln (Th1–Th12)

5 Abschnitte der Wirbelsäule.

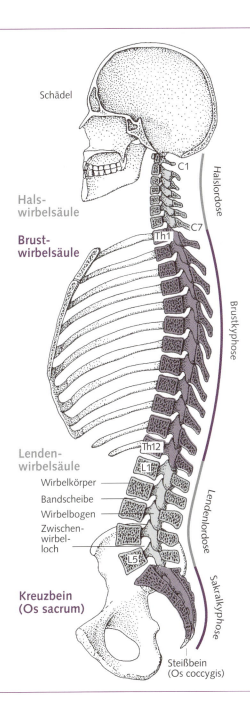

Abb. 3.8 Aufbau der Wirbelsäule im Längsschnitt. [A400-190]

Die Bandscheibe besteht aus:
- Nucleus pulposus
- Anulus fibrosus.

Aufbau eines Wirbels:
- Wirbelkörper
- Wirbelbogen
- Wirbelloch
- Zwischenwirbelgelenke
- Zwischenwirbellöcher
- Wirbelfortsätze.

Atlas und Axis sind besonders aufgebaut.

- **Lendenwirbelsäule** (LWS) mit 5 Lendenwirbeln (L1–L5)
- **Kreuzbein** (Os sacrum), bestehend aus 5 Sakralwirbeln, die zu einem Knochen verschmolzen sind
- **Steißbein** (Os coccygis), bestehend aus 4 rudimentären Steißwirbeln, die zu einem Knochen verschmolzen sind.

Aufbau der Wirbelsäule

Die **Wirbel** (Vertebrae) sind durch Gelenke miteinander verbunden und ermöglichen so Bewegungen der Wirbelsäule nach vorne und nach hinten, zur Seite und um die eigene Achse. Unterstützt werden die Bewegungen durch die zwischen je zwei Wirbeln liegenden **Bandscheiben** (Zwischenwirbelscheiben). Diese bestehen aus dem faserknorpeligen Außenring (Anulus fibrosus) und einem gallertigen Kern (Nucleus pulposus).

Bauplan der Wirbel

❷ Die einzelnen Wirbel sind einander ähnlich aufgebaut. Der **Wirbelkörper** (Corpus vertebrae), eine dicke »Knochenscheibe«, stellt den gewichttragenden Teil der Wirbelsäule dar. Nach dorsal schließt sich ihm der **Wirbelbogen** (Arcus vertebrae) mit dem **Wirbelloch** (Foramen vertebrale) an. Durch das Wirbelloch verläuft das Rückenmark, geschützt durch die Wirbelbögen. Jeder Wirbelbogen bildet mit den jeweils benachbarten Wirbelbögen die **Zwischenwirbelgelenke** sowie die **Zwischenwirbellöcher** (Foramina intervertebralia) für den Austritt der vom Rückenmark kommenden bzw. zum Rückenmark führenden Spinalnerven. Daneben besitzt jeder Wirbel mehrere **Wirbelfortsätze.** Der Dornfortsatz, die Querfortsätze sowie die Wirbelbögen sind v.a. mit Rückenmuskulatur und Bändern verbunden.

Abhängig von ihrer Lage innerhalb der Wirbelsäule und ihrer dementsprechenden statischen Belastung unterscheiden sich die einzelnen Wirbelkörper in ihrem Bau. Größere Unterschiede weisen der erste und der zweite Halswirbel auf:

- ❸ Der **erste Halswirbel** (Atlas) besitzt keinen Wirbelkörper, sondern besteht lediglich aus einem knöchernen Ring. Er bildet die Verbindung zum Hinterhauptbein (**Atlantookzipital-**

Abb. 3.9 Zwei benachbarte Wirbel (Bewegungssegment) im Längsschnitt. [L190]

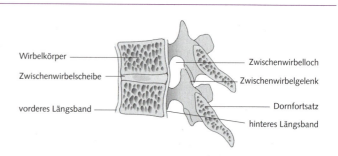

gelenk, oberes Kopfgelenk, ☞ 3.5.1) und ermöglicht durch ein Eigelenk die Nickbewegung des Kopfes
- Der **zweite Halswirbel** (Axis) besitzt einen in den Knochenring des Atlas hineinragenden Knochenzahn (Dens axis), der am **Atlantoaxialgelenk** (unteres Kopfgelenk) beteiligt ist, das die Drehbewegungen des Kopfes ermöglicht.

Das **Kreuzbein** ist ein dreieckiger, schaufelförmiger Knochen und besteht aus den fünf im Laufe der Kindheit miteinander verschmolzenen Sakralwirbeln. Es ist durch ein sehr unbewegliches, unechtes Gelenk, dem **Iliosakralgelenk,** mit den beiden Hüftknochen verbunden. Außerdem ist er nach kranial mit dem 5. Lendenwirbelkörper über das **Lumbosakralgelenk,** und nach kaudal mit dem nur noch rudimentär ausgebildeten **Steißbein** über ein straffes Gelenk verbunden.

❹ Im Bereich der Wirbelsäule sind Vor- und Rückbeugung, Seitneigung und Drehung möglich. Diese Bewegungen sind vor allem in Hals- und Lendenwirbelsäule möglich. Maßgeblich daran beteiligt sind die Zwischenwirbelgelenke.

Verbindung des Kreuzbeins:
- mit Hüftknochen durch das Iliosakralgelenk
- mit LWS durch das Lumbosakralgelenk.

Krümmungen der Wirbelsäule

Die Wirbelsäule weist beim Blick von der Seite charakteristische Krümmungen auf. Die konvexe Krümmung nach ventral im Bereich der Hals- und Lendenwirbelsäule heißt **Hals-** bzw. **Lendenlordose,** die konvexe Krümmung nach dorsal im Bereich der Brustwirbelsäule und des Kreuzbeines **Brust-** bzw. **Sakralkyphose.**

Krümmungen der Wirbelsäule:
- Lordose (ventral)
- Kyphose (dorsal).

Besonderheiten beim Kind

Die Wirbelsäule Neugeborener weist die typischen Krümmungen noch kaum auf, sondern ist eher rund gebogen.

3.6.2 Autochthone Rückenmuskulatur

Die autochthone Rückenmuskulatur (Wirbelsäulenaufrichter, M. erector spinae) wird entsprechend ihrer Lage unterteilt:
- **Medialer Trakt:** Liegt zwischen den Dorn- und Querfortsätzen der Wirbel und verbindet zwei oder mehr Wirbel miteinander. Er hält die Wirbelsäule gegen die Schwerkraft aufrecht und sichert ihre physiologischen Krümmungen. Zu ihm gehören folgende Muskeln:
    - Mm. interspinales (Zwischendornmuskeln)
    - Mm. spinales (Dornmuskeln)
    - Mm. rotatores (Drehmuskeln)
    - Mm. semispinales (Halbdornmuskeln)
    - Mm. multifidii (vielgefiederte Muskeln)

Rückenmuskulatur:
- Medialer und lateraler Trakt
- Aufrechthaltung der Wirbelsäule.

- **Lateraler Trakt:** Liegt seitlich und über dem medialen Trakt. Er besteht aus langen, kräftigen Muskelzügen, die vom Kreuzbein und den Beckenknochen zu den einzelnen Wirbelbögen und teilweise bis zum Hinterhauptbein ziehen. Er ermöglicht Seitwärtsbewegungen und Drehungen um die eigene Achse. Zu ihm gehören folgende Muskeln:
  – M. longissimus (längster Muskel)
  – M. iliocostalis (Darmbein-Rippen-Muskel)
  – Mm. splenii (Riemenmuskeln).

Zur Regulation der Stellung des Kopfes und seiner verschiedenen Bewegungen sind am Übergang von der Wirbelsäule zum Schädel auf beiden Seiten jeweils vier kurze Muskeln vorhanden, die **tiefe Nackenmuskulatur.**

Bewegung des Kopfes durch die tiefe Nackenmuskulatur.

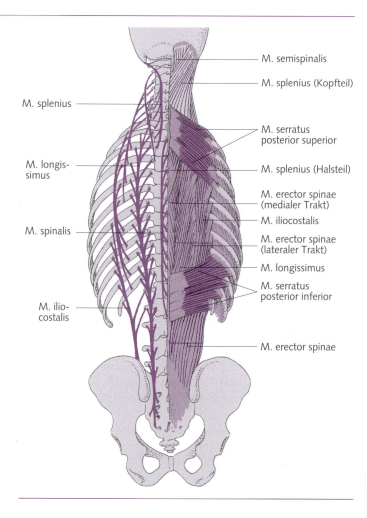

Abb. 3.10 Autochthone Rückenmuskulatur sowie Mm. serrati. [L190]

Pflege
Die Wirbelsäule wird bei Pflegepersonen stark beansprucht. Um Schmerzen und frühzeitigen Abnutzungserscheinungen vorzubeugen, sollten eine rückenschonende Arbeitsweise und Sport (zur Stärkung der Rückenmuskulatur z. B. Schwimmen, Gymnastik) ausgeübt werden.

3.7 Thorax

Der Thorax (Brust) wird vom Brustkorb gebildet, der die Brusthöhle (Cavitas thoracis) mit Herz und Lunge schützend umgibt. Die Brusthöhle wird nach kaudal vom Zwerchfell begrenzt. Es schließt sich die Bauchhöhle an.

3.7.1 Knöcherner Thorax

❺ Der knöcherne Thorax (Brustkorb) wird vom **Brustbein** (Sternum), den **zwölf Rippenpaaren** (Costae) und der **Brustwirbelsäule** gebildet.

- Brustbein
- 12 Rippenpaare (echte und unechte Rippen)
- Brustwirbelsäule.

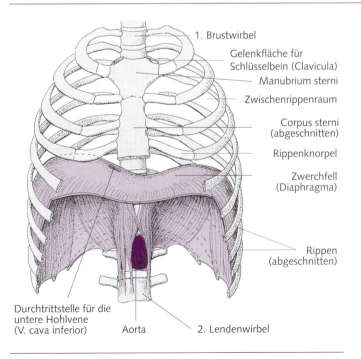

Abb. 3.11
Knöcherner Thorax.
[A400-190]

Brustbein

Das Brustbein (Sternum) ist ein platter Knochen. Es besteht aus drei Teilen:

- **Brustbeinhandgriff** (Manubrium sterni), der mit dem Schlüsselbein (Clavicula, ☞ Abb. 3.12) und dem 1. Rippenpaar über ein Gelenk verbunden ist. Faserknorpel bildet die Übergangsstelle zum
- **Brustbeinkörper** (Corpus sterni). Dieser besitzt Gelenkflächen für das 3.–7. Rippenpaar. Das 2. Rippenpaar ist mit dem Brustbein an der o. g. Übergangsstelle verbunden
- **Schwertfortsatz** (Processus xiphoideus) schließt sich nach kaudal an.

Rippen

Auch die Rippen (Costae) gehören zu den platten Knochen. Jede der zwölf Rippen besteht aus einem langen knöchernen Anteil, der über ein Gelenk mit der BWS verbunden ist, und einem kurzen knorpeligen Anteil, der teilweise über ein Gelenk mit dem Brustbein verbunden ist. Je nach dieser Verbindung werden unterschieden:

- ❻ **Echte Rippen** (Costae verae). Sie setzen mit ihren knorpeligen Enden über ein Gelenk direkt an das Brustbein an. Dies gilt für die 1.–7. Rippe. Selten kann auch vom 7. Halswirbelkörper eine Rippe ausgehen (Halsrippe)
- **Falsche Rippen** (Costae spuriae). Sie sind entweder indirekt oder gar nicht mit dem Brustbein verbunden. Die knorpeligen Enden der 8.–10. Rippe sind jeweils mit dem knorpeligen Abschnitt der darüber liegenden Rippe und so auch indirekt mit dem Brustbein verbunden. Dadurch entsteht der tastbare **Rippenbogen**.

Die 11. und 12. Rippe enden frei in der Bauchmuskulatur.

 Pflege

Rippenfrakturen sind äußerst schmerzhaft. Patienten neigen zur Schonatmung und sind deshalb stark pneumoniegefährdet. Durch einen Kompressionsverband wird der Thorax stabilisiert und z. B. das Atemtraining und die Mobilisation erleichtert.

3.7.2 Atemmuskulatur

Die Atemmuskulatur erweitert den knöchernen Thorax bei der **Einatmung** (Inspiration) und verkleinert ihn bei der **Ausatmung** (Exspiration). Dafür stehen verschiedene Muskeln zur Verfügung.

Zwerchfell

❼ Das Zwerchfell (Diaphragma) ist der wichtigste Atemmuskel. Es ist kuppelförmig zwischen dem Brustbein (Brustbeinteil, Pars

---

- 7 echte Rippen
- 5 falsche Rippen.

Atemmuskulatur:
- Zwerchfell
- Zwischenrippenmuskulatur
- Atemhilfsmuskulatur an Rücken, Hals und Brust.

sternalis), der 7.–12. Rippe (Rippenteil, Pars costalis) und der LWS (Lendenteil, Pars lumbalis) verspannt und bildet eine 3–5 mm dicke Trennwand zwischen Brust- und Bauchraum. Im Zwerchfell befinden sich drei Öffnungen, durch die folgende Strukturen verlaufen:

- ❽ **Hiatus aorticus:** Aorta (☞ 10.1.1), Ductus lymphaticus (☞ 9.6.1)
- **Hiatus oesophageus:** Ösophagus (☞ 7.1.7), N. vagus (☞ 4.2.1), ein Ast des linken N. phrenicus
- **Foramen venae cavae:** V. cava inferior (☞ 10.1.1), ein Ast des rechten N. phrenicus.

❾ ❿ Bei Kontraktion des Zwerchfells senkt sich seine Kuppel nach kaudal. Dies führt zu einer Vergrößerung des Brustraumes. Durch den entstehenden Unterdruck strömt Luft in die Lunge (Einatmung). Bei der Ausatmung findet durch die Erschlaffung des Zwerchfells der entgegengesetzte Bewegungsablauf statt. Dieser Atemtyp wird Zwerchfell- oder Bauchatmung genannt.

Zwischenrippenmuskulatur

❿ An der Rippen- oder Brustatmung sind die Zwischenrippenmuskeln (Interkostalmuskeln) beteiligt. Sie verlaufen im Zwischenrippenraum (Interkostalraum). Je nach Verlauf heben (Mm. intercostales externi) oder senken (Mm. intercostales interni) sie die Rippen. Bei Hebung der Rippen kommt es zu einer Erweiterung des Brustraums und der Lunge und damit zur Einatmung. Bei Senkung der Rippen findet die Ausatmung mit umgekehrtem Bewegungsablauf statt.

Normalerweise wirken Rippen- und Zwerchfellatmung zusammen.

Atemhilfsmuskulatur

Bei verstärkter Atemtätigkeit werden verschiedene Atemhilfsmuskeln eingesetzt. Diese sind am Rücken (Mm. serratus posterior superior und posterior inferior, ☞ Abb. 3.10), am Hals (Mm. scaleni, M. sternocleidomastoideus) und an der Brust (Mm. pectorales major und minor, M. serratus anterior, ☞ Abb. 3.12) vorhanden. Auch die Bauchwandmuskulatur unterstützt den Atemvorgang.

Pflege

Die Atemhilfsmuskulatur wird durch einen aufrechten Oberkörper mit Abstützen der Arme (Kutschersitz) eingesetzt. So wird die Atmung z. B. bei einem Asthmaanfall erleichtert.

Zwerchfell:
- Pars sternalis
- Pars costalis
- Pars lumbalis.

- Mm. intercostales **ex**terni heben die Rippen → **In**spiration
- Mm. intercostales **in**terni senken die Rippen → **Ex**piration.

3.8 Abdomen

Das Abdomen (Bauch) wird durch die Bauchwand und den Lendenabschnitt des Rückens umgeben und beinhaltet die Bauchorgane (☞ 7.2).

3.8.1 Bauchwandmuskulatur

❶ Die Bauchwandmuskulatur schließt den Bauchraum nach ventral und lateral ab. Sie ist für die Spannung der Bauchdecke, z. B. bei der Atmung, oder bei verschiedenen Füllungszuständen des Magen-Darm-Traktes verantwortlich. Weiterhin ist sie an der Bauchpresse (Erhöhung des Druckes im Bauchraum durch Einziehen des Bauches z. B. bei Darm- und Harnblasenentleerung) sowie an der Beugung, Seitwärtsneigung und Drehung des Rumpfes beteiligt. In der Mitte der Bauchwand sind die rechte und linke

Bauchwandmuskulatur:
- 4 platte, übereinanderliegende Muskeln
- Bauchdeckenspannung
- Bauchpresse
- Rumpfbewegungen.

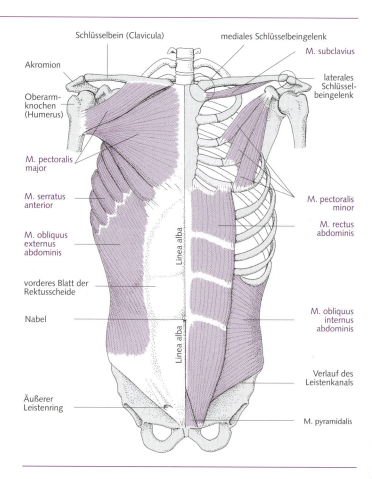

Abb. 3.12 Bauchwandmuskulatur und vordere Schultergürtelmuskulatur, auf der linken Körperseite ist die obere Muskelschicht abgetragen. [A400-190]

Bauchwandhälfte über ein derbes längs verlaufendes Band (**Linea alba**) miteinander verbunden.
Die Bauchwand besteht aus mehreren platten, schichtweise übereinander liegenden Muskeln:

- **M. rectus abdominis** (gerader Bauchmuskel), zieht beidseits vom 5.–7. Rippenknorpel nach kaudal zum Schambein. Er liegt in einer derben Bindegewebshülle, der Rektusscheide. Die Rektusscheide umgibt den Muskel mit einem vorderen und einem hinteren Blatt
- **M. obliquus externus abdominis** (schräger äußerer Bauchmuskel), zieht beidseitig schräg von lateral-oben nach medial-unten und setzt am vorderen Blatt der Rektusscheide an. Er wird unterkreuzt vom
- **M. obliquus internus abdominis** (schräger innerer Bauchmuskel). Dieser zieht beidseitig fächerförmig vom Beckenkamm nach medial und setzt am vorderen und hinteren Blatt der Rektusscheide an
- **M. transversus abdominis** (querer Bauchmuskel) bildet die tiefste Schicht der Bauchwandmuskulatur und verläuft beidseits gürtelförmig von lateral nach medial. Er setzt am hinteren Blatt der Rektusscheide an.

❷ Die Sehnen der Bauchmuskeln sind flächenhaft ausgebreitet. Solche Sehnen werden als **Aponeurosen** bezeichnet.

Rektusscheide: Vorderer und hinterer Anteil.

❓ Übungsfragen

❶ Wie ist die Wirbelsäule aufgebaut?

❷ Aus welchen Strukturen besteht ein Bewegungssegment der Wirbelsäule?

❸ Beschreiben Sie den Aufbau des ersten Wirbelkörpers (Atlas)!

❹ In welchem Anteil der Wirbelsäule findet hauptsächlich die Seitwärtsbewegung statt?

❺ Aus welchen Knochen besteht der knöcherne Thorax?

❻ Was ist eine Halsrippe?

❼ Beschreiben Sie den Aufbau des Zwerchfells!

❽ Welche Strukturen ziehen durch den Hiatus aorticus des Zwerchfells?

❾ Was geschieht bei Kontraktion des Zwerchfells?

❿ Was versteht man unter Brust- und Bauchatmung?

⓫ Wo liegt die Linea alba?

⓬ Was versteht man unter einer Aponeurose?

3 Der Bewegungsapparat

3.9 Schultergürtel

- Schlüsselbein und Schulterblatt
- Gelenkige Verbindung mit Brustbein und Oberarmknochen.

Der Schultergürtel bildet die Verbindung zwischen Rumpf und oberen Extremitäten. Er setzt sich beidseitig zusammen aus:

- **Schlüsselbein** (Clavicula), ein S-förmiger in seinem Verlauf tastbarer Knochen, der über das mediale Schlüsselbeingelenk (Sternoclaviculargelenk) mit dem Brustbein und über das laterale Schlüsselbeingelenk (Akromioclaviculargelenk, Schultereckgelenk) mit dem Schulterblatt verbunden ist
- **Schulterblatt** (Scapula), ein dreieckiger, platter Knochen, an dessen dorsaler Seite die Schulterblattgräte (Spina scapulae) tastbar hervorspringt. Diese endet lateral im Akromion (Schulterhöhe), das mit dem Schlüsselbein über das laterale Schlüsselbeingelenk verbunden ist.

3.9.1 Schultergürtelmuskulatur

Die Schultergürtelmuskulatur fixiert das Schulterblatt an der hinteren Brustwand und bewirkt dessen Drehung sowie dessen Zug

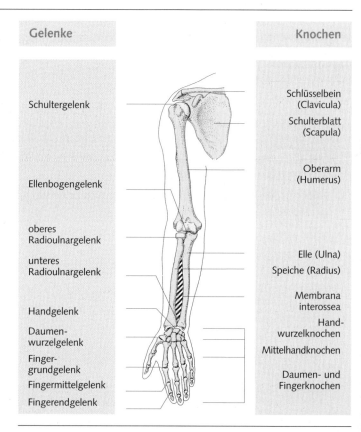

Abb. 3.13 Knochen und Gelenke der oberen Extremität von vorne. [A400-190]

nach kranial und kaudal. Dies ist Voraussetzung für die Bewegung des Oberarms im Schultergelenk. Die Schultergürtelmuskulatur wird eingeteilt in eine:

- **Dorsale** (hintere) **Gruppe** mit
  - M. trapezius (Kapuzenmuskel)
  - Mm. rhomboidei major und minor (großer und kleiner Rautenmuskel)
  - M. levator scapulae (Schulterblattheber)
  - M. serratus anterior (vorderer Sägezahnmuskel)
- **Ventrale** (vordere) **Gruppe** mit
  - M. subclavius (Unterschlüsselbeinmuskel)
  - M. pectoralis minor (kleiner Brustmuskel).

> Ermöglicht Bewegungen des Schulterblattes, sodass der Oberarm im Schultergelenk bewegt werden kann.

3.9.2 Schultergelenk

An der lateralen oberen Ecke des Schulterblattes befindet sich die Schultergelenkspfanne, die zusammen mit dem Kopf des Oberarmknochens das Schultergelenk bildet. Das Schultergelenk ist ein Kugelgelenk und das beweglichste Gelenk des menschlichen Körpers. Es ist von einer Kapsel und der ausgeprägten **Schultermuskulatur** umgeben.

Die Schultermuskulatur entspringt an Schlüsselbein und Schulterblatt und setzt am Oberarmknochen an. So sichert sie die Führung und Stabilität des Gelenkes.

❶ Der Oberarm kann im Schultergelenk in sechs verschiedene Richtungen bewegt werden (☞ Tab. 3.14).

> Das Schultergelenk ist ein Kugelgelenk.

> Die Schultermuskulatur:
> - Schützt das Schultergelenk
> - Ermöglicht Bewegungen des Oberarms in 6 Richtungen.

3.10 Obere Extremitäten

Die oberen Extremitäten sind mit dem Schultergürtel über das Schultergelenk verbunden. Sie bestehen aus **Oberarm, Unterarm** und **Hand**.

3.10.1 Oberarm

Der Oberarm wird vom Oberarmknochen und der Oberarmmuskulatur gebildet. Er ist mit dem Unterarm über das Ellenbogengelenk verbunden.

Oberarmknochen

Der Oberarmknochen (Humerus) ist ein Röhrenknochen, der mit seinem Kopf (Caput humeri) in der Schultergelenkspfanne liegt. Dem Kopf schließt sich der Oberarmschaft (Corpus humeri) an, der mehrere Knochenvorsprünge (Trochanter major

> Oberarmknochen:
> - Caput humeri
> - Corpus humeri
> - Trochanter major und minor
> - Tuberositas deltoidea
> - Trochlea humeri
> - Capitulum humeri
> - Epicondylus medialis und lateralis.

Tab. 3.14 Bewegungen im Schultergelenk.

Bewegungen im Schultergelenk	Beteiligte Muskeln
Abduktion (Abspreizen des Armes vom Körper weg)	M. deltoideus (Deltamuskel, dreieckiger Schultermuskel) M. supraspinatus (Obergrätenmuskel)
Adduktion (Heranziehen des Armes an den Körper)	M. pectoralis major (großer Brustmuskel) M. latissimus dorsi (breiter Rückenmuskel)
Anteversion (Vorwärtsbewegung des Armes)	M. deltoideus (Deltamuskel, dreieckiger Schultermuskel) M. pectoralis major (großer Brustmuskel)
Retroversion (Rückwärtsbewegung des Armes)	M. latissimus dorsi (breiter Rückenmuskel) M. triceps brachii (dreiköpfiger Armmuskel) M. teres major (großer Rundmuskel)
Innenrotation (Einwärtsdrehung des Armes)	M. pectoralis major (großer Brustmuskel) M. subscapularis (Unterschulterblattmuskel)
Außenrotation (Auswärtsdrehung des Armes)	M. infraspinatus (Untergrätenmuskel) M. teres minor (kleiner Rundmuskel) M. deltoideus (Deltamuskel, dreieckiger Schultermuskel)

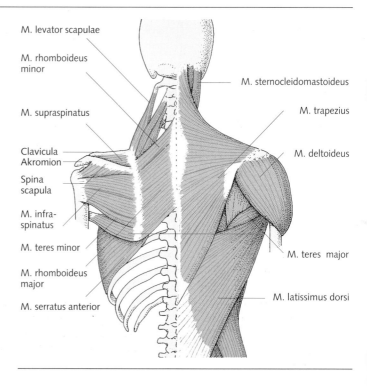

Abb. 3.15 Schultermuskulatur und hintere Schultergürtelmuskulatur, auf der linken Körperseite ist die obere Muskelschicht abgetragen. [A400-190]

und minor, Tuberositas deltoidea) für den Ansatz verschiedener Oberarmmuskeln besitzt. Distal verbreitert sich der Oberarmknochen, um die Gelenkflächen für das Ellenbogengelenk zu bilden. Die medial gelegene Rolle des Oberarms (Trochlea humeri) ist dabei die Gelenkfläche für die Elle, das lateral gelegene Oberarmköpfchen (Capitulum humeri) die für die Speiche. Distal am Oberarmknochen liegen beiderseits außerhalb des Ellenbogengelenks die tastbaren Ellenbogenknorren (Epikondylus medialis und lateralis), an denen verschiedene Unterarmmuskeln entspringen.

Ellenbogengelenk
Das Ellenbogengelenk ist ein kombiniertes **Drehscharniergelenk.** In ihm finden
- **Scharnierbewegungen,** d.h. Beugung (Flexion) und Streckung (Extension) zwischen Oberarmknochen und Elle und Speiche statt sowie
- **Drehbewegungen** (Pronation und Supination) von Elle und Speiche um ihre Längsachse, die den Umwendebewegungen des Unterarms und der Hand entsprechen.

Tab. 3.16 Bewegungen im Ellenbogengelenk mit beteiligten Muskeln.

Bewegungen im Ellenbogengelenk	Beteiligte Muskeln
Flexion (Beugung)	M. biceps (zweiköpfiger Armmuskel) M. brachialis (Armbeuger) M. brachioradialis (Oberarm-Speichen-Muskel)
Extension (Streckung)	M. triceps (dreiköpfiger Armmuskel)

Die Beugemuskulatur verläuft an der ventralen (vorderen) Seite des Oberarms, die Streckmuskulatur an der dorsalen (hinteren) Seite des Oberarms. M. biceps und M. triceps verhalten sich dabei antagonistisch (☞ Abb. 3.4).

10.2 Unterarm

Der Unterarm wird von der Unterarmmuskulatur und den zwei Unterarmknochen gebildet:
- Die medial gelegene **Elle** (Ulna), die proximal über das gut tastbare Olecranon mit dem Oberarmknochen durch ein Gelenk verbunden ist. Ihr Schaft, Corpus ulnae, hat eine dreieckige Form, an den sich der Ellenkopf (Caput ulnae) anschließt. Er bildet mit der Speiche das untere Radioulnargelenk

- Medial: Ulna (Elle)
- Lateral: Radius (Speiche).

Abb. 3.17
Hauptmuskeln der rechten oberen Extremität von hinten. [L190]

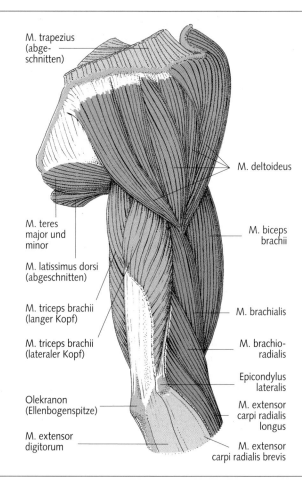

- Die lateral gelegene **Speiche** (Radius), die proximal durch ihren Kopf (Caput radii) mit dem Oberarmknochen und der Elle gelenkig verbunden ist. An den Kopf schließen sich Hals (Collum radii) und Schaft (Corpus radii) an. Distal verbreitert sich die Speiche zum Kontakt mit den Handwurzelknochen.

Die Unterarmknochen (☞ Abb. 3.13) liegen nebeneinander und werden durch eine feste Membran miteinander verbunden (Membrana interossea). Sie bilden miteinander das obere und untere Radioulnargelenk.

Oberes und unteres Radioulnargelenk

Im oberen und unteren Radioulnargelenk (oberes und unteres Speichen-Ellen-Gelenk) erfolgt die Umwendebewegung des Unterarms und der Hand. Dabei wird unterschieden:

Aufgaben:
- Verbindung von Elle und Speiche
- Supination und Pronation von Unterarm u. Hand.

- **Supinationsbewegung** u.a. durch den M. supinator und M. biceps. Die Handinnenfläche wird nach oben gedreht, der Daumen steht lateral
- **Pronationsbewegung** u.a. durch den M. pronator teres und M. pronator quadratus. Die Handinnenfläche wird nach unten gedreht, dabei überkreuzt die Speiche die Elle. Der Daumen steht medial.

Weiterhin bilden Elle und Speiche distal mit den Handwurzelknochen das Handgelenk.

Handgelenk
Im Handgelenk finden folgende Bewegungen statt:
- **Beugung** in Richtung Handinnenfläche. Die Beugemuskulatur hat ihren Ursprung am medialen Oberarmknorren, zieht mit ihren langen Sehnen über das Handgelenk hinweg und setzt in der Hohlhand an den Hand- und Fingerknochen an. Beuger im Handgelenk sind:
    - Mm. flexor carpi radialis und ulnaris (radialer und ulnarer Handbeuger)
    - M. palmaris longus (langer Hohlhandmuskel), dessen Sehne sich in der Hohlhand fächerförmig zur **Palmaraponeurose** ausbreitet
- **Streckung** in Richtung Handrücken. Die Streckmuskulatur entspringt am lateralen Oberarmknorren. Ihre Sehnen ziehen über das Handgelenk hinweg und setzen dorsal an den Mittelhandknochen an. Strecker im Handgelenk sind:
    - Mm. extensor carpi radialis longus und brevis (langer und kurzer radialer Handstrecker)
    - M. extensor carpi ulnaris (ulnarer Handstrecker)

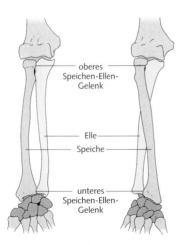

Abb. 3.18 Supination (links) und Pronation (rechts) im oberen und unteren Radioulnargelenk. [L190]

- **Radialabduktion** und **Ulnaradduktion** als Seitwärtsbewegung der Hand nach radial zur Daumenseite bzw. nach ulnar zur Kleinfingerseite durch einen Teil der bereits genannten Unterarmmuskeln.

3.10.3 Hand

- 8 Handwurzelknochen
- Mittelhandknochen
- Fingerknochen.

Die Hand besteht aus den Handwurzel-, Mittelhand- und Fingerknochen sowie der Handmuskulatur.

Die Handwurzel setzt sich aus jeweils vier hintereinander liegenden **Handwurzelknochen** (Ossa carpi) zusammen. In der proximalen Reihe sind dies von radial nach ulnar:
- Kahnbein (Os scaphoideum)
- Mondbein (Os lunatum)
- Dreiecksbein (Os triquetrum)
- Erbsenbein (Os pisiforme).

❷ In der distalen Reihe von radial nach ulnar:
- Großes Vieleckbein (Os trapezium)
- Kleines Vieleckbein (Os trapezoideum)
- Kopfbein (Os capitatum)
- Hakenbein (Os hamatum).

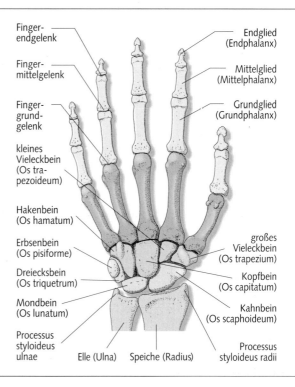

Abb. 3.19
Rechtes Handskelett (Handinnenfläche).
[L190]

Die distalen Handwurzelknochen sind mit den **Mittelhandknochen** über straffe Bänder verbunden, sodass in diesen Gelenken praktisch keine Bewegungen möglich sind. Lediglich der Mittelhandknochen des Daumens bildet ein Sattelgelenk mit dem großen Vieleckbein (Daumengrundgelenk), so dass der Daumen den anderen Fingern, z. B. beim Greifen, gegenüber gestellt werden kann.

Den fünf Mittelhandknochen folgen die Finger, die aus drei (beim Daumen aus zwei) Fingergliedern, den **Grund-, Mittel-** und **Endphalangen**, bestehen. Mittelhandknochen und Grundphalanx sind jeweils über ein Kugelgelenk, dem Fingergrundgelenk, miteinander verbunden. Aufgrund der Bänder- und Muskelführung können die Finger in diesen Gelenke jedoch nur gebeugt, gestreckt, gespreizt und zusammengeführt werden. Zwischen den übrigen Fingergliedern bestehen Scharniergelenke: Fingermittelgelenk und Fingerendgelenk.

Handmuskulatur

Die Finger werden über die Handmuskulatur bewegt. Sie wird eingeteilt in:
- **Lange Fingermuskeln,** die ihren Ursprung am Unterarm haben. Lediglich ihre Sehnen ziehen über das Handgelenk hinweg und setzen an den Fingergliedern an. Zu den langen Fingerbeugern gehören u. a. Mm. flexor digitorum superficialis und profundus (oberflächlicher und tiefer Fingerbeuger)
- **Kurze Fingermuskeln** (Mm. lumbricales, Mm. interossei palmares und dorsales). Sie entspringen medial und lateral an den Mittelhandknochen und setzen dorsal an den Fingergliedern an. Sie spreizen die Finger, beugen sie im Grundgelenk und strecken sie in den Mittel- und Endgelenken.

Daneben gibt es noch die kurzen Muskeln des Daumenballens und des Kleinfingerballens, die jeweils den Daumen bzw. kleinen Finger bewegen.

Sehnenscheiden der Hand

Die Sehnen der langen Fingermuskeln werden im Bereich des Handgelenks durch querverlaufende Bänder in ihrer Position gehalten. Zu ihnen gehören das **Retinaculum flexorum,** das mit der Handwurzel den **Karpaltunnel** bildet, und das **Retinaculum extensorum.** Damit sich die Sehnen bei den Fingerbewegungen ohne Reibung gegeneinander verschieben können, sind sie jeweils von Sehnenscheiden umgeben.

Pflege

Die Hände besitzen unendlich viele Bewegungsmöglichkeiten. Die Fingerfertigkeit und intakte Funktion der Hände ist wichtig

---

Daumenwurzelgelenk als Sattelgelenk aus
- Mittelhandknochen des Daumens
- Großem Vieleck.

- Fingergrundgelenke sind Kugelgelenke
- Zwischen den Fingergliedern sind Scharniergelenke.

Sehnen der langen Fingermuskeln:
- Sind von Sehnenscheiden umgeben
- Retinacula fixieren sie am Handgelenk.

für die Eigenständigkeit bei vielen Aktivitäten des täglichen Lebens. Durch Ruhigstellung der Hand, z.B. durch einen Gips oder eine liegende Venenverweilkanüle, ist der Patient eingeschränkt.

3.11 Becken

Das Becken (Pelvis) ist über die Sakroiliakalgelenke mit der Wirbelsäule und über die Hüftgelenke mit den unteren Extremitäten verbunden. An ihm sind Teile der Hüft-, Oberschenkel- und Beckenbodenmuskulatur befestigt.

3.11.1 Knöchernes Becken

Beckenring:
- 2 Hüftbeinknochen
- Kreuzbein.

Symphyse verbindet die Hüftbeine.

Sakroiliakalgelenke verbinden Hüftbeine und Kreuzbein.

Hüftbein:
- Os ilium
- Os ischii
- Os pubis.

Das knöcherne Becken wird von den beiden **Hüftbeinknochen** (Ossa coxae) gebildet, die ventral durch die etwa 1 cm breite knorpelige **Symphyse** (Schambeinfuge) fest miteinander verbunden sind. Dorsal wird das Becken durch das Kreuzbein zu einem Ring, dem **Beckenring**, vervollständigt. Das Kreuzbein ist durch die straffen, nahezu unbeweglichen **Sakroiliakalgelenke** (Kreuzbein-Darmbeingelenke) mit den beiden Hüftbeinen verbunden.

Die Hüftbeine bestehen aus jeweils drei miteinander verschmolzenen Knochen: dem **Darmbein** (Os Ilium), dem **Sitzbein** (Os ischii) und dem **Schambein** (Os pubis). Am Darmbein können der vordere obere und der hintere obere Darmbeinstachel (Spina iliaca anterior superior und posterior superior) getastet werden. Diese beiden Knochenvorsprünge verbinden den Darmbeinkamm (Crista iliaca), der für die ventrogluteale Injektion (in die Gesäßmuskulatur) einen wichtigen Bezugspunkt darstellt.

3.11.2 Beckenboden

- Platte aus Muskeln und Bändern
- Verschließt den Beckenring nach kaudal
- Lässt Harnröhre, Enddarm und Geschlechtsorgane hindurchtreten.

Der Beckengürtel kann auch als ein knöcherner Trichter beschrieben werden, in dem Teile des Darms, die Harnblase und die inneren Geschlechtsorgane liegen. Nach kaudal wird dieser Trichter durch eine Platte aus Muskeln und Bändern, den Beckenboden, verschlossen, auf der das Gewicht der inneren Organe lastet.

Der wichtigste Muskel des Beckenbodens ist der M. levator ani (Afterhebermuskel). Er verschließt nahezu den gesamten Beckenring nach kaudal. Lediglich symphysennah findet sich eine Aussparung, der Levatorspalt, durch den Harnröhre und Geschlechtsorgane nach außen treten. Für den Durchtritt des Enddarms bildet der M. levator ani eine separate muskuläre Schlinge.

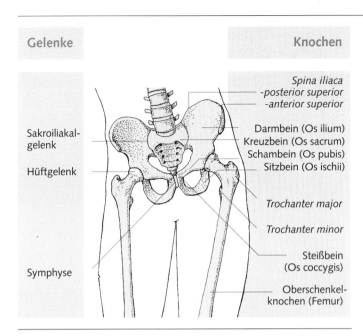

Abb. 3.20
Beckengürtel von vorne. [A400-190]

 Pflege
Eine Schwäche der Beckenbodenmuskulatur, z. B. nach Geburten oder bei starkem Übergewicht, kann bei Frauen zum Tiefertreten der Geschlechtsorgane mit nachfolgender Harninkontinenz führen.

11.3 Hüftgelenk

Über das Hüftgelenk ist das Becken mit den unteren Extremitäten verbunden. Die **Hüftgelenkspfanne** (Acetabulum) wird jeweils gemeinsam von Darmbein, Sitzbein sowie Schambein gebildet und nimmt den Kopf des Oberschenkelknochens auf. Das Hüftgelenk ist ein Kugelgelenk, das in sechs verschiedene Richtungen bewegt werden kann. Für diese Bewegungen sind Hüft- und Oberschenkelmuskulatur zuständig.

Besteht aus:
- Hüftgelenkspfanne
- Kopf des Oberschenkelknochens.

11.4 Hüftmuskulatur

❸ Die Hüftmuskulatur wird für die Bewegung im Hüftgelenk, die Stabilisierung des Beckens und Haltungsänderung des Rumpfes benötigt. Sie wird unterteilt in:
- **Innere Hüftmuskulatur,** die an der inneren Beckenwand entspringt
- **Äußere Hüftmuskulatur,** die an der äußeren Beckenwand entspringt.

Abb. 3.21
Hüft- und Oberschenkelmuskulatur von medial.
[A400-190]

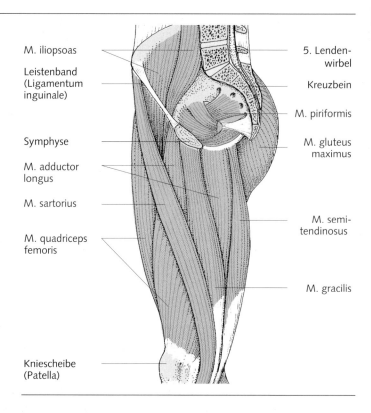

 Pflege
Bei der ventroglutealen Injektion wird das zu applizierende Medikament in den M. gluteus maximus injiziert.

3.12 Untere Extremitäten

Die unteren Extremitäten sind über das Hüftgelenk mit dem Becken verbunden. Genau wie die oberen Extremitäten bestehen sie aus drei Abschnitten: dem **Oberschenkel,** dem **Unterschenkel** und dem **Fuß.**

3.12.1 Oberschenkel

Der Oberschenkel wird vom Oberschenkelknochen und der Oberschenkelmuskulatur gebildet und ist mit dem Unterschenkel über das Kniegelenk verbunden.

Tab. 3.22 Bewegungen im Hüftgelenk mit verantwortlichen Muskeln.

Bewegungen im Hüftgelenk	Beteiligte Muskeln
Flexion (Beugung, der Oberschenkel wird in Richtung Bauch angehoben)	M. iliopsoas (Darmbein-Lenden-Muskel) M. rectus femoris (gerader Oberschenkelmuskel) M. quadriceps femoris (vierköpfiger Oberschenkelmuskel) M. sartorius (Schneidermuskel) M. tensor fasciae latae (Schenkelbindenspanner)
Extension (Streckung, der Oberschenkel wird nach hinten gestreckt)	M. gluteus maximus (großer Gesäßmuskel) Ischiokrurale Muskeln (Sitzbein-Unterschenkel-Muskeln)
Abduktion (der Oberschenkel wird nach lateral abgespreizt)	M. gluteus medius (kleiner Gesäßmuskel) M. gluteus minimus (kleinster Gesäßmuskel)
Adduktion (Heranführen des Oberschenkels nach medial in Richtung des anderen Oberschenkels)	M. adductor magnus (großer Oberschenkelanzieher) M. adductor brevis (kleiner Oberschenkelanzieher) M. adductor longus (langer Oberschenkelanzieher) M. gracilis (Schlankmuskel)
Innenrotation (Innendrehung des Oberschenkels)	M. gluteus medius (kleiner Gesäßmuskel) M. gluteus minimus (kleinster Gesäßmuskel)
Außenrotation (Außendrehung des Oberschenkels)	M. piriformis (birnenförmiger Muskel) M. obturatorius internus (innerer Hüftlochmuskel) M. obturatorius externus (äußerer Hüftlochmuskel) Mm. gemelli (Zwillingsmuskeln) M. quadratus femoris (viereckiger Oberschenkelmuskel)

Oberschenkelknochen

Der Oberschenkelknochen (Femur) ist der längste und schwerste Knochen des Körpers. Er ist ein Röhrenknochen, der mit seinem Kopf (Caput femoris) in der Hüftgelenkspfanne liegt. Über den Schenkelhals (Collum femoris) ist er mit dem Oberschenkelschaft (Corpus femoris) verbunden, der mehrere Knochenvorwölbungen (Trochanter major und minor) für den Ansatz verschiedener Hüftmuskeln besitzt. Distal verbreitert sich der Oberschenkelknochen und bildet ähnlich wie der Oberarmknochen medial und lateral je einen Oberschenkelknorren (Epikondylus medialis und lateralis). Diese bilden mit dem Schienbein und der Kniescheibe das Kniegelenk.

Er besteht aus:
- Caput femoris
- Collum femoris
- Corpus femoris
- Trochanter major und minor
- Epicondylus medialis u. lateralis.

Kniegelenk

Das Kniegelenk wird von den zwei Oberschenkelknorren und dem Kopf des Schienbeinknochens gebildet. Dazwischen liegen der knorpelige **Außen-** und **Innenmeniskus,** die sich bei

Knöcherne Anteile:
- Epikondylen des Femur
- Tibiakopf
- Patella.

Bewegungen des Kniegelenks verformen und auf das Knie wirkende Belastungen ausgleichen. Außerdem ist am Kniegelenk die **Kniescheibe** (Patella) beteiligt. Sie gleitet bei Bewegungen im Gelenk auf den beiden Oberschenkelknorren nach oben und unten.

Das Kniegelenk ist ein kombiniertes Drehscharniergelenk, in dem folgende Bewegungen möglich sind:
- Beugung und Streckung
- Innen- und Außenrotation, die jedoch nur in Beugestellung des Knies ausgeführt werden können.

Stabilisierung des Kniegelenkes:
- Kapsel
- Kreuzbänder
- Seitenbänder.

Das Gelenk wird von einer Kapsel umgeben und durch kräftige Bänder gesichert. Innerhalb des Gelenks liegen neben den beiden Menisken das **vordere** und das **hintere Kreuzband,** die Oberschenkelknorren und Schienbein zusammenhalten. Außerhalb des Gelenks liegen das **mediale** und das **laterale Seitenband,** die das Gelenk stabilisieren. Darüber hinaus wird das Kniegelenk durch die Endsehnen der Oberschenkelmuskulatur gesichert.

Besonderheiten beim Kind

Bis zum Alter von 18 bis 24 Monaten haben Kinder O-Beine (Genu varum) und laufen breitbeinig.

Oberschenkelmuskulatur

❹ Die Oberschenkelmuskulatur wird eingeteilt in:
- **Streckmuskulatur** (Extensoren), die auf der Vorderseite des Oberschenkels liegt und im Kniegelenk streckt
- **Beugemuskulatur** (Flexoren), die auf der Rückseite des Oberschenkels liegt und im Kniegelenk beugt.

Tab. 3.23 Bewegungen im Kniegelenk mit beteiligten Muskeln.

Bewegungen im Kniegelenk	Beteiligte Muskeln
Flexion (Beugung)	M. biceps femoris (zweiköpfiger Oberschenkelmuskel) M. semitendinosus (Halbsehnenmuskel) M. semimembranosus (Plattensehnenmuskel)
Extension (Streckung)	M. quadriceps femoris (dreiköpfiger Oberschenkelmuskel)
Innenrotation im gebeugten Kniegelenk	M. semimembranosus (Plattensehnenmuskel)
Außenrotation im gebeugten Kniegelenk	M. semitendinosus (Halbsehnenmuskel)

Pflege
Die physiologische Stellung des Kniegelenkes ist leicht gebeugt. Um eine Überstreckung des Gelenkes zu vermeiden, müssen in Rückenlage die Knie mit entsprechenden Lagerungsmitteln unterstützt werden.

12.2 Unterschenkel

Der Unterschenkel wird von zwei nebeneinander liegenden Röhrenknochen gebildet, die von der Unterschenkelmuskulatur umgeben sind:
- ❺ **Schienbein** (Tibia), das der kräftigere der beiden Unterschenkelknochen ist. Sein Kopf (Caput tibiae) besteht aus zwei Gelenkknorren (Condylus medialis und lateralis), die mit dem Oberschenkelknochen ein Gelenk bilden. Der sich anschließende Schaft (Corpus tibiae) hat eine dreieckige Form, dessen vordere Kante gut durch die Haut getastet werden kann. Am distalen Ende des Schienbeins lässt sich ein Knochenvorsprung tasten, der den Innenknöchel (Malleolus medialis) bildet. Er ist am oberen Sprunggelenk beteiligt
- **Wadenbein** (Fibula), das lateral vom Schienbein liegt und mit seinem Kopf (Caput fibulae) ein Gelenk mit dessen lateralem Gelenkknorren bildet. Das distale Ende des Wadenbeins ist verbreitert und als Außenknöchel (Malleolus lateralis) durch die Haut zu tasten. Er ist am oberen Sprunggelenk beteiligt. Außen- und Innenknöchel bilden die **Malleolengabel**.

Ebenso wie die Unterarmknochen sind auch Schien- und Wadenbein durch eine feste Membran (**Membrana interossea**) miteinander verbunden.

Sprunggelenk
Das Sprunggelenk setzt sich zusammen aus:
- **Oberem Sprunggelenk** zwischen Malleolengabel und dem Sprungbein der Fußwurzel (s. u.). In diesem Gelenk ist das Heben (Dorsalextension) und Senken (Plantarflexion) der Fußspitze möglich
- **Unterem Sprunggelenk** zwischen Sprungbein, Fersenbein und Kahnbein der Fußwurzel. In diesem Gelenk ist das Heben des medialen (Supination) und des lateralen Fußrandes (Pronation) möglich.

❻ ❼ Oberes und unteres Sprunggelenk bilden eine funktionelle Einheit. Zahlreiche lateral und medial gelegene Bänder verbinden die Malleolengabel mit den Fußwurzelknochen. Hierzu zählen auf der medialen Seite das Ligamentum deltoideum, auf der late-

---

Tibia:
- Caput tibiae
- Condylus medialis und lateralis
- Corpus tibiae
- Malleolus medialis.

Fibula:
- Caput fibulae
- Malleolus lateralis.

- Oberes Sprunggelenk: Dorsalextension und Plantarflexion
- Unteres Sprunggelenk: Supination und Pronation.

Bänder:
- Ligamentum deltoideum
- Ligamentum talofibulare anterius und posterius

- Ligamentum calcaneofibulare.

ralen Seite die Ligamenti talofibulare anterius und posterius und das Ligamantum calcaneofibulare. Zwischen Talus und Calcaneus spannt sich das Ligamentum talocalcaneare aus.

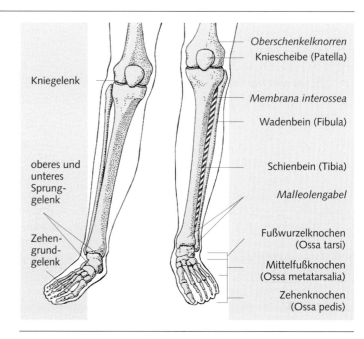

Abb. 3.24 Knochen des Unterschenkels und des Fußes. [A400-190]

Tab. 3.25 Bewegungen im Sprunggelenk mit beteiligten Muskeln.

Bewegungen im Sprunggelenk	Beteiligte Muskeln
Plantarflexion (Beugung zur Fußsohle)	M. fibularis longus (langer Wadenbeinmuskel) M. fibularis brevis (kurzer Wadenbeinmuskel) M. gastrocnemius (Zwillingsmuskel) M. soleus (Schollenmuskel) M. tibialis posterior (hinterer Schienbeinmuskel) M. flexor hallucis longus (langer Großzehenbeuger) M. flexor digitorum longus (langer Zehenbeuger)
Dorsalextension (Streckung zum Fußrücken)	M. tibialis anterior (vorderer Schienbeinmuskel) M. extensor digitorum longus (langer Zehenstrecker) M. extensor hallucis longus (langer Großzehenstrecker)
Supination (Heben des medialen Fußrandes)	M. gastrocnemius (Zwillingsmuskel) M. soleus (Schollenmuskel) M. tibialis anterior (vorderer Schienbeinmuskel)
Pronation (Heben des lateralen Fußrandes)	M. peroneus longus (langer Wadenbeinmuskel) M. peroneus brevis (kurzer Wadenbeinmuskel)

Unterschenkelmuskulatur

Die Unterschenkelmuskulatur bewegt den Fuß im Sprunggelenk sowie die Zehen in den Zehengelenken. Sie entspringt an den Unterschenkelknochen und setzt an den Fuß- und Zehenknochen an.

 Pflege

Die Kontraktion der Wadenmuskulatur dient als Venenpumpe. Diese unterstützt den venösen Rückfluss zum Herzen und ist somit ein wichtiger Teil der Thromboseprophylaxe.

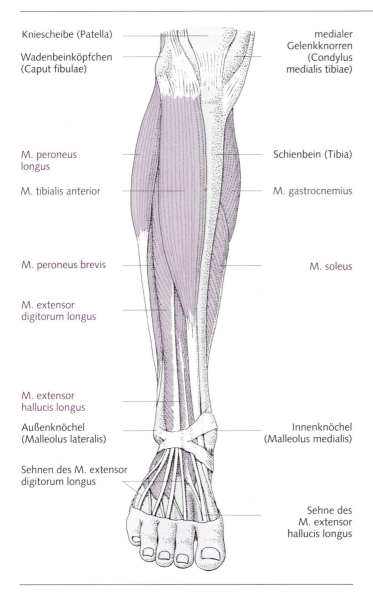

Abb. 3.26 Unterschenkelmuskulatur von vorne. [A400-190]

3.12.3 Fuß

- 7 Fußwurzelknochen
- Mittelfußknochen
- Zehenknochen.

Der Fuß (Pes) setzt sich ähnlich wie die Hand aus drei knöchernen Abschnitten zusammen:
- **Fußwurzelknochen** (Ossa tarsi):
  – Proximale Gruppe: Sprungbein (Talus), Fersenbein (Calcaneus)
  – Distale Gruppe: Kahnbein (Os naviculare), drei Keilbeine (Ossa cuneiformia) und Würfelbein (Os cuboideum)
- **Mittelfußknochen** (Ossa metatarsalia I–V)
- **Zehenknochen** (Ossa pedis) aus drei (bei der Großzehe aus zwei) Gliedern: den Grund-, Mittel- und Endphalangen.

Zwischen Mittelfuß- und Zehenknochen liegen die **Zehengrundgelenke** (Kugelgelenke). In diesen Gelenken lassen sich die Zehen krümmen und wieder strecken (Flexion, Extension), spreizen und wieder heranführen (Abduktion, Adduktion).

Fußmuskulatur
Neben der Muskulatur des Unterschenkels sind auch die **kurzen Fußmuskeln** an der Bewegung der Zehen beteiligt. Sie werden unterteilt in die:
- Muskeln des Fußrückens, die die Zehen strecken

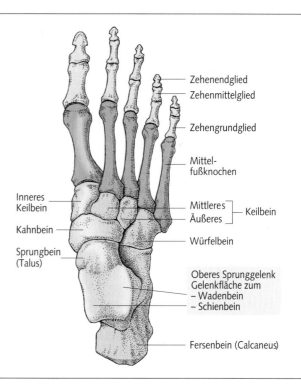

Abb. 3.27
Fußskelett von oben mit oberem Sprunggelenk. [L190]

- Muskeln der Fußsohle, die die Zehen beugen und an der Verspannung des Fußlängsgewölbes beteiligt sind.

Fußgewölbe

Die Knochen des Fußes bilden eine typische Gewölbekonstruktion, bestehend aus einem **Längs-** und einem **Querbogen.** Diese Bögen werden mit Hilfe straffer Bänder, den Endsehnen der Unterschenkelmuskulatur und der Fußmuskulatur verspannt. Sie haben beim Gehen eine dämpfende Federwirkung.

Längs- u. Querbogen sind durch Bänder, Sehnen und Muskeln verspannt.

Pflege

Die Ferse ist ein dekubitusgefährdeter Bereich. Deshalb müssen die Fersen bei bettlägerigen Patienten regelmäßig inspiziert und zur Prophylaxe entsprechend gelagert werden.

? Übungsfragen

❶ Welche Aufgabe erfüllt der Deltamuskel (M. deltoideus)?

❷ Wie heißt der dritte Knochen in der distalen Reihe der Handwurzelknochen?

❸ Nennen Sie Beugemuskeln des Hüftgelenkes!

❹ Durch welchen Muskel wird der Unterschenkel im Knie gestreckt?

❺ Beschreiben Sie den Aufbau des Schienbeins!

❻ Welche Bänder sind am Sprunggelenk beteiligt?

❼ Wo liegen das Ligamentum deltoideum und das Ligamentum calcaneofibulare?

4 Das Nervensystem

Das gesamte Nervensystem wird in das zentrale und das periphere Nervensystem unterteilt.

4.1 Zentrales Nervensystem

Aufgaben:
- Koordination von Organfunktionen
- Verarbeitung von Informationen
- Sprache, Denken, Gefühle
- Ich-Bewusstsein.

❶ Zum zentralen Nervensystem (**ZNS**) gehören Gehirn und Rückenmark. Es lässt sich mit einer übergeordneten Kontrollinstanz vergleichen, die Organfunktionen koordiniert, Informationen aus der Umwelt aufnimmt, verarbeitet und daraufhin sinnvolle Reaktionen einleitet. Ohne das hoch entwickelte ZNS des Menschen sind wesentliche Funktionen wie Sprache, Denken, Gefühlsempfindungen, das Ich-Bewusstsein und ethische Wertvorstellungen nicht möglich.

Weiße und graue Substanz

Nervengewebe:
- Graue Substanz
- Weiße Substanz.

❷ Makroskopisch unterscheidet man im Nervensystem weiß erscheinende von grau erscheinenden Abschnitten. Diese Abschnitte werden als weiße bzw. als graue Substanz bezeichnet. Sie sind beide aus Nervengewebe (☞ 2.4) aufgebaut:
- Die **graue Substanz** besteht aus Nervenzellkörpern. Diese bilden die Kerne und Rindenfelder des Gehirns (z.B. Basalganglien, Formatio reticularis, Großhirnrinde). Im Rückenmark liegt die graue Substanz schmetterlingsförmig im Inneren vor
- Die **weiße Substanz** besteht aus in Bündeln verlaufenden markhaltigen Nervenfasern, die im Gehirn als Bahnen (Tractus) bezeichnet werden. Sie verbinden die verschiedenen Hirnabschnitte, die aus Kernen und Rindenfeldern bestehen. Im Rückenmark umgibt sie die graue Substanz.

Im Folgenden werden die einzelnen Hirnabschnitte mit ihren Funktionen besprochen:
- Großhirn oder Endhirn (Telencephalon)
- Zwischenhirn (Diencephalon)
- Mittelhirn (Mesencephalon)
- Rautenhirn (Rhombencephalon)
- Kleinhirn (Cerebellum).

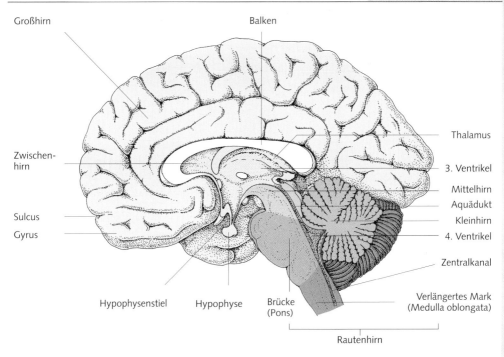

Abb. 4.1 Das Gehirn im Längsschnitt. [A400-190]

4.1.1 Endhirn

Das Endhirn (Großhirn, Telencephalon) stellt den größten Abschnitt des menschlichen Gehirns dar. Es besteht aus den **Endhirnkernen,** die teilweise zu den Basalganglien (s. u.) zählen, aus der **Großhirnrinde** (Cortex cerebri) und der unterhalb der Rinde gelegenen weißen Substanz, die einige große **Faserbahnen** enthält.

Telencephalon:
- Großhirnkerne
- Großhirnrinde
- Faserbahnen.

Großhirnrinde

❸ Die Großhirnrinde besteht aus einer dünnen Zellschicht. Durch Faltungen in zahlreiche Furchen (Sulci) und Windungen (Gyri) erhält sie eine vergrößerte Oberfläche. Eine große Längsfurche (Fissura longitudinalis) teilt das Endhirn in die **rechte** und **linke Hemisphäre** (Gehirnhälfte). Die beiden Hemisphären sind lediglich in der Tiefe durch ein querverlaufendes Fasersystem, den **Balken,** miteinander verbunden. Durch weitere Furchen werden die beiden Hemisphären anatomisch in je fünf Lappen untergliedert:
- **Stirnlappen** (Lobus frontalis), der durch die Zentralfurche (Sulcus centralis) getrennt wird vom

Hemisphären:
- Durch Balken verbunden
- In je fünf Lappen gegliedert.

Abb. 4.2
Anatomische Einteilung der Großhirnrinde (Seitenansicht).
[A400-190]

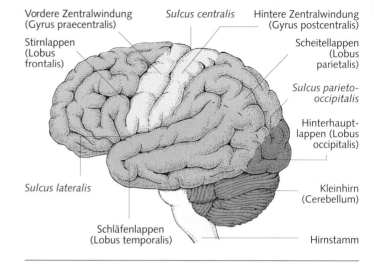

Großhirnrinde:
- Motorische Rindenfelder
- Sensorische Rindenfelder.

- **Scheitellappen** (Lobus parietalis). Dieser wird durch die Scheitel-Hinterhauptfurche (Sulcus parieto-occipitalis) getrennt vom
- **Hinterhauptlappen** (Lobus occipitalis)
- **Schläfenlappen** (Lobus temporalis), der durch die seitliche Großhirnfurche (Sulcus lateralis) vom Scheitellappen getrennt wird
- **Insellappen** (Lobus insularis, ☞ Abb. 4.4), der in der Tiefe der seitlichen Großhirnfurche liegt.

Nach ihrer Funktion kann die Großhirnrinde in verschiedene **Rindenfelder** eingeteilt werden, die motorische oder sensorische Aufgaben erfüllen:
- Die **primär sensorischen Rindenfelder** verarbeiten Informationen der Berührungsempfindung, des Schmerzes, des Sehens, des Hörens u.a. Diese Informationen werden als eine Folge von Aktionspotenzialen (☞ 2.4.2) über verschiedene aufsteigende Nervenbahnen von den Rezeptoren in Haut, Muskeln, Gelenken, Auge, Ohr oder inneren Organen zum primären sensorischen Rindenfeld geleitet und dort in eine bewusste Empfindung umgesetzt. Zu den primär sensorischen Rindenfelder gehören:
  - Primäres somatosensorisches Rindenfeld (hintere Zentralwindung, Gyrus postcentralis): Hier sind die Körperregionen entsprechend ihrer Rezeptorendichte repräsentiert (Homunculus)
  - Primäres Sehfeld im Hinterhauptlappen
  - Primäres Hörfeld im oberen Schläfenlappen.

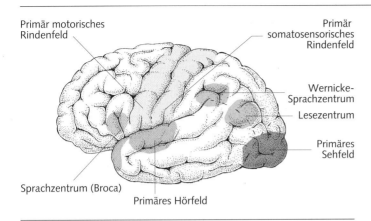

Abb. 4.3 Funktionelle Einteilung der Großhirnrinde (Seitenansicht). [A400-190]

Die primär sensorischen Rindenfelder stehen in Verbindung mit dem
- **Sekundären sensorischen Rindenfeld.** Hier sind Erfahrungen über frühere sensorische Empfindungen wie z. B. die Berührungsempfindungen gespeichert. Diese können mit den im primären sensorischen Rindenfeld neu eintreffenden Sinneseindrücken verglichen und dann gedeutet werden
- ❹ Das **primär motorische Rindenfeld** (vordere Zentralwindung, Gyrus praecentralis) steuert die bewussten Bewegungen. Dabei ist jede Körperregion in Form eines Homunculus auf einem Abschnitt der Großhirnrinde repräsentiert. Von hier verläuft die Pyramidenbahn bis in das Rückenmark
- Das **sekundäre motorische Rindenfeld** leitet Informationen über früher erlernte Bewegungsabläufe zum primären motorischen Rindenfeld (Planung einer Bewegung)
- **Assoziationsfelder:** Zusammenfassende Rindenfelder, in denen z. B. sensorische Informationen mit motorischen Informationen verknüpft werden, z. B. Wernicke-Sprachzentrum.

Faserbahnen der weißen Substanz

Unter der Großhirnrinde liegt als weiße Substanz eine Schicht aus vielen **Faserbahnen,** die die Rindenfelder sowohl untereinander als auch mit anderen Zentren des Nervensystems verbindet. Es werden unterschieden:
- Assoziationsbahnen
- Komissurenbahnen
- Projektionsbahnen.

Eine dieser Bahnen ist die Pyramidenbahn.

Pyramidenbahn

❺ Die Pyramidenbahn leitet die Signale für die bewussten willkürlichen Bewegungen vom primären motorischen Rindenfeld zur Skelettmuskulatur. Die Zellkörper der Pyramidenbahn liegen im primären motorischen Rindenfeld. Von hier ziehen die Axone der Nervenzellen durch die Capsula interna, durch das Mittelhirn, die Brücke und das verlängerte Mark. Am Übergang zum Rückenmark kreuzt der Großteil der Axone auf die Gegenseite. Im Rückenmark stehen sie über Synapsen mit Nervenzellkörpern in Verbindung, die mit ihren Axonen an der Skelettmuskulatur enden.

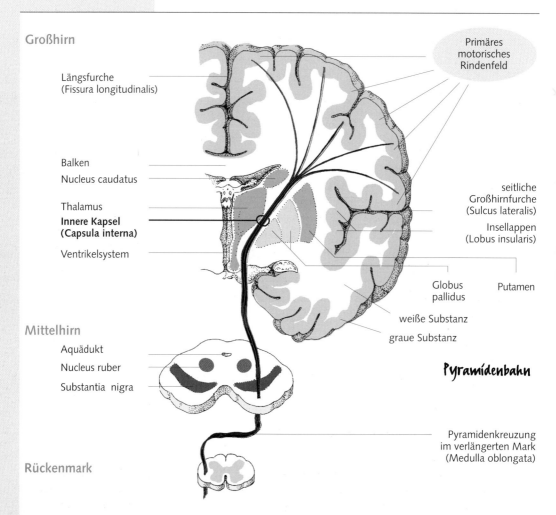

Abb. 4.4 Gehirn- und Rückenmarkquerschnitt mit Verlauf der Pyramidenbahn. [A400-190]

4.1.2 Basalganglien

Eingelagert in die weiße Substanz befinden sich die Basalganglien (Stammganglien). Zu ihnen gehören:
- Kerne des Endhirns: **Putamen** (Schalenkern) und **Nucleus caudatus** (Schweifkern). Sie bilden zusammen das **Corpus striatum** (kurz: Striatum)
- Kerne des Zwischenhirns: **Globus pallidus** (bleicher Körper) und **Nucleus subthalamicus**
- Kerne des Mittelhirns: **Substantia nigra** (schwarze Substanz) und **Nucleus ruber** (roter Kern, ☞ 4.1.4).

Sie liegen in der Tiefe des Gehirns. Ihre Aufgabe besteht in der Koordination von Bewegungsabläufen und deren Schnelligkeit. Hierzu erhalten die Basalganglien Informationen von fast allen Teilen der Großhirnrinde und leiten diese modifiziert an die Großhirnrinde zurück.

Aufgabe: Koordination von Bewegungsabläufen.

4.1.3 Zwischenhirn

❸ Das Zwischenhirn (Diencephalon) liegt zwischen Endhirn und Mittelhirn. Wichtige Strukturen sind **Thalamus** sowie **Hypothalamus** mit **Hypophyse**.

Thalamus

Für die Weiterleitung und Verarbeitung sensorischer Informationen aus der Umwelt oder der Innenwelt des Körpers nimmt der Thalamus eine Schlüsselrolle ein. Alle Signale müssen den Thalamus passieren (Ausnahme: Geruchssinn), bevor sie die Großhirnrinde erreichen und dort zu einer bewussten Empfindung verarbeitet werden. Damit die Großhirnrinde nicht mit Informationen überflutet wird, wirkt der Thalamus wie ein Filter, den nur für den Gesamtorganismus bedeutsame Informationen passieren können. Aus diesem Grund wird der Thalamus auch »*Tor zum Bewusstsein*« genannt.
Daneben übermittelt er die Wirkung von Kleinhirn und Basalganglien auf motorische Rindenfelder.

Filter als Schutz der Großhirnrinde vor Reizüberflutung.

Hypothalamus und Hypophyse

Hypothalamus
Der Hypothalamus liegt an der Basis des Zwischenhirns. Er ist ein übergeordnetes Regulationszentrum, das auf folgende Systeme Einfluss nimmt:
- Hormonhaushalt
- Konstanthaltung der Körpertemperatur

Übergeordnetes Regulationszentrum mit Einfluss auf zahlreiche Körperfunktionen.

- Flüssigkeitshaushalt
- Kreislauffunktion
- Nahrungsaufnahme (Durst, Hunger, Sattheit) und Energiehaushalt
- Entstehung von Gefühlen (z. B. Aggressionen, Angst, Lust)
- Fortpflanzung
- Schlaf.

Hypophyse

Die Hypophyse (Hirnanhangsdrüse) ist über den Hypophysenstiel eng mit dem Hypothalamus verbunden. Sie wird in einen Vorderlappen und einen Hinterlappen unterteilt. Beide üben eine wichtige Funktion für die Regulation des Hormonhaushalts aus (☞ 8.1).

Unterteilt in:
- Vorderlappen
- Hinterlappen.

Regulation des Hormonhaushaltes.

4.1.4 Mittelhirn

Das Mittelhirn (Mesencephalon) ist ein ca. 1,5 cm langer Abschnitt zwischen Zwischenhirn und Rautenhirn. Wichtige Strukturen des Mittelhirns sind:

- **Vierhügelplatte,** die eine wichtige Schaltstelle des optischen und des akustischen Systems darstellt
- **Hirnschenkel** (Crura cerebri), durch die wichtige afferente (aufsteigende) und efferente (absteigende) Faserbahnen zwischen den einzelnen Hirnabschnitten verlaufen (z. B. Pyramidenbahn)
- Teile der Basalganglien, der **Nucleus ruber** (roter Kern) und die **Substantia nigra** (schwarze Substanz), die für die Aufrechterhaltung der Muskelspannung, für die Körperhaltung und für die Bewegungsausführung eine wichtige Rolle spielen
- **Aquädukt** als liquorführende Verbindung zwischen 3. und 4. Hirnventrikel (☞ 4.4.2)
- **Hirnnervenkerne III und IV.**

Mesencephalon:
- Vierhügelplatte
- Hirnschenkel
- Nucleus ruber und Substantia nigra
- Aquädukt
- Hirnnervenkerne III und IV.

4.1.5 Rautenhirn

❸ Das Rautenhirn (Rhombencephalon, ☞ Abb. 4.1) besteht aus der **Brücke** (Pons) und dem **verlängerten Mark** (Medulla oblongata). Nach kranial grenzt das Rautenhirn an das Mittelhirn, kaudal zieht es durch das Foramen magnum und geht ohne scharfe Begrenzung in das Rückmark über. Wichtige Strukturen des Rautenhirns sind:

- **Formatio reticularis** (retikuläres System). Sie reicht nach kranial bis zum Thalamus, nach kaudal bis zum Rückenmark und besteht aus einem netzartig aufgebauten, unscharf

Rhombencephalon:
- Pons
- Medulla oblongata.

4.1 Zentrales Nervensystem

begrenzten Neuronensystem. Eine bedeutende Rolle spielt sie für den Zustand der Bewusstseinslage und für den Schlaf-Wach-Rhythmus. Weiterhin koordiniert sie lebenswichtige Vorgänge wie Atmung, Kreislauf und Schlucken. Sie beeinflusst Muskeltonus und Bewegungen der gesamten Körpermuskulatur
- **Hirnnervenkerne V–VII** und deren Verbindungen
- **Bahnen,** die als Nervenfaserbündel Verbindungen innerhalb des Rautenhirns afferent (aufsteigend) und efferent (absteigend) zwischen Rückenmark und verschiedenen Hirnabschnitten herstellen.

Formatio reticularis:
- Bewusstsein
- Schlaf-Wach-Rhythmus
- Koordination von Atmung, Kreislauf, Schluckakt
- Muskelspannung und Bewegungen.

Merke

Mittelhirn, Brücke und verlängertes Mark werden auch als Hirnstamm zusammengefasst. Als Stammhirn wird die Einheit aus Zwischenhirn, Mittelhirn, Brücke und verlängertem Mark bezeichnet.

4.1.6 Kleinhirn

❸ Das Kleinhirn (Cerebellum) liegt in der hinteren Schädelgrube kaudal des Hinterhauptlappens des Endhirns. Ähnlich wie das Großhirn ist das Kleinhirn aus der **Rinde** (Cortex cerebelli) und

Cerebellum:
- Rinde
- Kerne
- Faserbahnen.

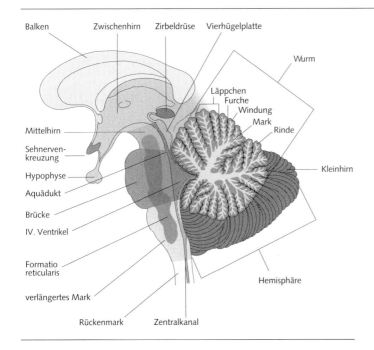

Abb. 4.5 Längsschnitt durch Hirnstamm und Kleinhirn. [L190]

den darunterliegenden **Kleinhirnkernen** sowie afferenten und efferenten **Faserbahnen** aufgebaut. Über diese ist es mit dem Rückenmark, dem Gleichgewichtsorgan, dem Hirnstamm, dem Thalamus und der Großhirnrinde verbunden.

Das Kleinhirn ist bei der Ausführung sämtlicher motorischer Handlungen, angefangen vom Laufen bis zum Sprechen, von entscheidender Bedeutung. Es stimmt die einzelnen Bewegungsanteile aufeinander ab und optimiert damit Haltung und Bewegung. Es sorgt für die Feinabstimmung und Koordination von Bewegungen sowie den Erhalt von Muskeltonus und Gleichgewicht.

Optimiert die Motorik beim Sprechen, Bewegung und Muskeltonus.

4.1.7 Rückenmark

❻ Das Rückenmark (Medulla spinalis) schließt sich an das verlängerte Mark an und reicht als zentimeterdicker Strang geschützt durch die Wirbelsäule vom Atlas bis in die Höhe des 1./2. Lendenwirbelkörpers. In regelmäßigen Abständen gehen beiderseits aus dem Rückenmark je eine ventrale (Vorderwurzel, motorische Fasern) und eine dorsale (Hinterwurzel, sensible Fasern) Wurzel hervor, die sich nach wenigen Millimetern zu einem Spinalnerven (Rückenmarknerven) vereinigen. Sie gliedern das Rückenmark in 31–33 Segmente, die kontinuierlich ineinander übergehen, allerdings eigene spezifische neuronale Verschaltungen besitzen. Beispiel dafür sind die verschiedenen Reflexe.

Medulla spinalis:
- *31 Segmente*
- *31 Spinalnervenpaare mit ventraler und dorsaler Wurzel.*

Folgende Segmente werden weitgehend analog zum Wirbelsäulenaufbau (☞ 3.6.1) unterschieden:
- Acht **Halssegmente** (C1–C8)
- Zwölf **Brustsegmente** (Th1–Th12)
- Fünf **Lendensegmente** (L1–L5)
- Fünf **Kreuzbeinsegmente** (S1–S5)
- Ein bis drei **Steißbeinsegmente**.

Innerer Aufbau des Rückenmarks

Das Rückenmark besteht wie das Gehirn aus **grauer** und **weißer Substanz**. Die graue Substanz enthält die Nervenzellkörper. Sie liegt zentral und bildet auf Rückenmarksquerschnitten eine Schmetterlingsfigur. Im Einzelnen sind zu unterscheiden:
- **Vorderhorn,** in dem die motorischen Nervenzellkörper liegen, die mit ihren Axonen zur Skelettmuskulatur ziehen (somato-efferent)
- **Hinterhorn,** in dem die Nervenzellkörper liegen, die sensible Informationen aus der Peripherie erhalten (somato-afferent)
- **Seitenhorn,** in dem die Nervenzellkörper des vegetativen Nervensystems (☞ 4.3) liegen.

Aufbau aus grauer und weißer Substanz.

Die **weiße Substanz** besteht im Wesentlichen aus marklosen und markhaltigen Nervenfasern, Gliazellen und Blutgefäßen. Die Nervenfasern lagern sich häufig zu Bündeln (**Tractus**) zusammen und verbinden nahezu alle Abschnitte des Gehirns und Rückenmarks miteinander.

»Verbindung« von Gehirn und Rückenmark.

? Übungsfragen

❶ Welche anatomischen Strukturen gehören zum zentralen Nervensystem?
❷ Beschreiben Sie die graue Substanz und ihre Funktion!
❸ Welche Funktionen haben Großhirnrinde, Zwischenhirn, Medulla oblongata und Cerebellum?
❹ Was liegt in der vorderen Zentralwindung der linken Großhirnrinde?
❺ Was ist die Pyramidenbahn?
❻ Wo endet das Rückenmark?

4.2 Peripheres Nervensystem

Zum peripheren Nervensystem gehören:
- Hirnnerven
- Rückenmarknerven (Spinalnerven)
- Ganglien: Nervenzellansammlungen außerhalb des ZNS, z. B. Spinalganglien, Ganglien des vegetativen Nervensystems.

4.2.1 Hirnnerven

Die Hirnnerven (Nn. craniales) verlassen kranial des Rückenmarks das ZNS. Es gibt zwölf Hirnnervenpaare, die nach der Reihenfolge ihres Austritts aus dem ZNS von kranial nach kaudal mit römischen Ziffern (I–XII) benannt werden. Sie treten durch kleine Öffnungen an der Schädelbasis aus dem knöchernen Schädel heraus und gelangen so zu ihren Zielorganen. Abb. 4.6 zeigt Austrittsstellen und Funktionen der einzelnen Hirnnerven.

12 Hirnnervenpaare.

4.2.2 Spinalnerven

Insgesamt verlassen 31–33 Spinalnervenpaare das Rückenmark und durch die Zwischenwirbellöcher den Wirbelkanal. Spinalnerven sind gemischte Nerven, die motorische und sensible Fasern enthalten.

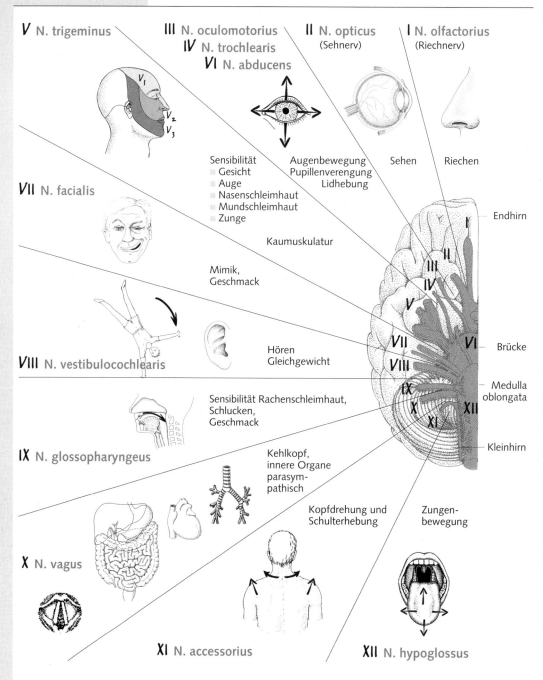

Abb. 4.6 Die zwölf Hirnnerven mit ihren Funktionen und Austrittsstellen aus dem Gehirn. [A400-190]

Nach ihrem Austritt aus den Zwischenwirbellöchern teilen sich die Spinalnerven in mehrere Äste: Die **dorsalen Äste** ziehen zum Rücken und versorgen dort sensibel die Haut des Rückens und motorisch die Rückenmuskulatur. Von den **ventralen Ästen** ziehen lediglich die des 2.–11. Brustsegments zur Brustwand und versorgen dort als Zwischenrippennerven (Nn. intercostales) sensibel die Haut und motorisch die Muskeln des Brustkorbs und Bauches. Die übrigen ventralen Äste vermischen sich nach ihrem Austritt aus dem Wirbelkanal und bilden verschiedene **Nervengeflechte** (Plexus).

Spinalnerven:
- Dorsale Äste
- Ventrale Äste (als Zwischenrippennerven oder Nervengeflechte).

Plexus cervicalis

❶ Der Plexus cervicalis (Halsgeflecht) aus den Segmenten C1–C4 versorgt:
- Motorisch Teile der Schulter- und der Halsmuskulatur, mit dem **N. phrenicus** das Zwerchfell
- Sensibel die Haut der Hals- und Schulterregion.

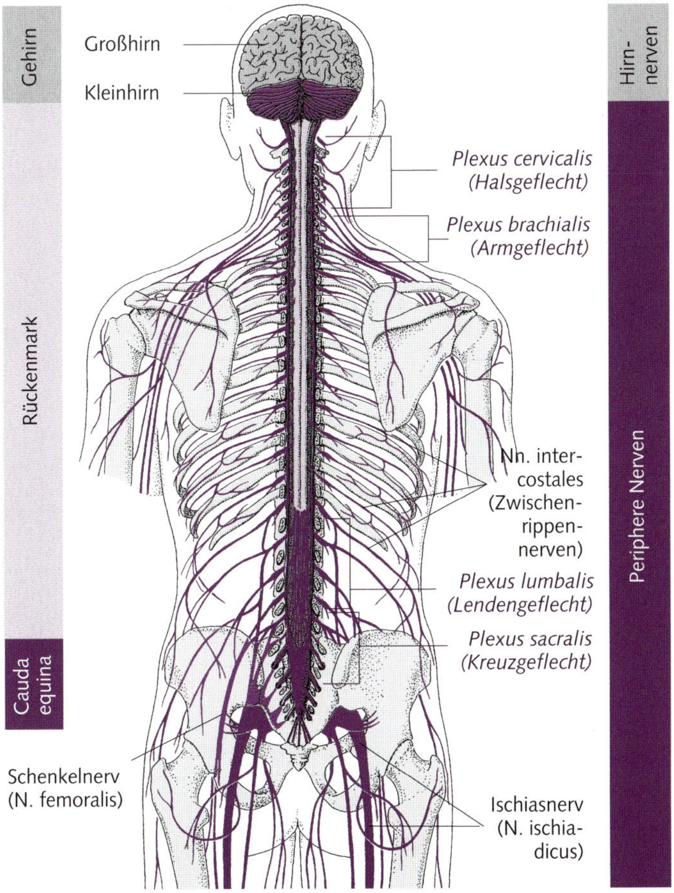

Abb. 4.7 Peripheres Nervensystem. [A400-190]

4 Das Nervensystem

Plexus brachialis

Der Plexus brachialis (Armgeflecht) aus den Segmenten C5–Th1 versorgt:
- Motorisch die Muskeln der Schulter und der oberen Extremitäten
- Sensibel die Haut der Arme und der Hände.

Die drei großen Armnerven aus diesem Geflecht sind der **N. radialis,** der **N. ulnaris** und der **N. medianus.**

Plexus lumbalis

Der Plexus lumbalis (Lendengeflecht) aus den Segmenten Th12–L4 versorgt:
- Motorisch die Streckmuskulatur des Kniegelenks, Teile der Beugemuskulatur des Hüftgelenks
- Sensibel die Haut der Oberschenkelvorderseite und der äußeren Geschlechtsorgane.

Der wichtigste Nerv dieses Geflechts ist der **N. femoralis.**

Plexus sacralis

❷ Der Plexus sacralis (Schamgeflecht) aus den Segmenten L_4–S_4 versorgt:
- Motorisch die Beugemuskulatur des Kniegelenks, die Muskulatur des Sprunggelenks und des Fußes
- Sensibel die Haut der Rückseite des Beines, des Fußes, der Dammregion und des Gesäßes.

Der wichtigste Nerv dieses Geflechts und gleichzeitig der längste und dickste des Körpers ist der **N. ischiadicus.** Er teilt sich proximal der Kniekehle in den **N. tibialis** und den **N. peroneus.**

 Pflege

Unsachgemäße ventrogluteale Injektionen können zu einer Schädigung des N. ischiadicus führen.
Bei einem Unterschenkelgips muss das Caput fibulae durch Polster geschützt werden, um einer Schädigung des N. peroneus vorzubeugen. Diese Nervenschädigung hat eine Fußheberschwäche zur Folge.

Reflexe

❸ Das Rückenmark kann unabhängig vom Gehirn einfache Bewegungsmuster ausführen. Hierzu gehören z. B. ein Teil der Reflexe. Dies sind vom Willen unabhängige Reaktionen auf Reize.
Die einfachste Form des Reflexes ist der **Eigenreflex.** Ein Beispiel dafür ist der **Patellarsehnenreflex** (PSR): Ein kurzer Schlag auf die Sehne des M. quadriceps femoris kaudal der Kniescheibe führt zu einer kurzzeitigen mit dem Auge nicht wahrnehmbaren

---

Nicht unterdrückbare Reaktionen auf Reize.

Dehnung des Muskels. Anschließend erfolgt eine reflektorische Kontraktion des Muskels, die sich in einer schlagartigen Streckung des vorher im Kniegelenk gebeugten Beines äußert. Andere Eigenreflexe sind:
- Bizepssehnenreflex (BSR)
- Trizepssehnenreflex (TSR)
- Achillessehnenreflex (ASR).

Alle Reflexe – auch die kompliziert aufgebauten – werden über den so genannten **Reflexbogen** vermittelt. Er besteht aus folgenden Anteilen:

1. Rezeptor, der einen **Reiz** registriert. Beim PSR ist das die im Muskel gelegene **Muskelspindel,** die die Dehnung des Muskels als Reiz registriert.

2. Afferente, sensible Nervenbahn, die diese Informationen über die Hinterwurzel zum Rückenmark leitet.

3. Reflexverarbeitendes System, das bei komplizierten Reflexen im Gehirn liegt. Beim Eigenreflex erfolgt lediglich eine synaptische Umschaltung im Vorderhorn des Rückenmarks.

4. Efferente, motorische Nervenbahn, die vom Vorderhorn zum Erfolgsorgan zieht.

5. Erfolgsorgan. Beim PSR ist dies der M. quadriceps femoris, der sich kontrahiert und so das Bein streckt.

Typisch für den Eigenreflex ist, dass Reizaufnahme und Reizantwort an demselben Organ oder Muskel stattfinden.

Reflexbogen: bei allen Reflexen obligatorisch.

Unterscheide:
- Eigenreflexe, z. B. PSR
- Fremdreflexe, z. B. Würgereflex, Lidschlussreflex.

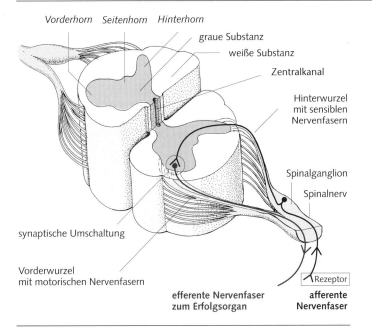

Abb. 4.8 Reflexbogen mit Querschnitt des Rückenmarks. [A400-190]

Komplizierter aufgebaut sind die **Fremdreflexe,** bei denen Reizaufnahme und Reizantwort in verschiedenen Organen liegen. Dazu gehören z. B.
- Würgereflex: Reizung der Rachenhinterwand bewirkt ein Würgen
- Lidschlussreflex: Berührung der Hornhaut bewirkt Lidschluss.

Die wesentlich komplexeren Bewegungsmuster, wie die Aufrechterhaltung der Körperhaltung oder die Regulation von Lauf- und Zielbewegungen, erfordern das Zusammenspiel von Rückenmark, Hirnstamm, Großhirnrinde, Basalganglien und Kleinhirn.

Besonderheiten beim Kind

Beim Säugling finden sich Reflexe, die charakteristisch für bestimmte Entwicklungsstufen sind und im Laufe der Zeit verschwinden. Hierzu zählen u. a.:
- Palmar- und Plantargreifreflex: Beim Berühren der Handinnenfläche/Fußsohle werden die Finger/Zehen kräftig gebeugt
- Schreitbewegungen: Wird das Neugeborene aufrecht gehalten, so vollführt es auf der Unterlage Schreitbewegungen
- Pseudo-Babinski-Phänomen: Beim Bestreichen der Fußsohle des Neugeborenen werden die Zehen gespreizt und überstreckt.

4.3 Vegetatives Nervensystem

Das vegetative Nervensystem (autonomes Nervensystem) setzt sich aus Anteilen des zentralen und peripheren Nervensystems zusammen. Es reguliert die Tätigkeit der
- Glatten Muskulatur (z. B. in Eingeweiden und Gefäßen)
- Drüsen
- Geschlechtsorgane und des
- Herzens.

Antagonismus von Sympathikus und Parasympathikus.

Diese Regulation erfolgt unbewusst und kann willentlich nicht beeinflusst werden. Das vegetative Nervensystem besteht aus **Sympathikus** und **Parasympathikus,** die häufig entgegengesetzte hemmende oder fördernde Wirkung auf die verschiedenen Organfunktionen ausüben.

4.3.1 Sympathikus

❹ Die Nervenzellkörper des Sympathikus liegen in den Seitenhörnern des Rückenmarks in den Segmenten C8–L3. Ihre Axone verlassen das Rückenmark über die vordere Wurzel und ziehen zum rechten und zum linken **Grenzstrang** (Truncus sympathicus), der wenige Zentimeter von der Wirbelsäule entfernt vom Kopf bis zum Kreuzbein verläuft. Hier werden die vom ZNS kommenden präganglionären Fasern in Ganglien umgeschaltet. Im Grenzstrang sind beiderseits 22–23 solcher Ganglien kettenförmig aneinandergereiht. In ihnen erfolgt die synaptische Umschaltung der präganglionären Fasern auf die postganglionären Fasern, die dann weiter zum Erfolgsorgan ziehen.

Die Transmitter (Überträgersubstanzen, ☞ 2.4.2) des Sympathikus sind Adrenalin und Noradrenalin, die zu den Katecholaminen zählen.

Nebennierenmark

Eine Besonderheit des sympathischen Nervensystems ist das Nebennierenmark (☞ 8.4.2). In seinem Aufbau gleicht es den Ganglienzellen des Grenzstranges, besitzt aber keine weiterführenden Nervenfasern. Vielmehr werden bei Stimulation seiner Zellen durch vegetative Nervenfasern des ZNS die Transmitter Adrenalin und in geringem Umfang Noradrenalin in die Blutbahn abgegeben. Auf diesem Weg entfalten sie ihre Wirkung innerhalb des gesamten Organismus.

4.3.2 Parasympathikus

Die Nervenzellkörper des Parasympathikus liegen im Hirnstamm und in den Rückenmarksegmenten S2–S4. Im Unterschied zum Sympathikus erfolgt die Umschaltung der präganglionären auf postganglionäre Fasern erst in Ganglien, die am oder im Erfolgsorgan liegen. Ihr Transmitter ist Acetylcholin.

Die gegensätzliche Wirkung von Sympathikus und Parasympathikus an den verschiedenen Organen ist in der Tabelle 4.9 dargestellt. Verallgemeinernd kann gesagt werden, dass der Sympathikus in Leistungsphasen (Erregung, Stress) aktiviert wird, der Parasympathikus in Erholungsphasen (Entspannung).

Pflege

Ein Klinikaufenthalt bedeutet meistens Stress für den Patienten. Deshalb ist der Sympathikus aktiviert und Herzfrequenz und Blutdruck können erhöht sein.

Verlauf:
- Seitenhorn
- Vordere Wurzel
- Rechter und linker Grenzstrang
- Erfolgsorgan.

Transmitter des Sympathikus: Adrenalin und Noradrenalin.

- Gleicht Ganglienzellen
- Setzt Adrenalin und Noradrenalin frei.

Umschaltung in Nähe des Erfolgsorgans. Transmitter des Parasympathikus: Acetylcholin.

- Sympathikus → Leistung
- Parasympathikus → Erholung.

❺ ❻ ❼ **Tab. 4.9** Wirkung von Sympathikus und Parasympathikus auf verschiedene Organe.

Organ	Sympathikuswirkung	Parasympathikuswirkung
Tränendrüse	keine bekannte Wirkung	Steigerung der Sekretion
Pupille	Erweiterung	Verengung
Herzmuskel	Zunahme von Pulsrate und Kontraktionskraft	mäßige Abnahme von Pulsrate und Kontraktionskraft
Hirngefäße	leichte Verengung	keine Wirkung bekannt
Muskelgefäße	Erweiterung (auch Verengung)	keine Wirkung bekannt
Haut-, Schleimhaut- und Eingeweidegefäße	Verengung	keine Wirkung bekannt
Bronchien	Erweiterung	Verengung
Speicheldrüsen	Verminderung der Sekretion	Steigerung der Sekretion
Magen-Darm-Trakt	Verminderung von Tonus und Bewegungen, Sphinkteren kontrahiert	Steigerung von Tonus und Bewegungen, Sphinkteren entspannt
Verdauungsdrüsen	Verminderung der Sekretion	Steigerung der Sekretion
Sexualorgane beim Mann	Auslösung der Ejakulation	Auslösung der Erektion

4.4 Hüllen, Liquorräume und Blutversorgung des ZNS

4.4.1 Hirnhäute

Meningen:
- Dura mater
- Arachnoidea
- Pia mater.

Gehirn und Rückenmark liegen geschützt im knöchernen Schädel bzw. im Wirbelkanal. Sie sind von den bindegewebigen Hirnhäuten (**Meningen**) umgeben. Diese heißen Dura mater, Arachnoidea und Pia mater.

Dura mater
Die Dura mater (harte Hirnhaut) kleidet die Innenfläche des Schädels aus und stellt gleichzeitig die äußere Hülle des ZNS dar. Weiterhin bildet die Dura mater starke Septen (Trennwände) zwischen den großen Hirnabschnitten:
- **Großhirnsichel** (Falx cerebri) trennt als senkrechtes Septum die beiden Großhirnhemisphären voneinander
- **Kleinhirnzelt** (Tentorium cerebelli) ist eine zeltartige Membran, die das Großhirn vom Kleinhirn trennt.

4.4 Hüllen, Liquorräume und Blutversorgung des ZNS

Innerhalb der Dura mater verlaufen venöse Blutleiter, die **Sinus durae matris,** die das venöse Blut des gesamten Schädels über die V. jugularis interna in die obere Hohlvene ableiten.

Arachnoidea und Pia mater

Arachnoidea (Spinnwebenhaut) und Pia mater werden als weiche Hirnhäute zusammengefasst. Die Arachnoidea ist eine dünne gefäßlose Haut, die der Dura mater dicht anliegt. Zwischen Arachnoidea und der ihr folgenden Pia mater liegt der **Subarachnoidalraum.** Er enthält die arteriellen Blutgefäße und ist mit Liquor (☞ 4.4.2) gefüllt. Die Pia mater liegt unmittelbar dem Gehirn an.

Subarachnoidalraum:
- Zwischen Arachnoidea und Pia mater
- Beinhaltet arterielle Blutgefäße
- Mit Liquor gefüllt.

4.4.2 Liquorräume

❽ Liquor ist eine klare Flüssigkeit, die sich in den untereinander verbundenen inneren und äußeren Liquorräumen befindet. Der äußere Liquorraum wird vom Subarachnoidalraum gebildet. Hier schützt der Liquor das ZNS wie eine Art Wasserkissen vor Erschütterungen und Schlägen. Die inneren Liquorräume bestehen im Gehirn aus einem Hohlraumsystem, den **Ventrikeln** und im Rückenmark aus dem **Zentralkanal.**
Der Liquor wird gebildet von Adergeflechten (Plexus choroidei), die in den Ventrikeln liegen. Er ist eiweißarm und nahezu zellfrei.

Unterscheide:
- Innere Liquorräume = Ventrikel und Zentralkanal
- Äußere Liquorräume = Subarachnoidalraum.

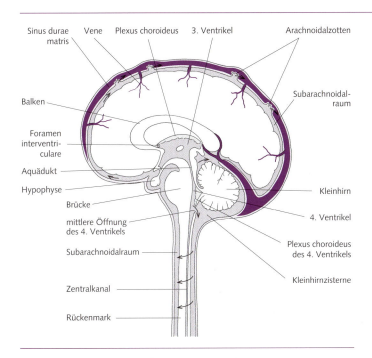

Abb. 4.10 Längsschnitt durch das Gehirn mit Liquorräumen. [L190]

Liquor:
- Klare Flüssigkeit
- Zirkuliert von den Ventrikeln zum äußeren Liquorraum
- Bildung → Ventrikel
- Resorption.

Der Circulus arteriosus Willisii wird gebildet von:
- Aa. cerebri anteriores aus der A. carotis interna
- Aa. cerebri mediae aus der A. carotis interna
- Aa. cerebri posteriores aus der A. basilaris.

Ventrikelsystem

❾ Das Ventrikelsystem besteht aus den beiden **Seitenventrikeln** (1. und 2. Ventrikel), die über das Foramen interventriculare in den schmalen **3. Ventrikel** im Zwischenhirn münden. Der 3. Ventrikel ist über den Aquäductus cerebri (Aquäductus Sylvii) mit dem **4. Ventrikel** verbunden. Dieser erstreckt sich von der Brücke bis in das verlängerte Mark, wo er in den Zentralkanal des Rückenmarks übergeht. Die Ventrikel sind untereinander und mit dem äußeren Liquorraum verbunden. So wird eine Zirkulation des Liquors von seinem Entstehungsort in den vier Ventrikeln zum äußeren Liquorraum ermöglicht. Hier wird der Liquor von zottenartigen Ausstülpungen der Arachnoidea aufgenommen.

4.4.3 Blutversorgung des Gehirns

Das Gehirn wird durch zwei voneinander unabhängigen Quellen mit Blut versorgt: Von den beiden Aa. carotes internae sowie von den beiden Aa. vertebrales. Sie stehen über Äste miteinander in Verbindung, die einen an der Schädelbasis liegenden Gefäßring, den **Circulus arteriosus Willisi,** bilden. So wird gewährleistet, dass ein Verschluss einer dieser Arterien durch die anderen kompensiert werden kann. Die beiden Aa. carotes internae versorgen mit ihren zwei Hauptästen, der A. cerebri anterior und der A. cerebri media die vorderen und mittleren Hirnabschnitte. Die zwei Aa. vertebrales vereinigen sich zur A. basilaris und versorgen mit ihren Ästen (u. a. A. cerebri posterior) die Hirnbasis und die hinteren Hirnabschnitte.

Eine Besonderheit des ZNS ist die **Blut-Hirn-Schranke,** die den Übertritt bestimmter Substanzen vom Blut in das Hirngewebe verhindert. Sie ist eine Folge des speziellen Aufbaus der Gefäßwände im Gehirn.

 Pflege

Patienten mit Stenosen im Bereich der A. carotis interna sind schlaganfallgefährdet. Bei diesen Durchblutungsstörungen können u. a. Verwirrtheit, Sprachstörungen und Lähmungen beobachtet werden.

4.4 Hüllen, Liquorräume und Blutversorgung des ZNS

? Übungsfragen

① Welcher Nerv innerviert das Diaphragma?

② Wo entspringt der N. ischiadicus?

③ Was ist ein Reflex?

④ Was ist der Grenzstrang?

⑤ Welcher Anteil des vegetativen Nervensystems führt zu einer Beschleunigung der Herzfrequenz, welcher zu einer Verlangsamung?

⑥ Welcher Teil des Nervensystems führt zu einer Anregung der Darmperistaltik und der Drüsentätigkeit?

⑦ Was sind die Funktionen des Sympathikus?

⑧ Was ist die Aufgabe des Liquors und wo befindet er sich?

⑨ Wo liegt der Aquäductus Sylvii?

5 Sensibilität und Sinnesorgane

Rezeptoren
- liegen in verschiedenen Sinnesorganen
- nehmen adäquate Reize auf
- leiten Reize als Aktionspotenziale an das ZNS weiter.

Für seine vielfältigen Aufgaben muss das Nervensystem Reize aus der Umgebung und aus dem Körper aufnehmen. Reize werden über spezielle **Rezeptoren** aufgenommen. Diese liegen u. a. in den Sinnesorganen. Es werden verschiedene Sinne mit ihren dazugehörigen Organen unterschieden (☞ Tab. 5.1).

Rezeptoren werden nur durch einen für sie adäquaten Reiz erregt. Für die Rezeptorzellen beispielsweise des Ohres sind dies Schallwellen, für die des Auges Licht. Ein Reiz ruft an der Zellmembran der Rezeptorzelle eine Änderung des Ruhemembranpotenzials hervor, die als eine Folge von Aktionspotenzialen an das Rückenmark und Gehirn weitergeleitet wird (☞ 2.4.2). Auf Rückenmarkebene und im Hirnstammbereich erfolgt auf die eintreffenden Aktionspotenziale eine unwillkürliche Antwort des Körpers in Form von Reflexen. Andere Informationen werden im Thalamus gefiltert (☞ 4.1.3). Sie werden dort entsprechend ihres Informationsgehaltes unterdrückt oder gelangen als bewusste Empfindung an die Großhirnrinde. Auf diese Weise wird der Organismus vor einer Reizüberflutung geschützt.

5.1 Auge

Aufbau des Auges:
- Äußere Augenhaut (Lederhaut, Hornhaut)
- Mittlere Augenhaut (Aderhaut, Ziliarmuskel, Regenbogenhaut, Pupille)
- Innere Augenhaut (Netzhaut, Sehnerv, Papille)
- Linse
- Vordere und hintere Augenkammer
- Glaskörper.

Das Auge (☞ Abb. 5.2) als Organ des Sehsinns ist nahezu kugelförmig mit einem Durchmesser von etwa 24 mm. Es besteht aus:
- Augapfel (Bulbus oculi)
- Schutzeinrichtungen:
  - Augenlidern
  - Augenbrauen
  - Wimpern
  - Tränenapparat.

Der Augapfel liegt geschützt in der knöchernen Augenhöhle (Orbita, ☞ Abb. 3.6).

5.1.1 Augapfel

Der Augapfel ist zwiebelschalenartig aus drei Schichten aufgebaut:
- Die **äußere Augenhaut** besteht aus der Lederhaut (Sklera), die dem Auge durch ihr festes Bindegewebe seine Form gibt.

Sinn	Sinnesorgan (Rezeptor)
Sehen	Auge (Stäbchen und Zapfen)
Hören	Hörorgan (Haarzellen)
Gleichgewicht	Gleichgewichtsorgan (Haarzellen)
Riechen	Nase (Riechzellen)
Schmecken	Zunge (Geschmackszellen)
Berührung, Temperatur, Schmerz	Haut (Merkel-Zellen, Meissner-Körperchen, freie Nervenendigungen u. a.)

Tab. 5.1 Sinnessysteme.

Vorne wird sie von der Hornhaut (Cornea) gebildet. Diese ist etwas stärker gewölbt, gefäßlos und lichtdurchlässig. Sie ist wesentlich an der Lichtbrechung beteiligt

- ❶ Die **mittlere Augenhaut** (Uvea) besteht aus der Aderhaut (Choroidea), in der zahlreiche Blutgefäße verlaufen, die die innere Augenhaut mit Sauerstoff und Nährstoffen versorgen.

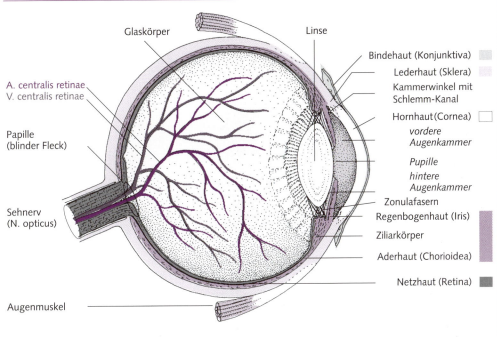

Abb. 5.2 Aufbau des Augapfels. [A400-190]

Vorne besteht die mittlere Augenhaut aus dem Ziliarkörper und der Regenbogenhaut (Iris). Die Regenbogenhaut ist eine kreisförmige Platte, die dem Auge seine Farbe verleiht. In ihrer Mitte befindet sich ein rundes Loch, die **Pupille,** durch die das Licht ins Auge einfällt. Je nach den Lichtverhältnissen wird die Pupille durch den M. dilatator pupillae weit oder dem M. sphincter pupillae eng gestellt

- ❷ Die **innere Augenhaut** besteht aus der Netzhaut (Retina), die die Rezeptorzellen enthält und damit der lichtempfindliche Teil des Auges ist. Die Netzhaut ist aus mehreren Nervenzellschichten aufgebaut, die mit ihren Fortsätzen den Sehnerv (N. opticus) bilden. Der Sehnerv tritt im Bereich der Papille aus dem Auge aus. An dieser Stelle befindet sich keine Netzhaut, weshalb die Papille auch blinder Fleck genannt wird. Der Ort des schärfsten Sehens ist der gelbe Fleck (Macula lutea). Er liegt schläfenwärts am Augenhintergrund.

Eine weitere wichtige Struktur des Auges ist die **Linse.** Sie liegt hinter der Pupille und ist über bindegewebige Fasern, die Zonulafasern am Ziliarkörper aufgehängt. Je nach Spannungszustand dieser Fasern kann die elastische Linse eine stärkere oder weniger stark gewölbte Vorderfläche aufweisen und so die durch die Pupille einfallenden Lichtstrahlen verschieden stark brechen.

❸ Vor der Linse befinden sich die mit Kammerwasser gefüllte **vordere** und **hintere Augenkammer.** Das Kammerwasser wird im Ziliarkörper gebildet. Es fließt aus der hinteren Augenkammer über die Pupille in die vordere Augenkammer. Dort gelangt es in den Kammerwinkel (engwinkliger Raum zwischen Regenbogenhaut und Hornhaut) und in den Schlemm-Kanal, der die Kammerflüssigkeit schließlich in die Venen abgibt.

In dem Raum hinter der Linse liegt der **Glaskörper,** der aus einer durchsichtigen gallertigen Masse besteht.

5.1.2 Schutzeinrichtungen des Auges

- Augenlider
- Tränendrüse
- Bindehaut
- Augenbrauen
- Augenwimpern.

❹ **Tränen** wie auch **Augenlider** dienen der Funktionstüchtigkeit der Hornhaut. Bei Versiegen der Tränenflüssigkeit oder Ausbleiben des Lidschlages würde die Hornhaut austrocknen oder eintrüben. Als zusätzlichen Schutz enthält die Tränenflüssigkeit das bakterienabtötende Enzym Lysozym, Wachstumsfaktoren zur Wundheilung und Immunglobulin A.

Die Tränendrüse liegt über dem lateralen Augenwinkel. Die von ihr produzierte Tränenflüssigkeit gelangt mit dem Lidschlag zum medialen Augenwinkel, wo sie über den Tränennasengang in die Nasenhöhle (☞ 12.1.1) abfließt.

Die **Bindehaut** (Konjunktiva) bedeckt die Hinterfläche von Ober- und Unterlid sowie die Lederhaut des Augapfels bis zur Hornhaut

hin. In ihr sind reichlich Antikörper (☞ 9.7.2) und Substanzen der humoralen Abwehr (☞ 9.7.1) vorhanden.
Augenbrauen und **-wimpern** verhindern, dass Schweißtropfen von der Stirn in die Lidspalte fließen.

Äußere Augenmuskeln
Der Augapfel kann durch sechs Muskeln in der knöchernen Augenhöhle in verschiedene Richtungen bewegt werden. Sie entspringen an der knöchernen Augenwand und setzen an der Lederhaut des Auges an.

6 äußere Augenmuskeln.

 Pflege
Narkotisierte Patienten besitzen keinen Lidschlussreflex. Die Lider müssen daher geschlossen gehalten werden, damit die Hornhaut nicht austrocknet.

5.1.3 Sehvorgang

Der adäquate Reiz für die Photorezeptoren, als Sinneszellen der Netzhaut, ist Licht. Damit auf der Netzhaut jedoch sowohl von entfernten als auch von nahe gelegenen Gegenständen ein scharfes Bild abgebildet wird, müssen die Lichtstrahlen in unterschiedlichem Maße gebrochen werden. Dies geschieht an der Hornhaut mit einer konstanten Brechkraft und an der Linse mit einer veränderbaren Brechkraft. An der Linse kann die Brechkraft an die Entfernung eines Gegenstandes angepasst werden. Dazu wird über den Ziliarkörper der Spannungszustand der Aufhängebänder der Linse (Zonulafasern) verändert. Dies beeinflusst die Wölbung der Linse und damit auch deren Brechkraft. Dieser Vorgang wird je nach Entfernung des betrachteten Gegenstandes **Nah-** oder **Fernakkommodation** genannt.

Die Menge des auf die Netzhaut fallenden Lichts wird von der Pupillenweite bestimmt, die zwischen 2 und 8 mm variieren kann. Bei Dunkelheit wird die Pupille weit gestellt, damit möglichst viel Licht die Netzhaut erreicht, bei Helligkeit wird sie eng gestellt. Diese willentlich nicht zu beeinflussende Reaktion der Pupille ist der Pupillenreflex.

Fallen Lichtstrahlen auf die Netzhaut, wird dort ein umgekehrtes, verkleinertes Bild eines Gegenstandes abgebildet. Dieses wird von den Photorezeptorzellen in eine Potenzialänderung ihrer Zellmembran umgesetzt. Es werden zwei Arten von Photorezeptorzellen unterschieden: die Zapfen und die Stäbchen. **Zapfen** nehmen Farben wahr und sind für das Sehen am Tage zuständig. **Stäbchen** erkennen unterschiedliche Helligkeitsstufen und werden für das Sehen bei Dämmerung benötigt.

Die Potenzialänderung der Photorezeptorzellen wird in den nachgeschalteten Nervenzellen der Netzhaut verändert und schließlich

Brechung von Lichtstrahlen:
- An der Hornhaut mit konstanter Brechkraft
- An der Linse mit veränderbarer Brechkraft.

Änderung der Brechkraft für:
- Nah- und Fernakkommodation
- Scharfes Sehen.

Pupille reguliert den Lichteinfall auf die Netzhaut.

Photorezeptorzellen der Netzhaut:
- Zapfen für Farbsehen
- Stäbchen für Dämmerungssehen.

Sehzentrum im Hinterhauptlappen.

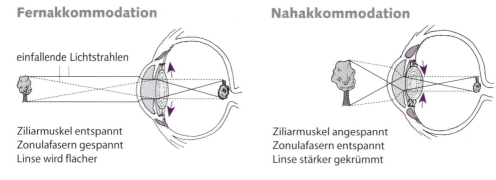

Abb. 5.3 Nah- und Fernakkommodation des Auges. [A400-190]

als Folge von Aktionspotenzialen über den Sehnerv zum **Sehzentrum** im Hinterhauptlappen (☞ Abb. 4.2) geleitet. Hier ist nun ein bewusstes Sehen möglich.

Erst das Sehen mit zwei Augen ermöglicht eine räumliche Wahrnehmung der Umwelt. Die Verarbeitung unterschiedlicher Informationen aus beiden Augen ist hierfür eine wichtige Voraussetzung.

> Räumliche Wahrnehmung nur mit zwei Augen möglich.

 Pflege

Die Pupillenreaktion wird mit einem Lichtstrahl, z. B. einer Taschenlampe, getestet. Veränderungen, im Sinne einer verlangsamten Reaktion, können auf eine Blutung im Schädelbereich hinweisen. Bei der Überwachung von Patienten mit Schädel-Hirntrauma muss regelmäßig die Pupillenreaktion geprüft werden.

Patienten mit einem Augenverband haben ein eingeschränktes Sichtfeld. Das Bett und der Nachttisch sollten dementsprechend im Raum ausgerichtet sein, um dem Patienten Sicherheit zu geben.

5.2 Hör- und Gleichgewichtsorgan

Im **Ohr** sind zwei Sinnesorgane räumlich miteinander verbunden, das Hör- und das Gleichgewichtsorgan.

5.2.1 Hörorgan

Nach Aufbau und Funktion wird das Ohr in drei Abschnitte gegliedert:

- Äußeres Ohr
- Mittelohr
- Innenohr.

5.2 Hör- und Gleichgewichtsorgan

Äußeres Ohr
❺ Das äußere Ohr besteht aus der **Ohrmuschel.** Durch ihre Trichterform werden die Schallwellen gebündelt und über den Gehörgang dem Mittelohr zugeleitet. Der Gehörgang ist etwa 3,5 cm lang und wird durch das Trommelfell vom Mittelohr getrennt.

- Ohrmuschel
- Gehörgang
- Trommelfell.

Mittelohr
❻ ❼ Das Mittelohr liegt im Schläfenbein. Sein zentraler Raum ist die Paukenhöhle (Cavum tympani), in der die Gehörknöchelchenkette liegt, die aus Hammer, Amboss und Steigbügel besteht. Die Gehörknöchelchenkette überträgt die durch die Schallwellen hervorgerufenen Schwingungen des Trommelfells auf das Innenohr. Dafür ist der Hammergriff mit dem Trommelfell verwachsen. Schwingungen des Hammers werden auf Amboss und Steigbügel übertragen, der mit seiner Fußplatte am ovalen Fenster befestigt ist. Das ovale Fenster ist eine kleine mit Haut verschlossene Verbindung zum Innenohr.

❽ Über die Ohrtrompete (Tuba Eustachii) steht das Mittelohr mit dem Rachenraum (☞ 7.1.6) in Verbindung, sodass Druckveränderungen im Mittelohr ausgeglichen werden können, wie es beim Tauchen oder im Flugzeug notwendig ist.

- Paukenhöhle
- Gehörknöchelchen (Hammer, Amboss, Steigbügel)
- Ovales und rundes Fenster.

Ohrtrompete: Verbindung zwischen Mittelohr und Rachenraum.

Innenohr
Das Innenohr besteht aus einem komplizierten Hohlraumsystem, dem **knöchernen Labyrinth.** Es besteht aus drei Abschnitten: **Vorhof** (Vestibulum), **Bogengängen** und **Schnecke** (Cochlea) und ist mit einer liquorähnlichen Flüssigkeit gefüllt, der Perilymphe. Im Vorhof und in den Bogengängen liegen die Sinnesrezeptoren für das Gleichgewichtsorgan, während die Schnecke die Sinnesrezeptoren für das Gehör enthält.
Im knöchernen Labyrinth liegt das häutige Labyrinth.
Die **Schnecke** (Cochlea) vermittelt die Hörempfindungen. Sie besteht aus einem knöchernen Kanal, der in Form eines Schneckenhauses aufgerollt ist. Eine Zwischenwand teilt den knöchernen Kanal in zwei Etagen: Die obere Scala vestibuli beginnt am ovalen Fenster und geht an der Schneckenspitze in die unten gelegene Scala tympani über, die am runden Fenster endet. Zwischen diesen beiden Kanälen liegt häutige Schnecke (Scala media), ein membranöser Schlauch, der mit Endolymphe gefüllt ist. Die häutige Schnecke enthält das eigentliche **Hörorgan** (Corti-Organ), das aus den Haarzellen (Rezeptorzellen) und der Basilarmembran besteht.

- Hörorgan (Haarzellen, Basilarmembran)
- Gleichgewichtsorgan.

Schnecke:
- Scala vestibuli
- Scala media
- Scala tympani.

Hörvorgang
Schallwellen gelangen durch die Luft des äußeren Gehörgangs zum Trommelfell und versetzen es in Schwingungen. Diese Schwingungen werden über die Gehörknöchelchenkette zum

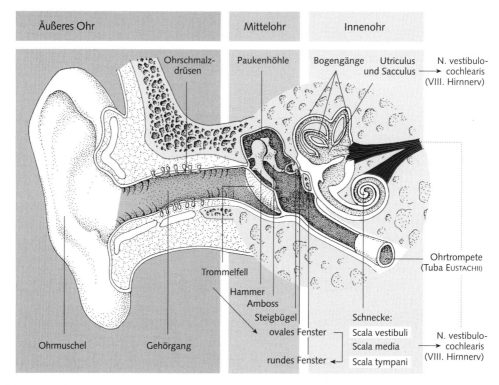

Abb. 5.4 Aufbau des Ohres mit Hör- und Gleichgewichtsorgan. [A400-190]

Schallwellen erreichen
das Trommelfell
↓
Gehörknöchel-
chenkette schwingt
↓
Wanderwelle
wird ausgelöst
↓
Haarzellen
werden erregt
↓
Aktionspotenziale
↓
N. vestibulocochlearis
↓
Hörzentrum in der
Großhirnrinde.

ovalen Fenster geleitet. Dort wird die Perilymphe in der Scala vestibuli in Schwingungen versetzt. Die so ausgelöste so genannte Wanderwelle, läuft zur Schneckenspitze und von dort die Scala tympani hinab zum runden Fenster. Die Wanderwelle versetzt auch die Basilarmembran in der häutigen Schnecke in Schwingungen. Die Härchen der Haarzellen werden dabei verbogen. Dieser mechanische Biegungsreiz ruft eine Änderung des Membranpotenzials der Haarzellen hervor, die in eine Folge von Aktionspotenzialen umgesetzt wird und über den N. vestibulocochlearis (☞ 4.2.1) zum Hörfeld in der Großhirnrinde geschickt werden (☞ 4.1.1). Je nachdem an welchem Ort der Basilarmembran die Wanderwelle ihr Schwingungsmaximum hat, werden verschiedene Haarzellen erregt und so verschiedene Tonhöhen wahrgenommen.

5.2.2 Gleichgewichtsorgan

Das Gleichgewichtsorgan (Vestibularapparat) dient zusammen mit anderen Sinnesorganen, z. B. dem Auge und den Mechanorezeptoren (☞ 5.4) der Orientierung im Raum sowie der aufrechten Kopf- und Körperhaltung in Ruhe und Bewegung. Der Vestibularapparat ist jeweils aus den drei **Bogengängen** und dem **Vorhof** (Vestibulum) aufgebaut.

Vom Vorhof gehen die drei Bogengänge ab. Sie bestehen aus drei flüssigkeitsgefüllten Ringschläuchen, die nahezu im rechten Winkel zueinander in den drei Raumebenen liegen. In den knöchernen Bogengängen verlaufen die membranösen mit Endolymphe gefüllten häutigen Bogengängen. Sie haben jeweils eine Verdickung, die Ampulle, in der sich die Rezeptorzellen befinden. Es handelt sich um Haarzellen, deren Härchen in eine gallertartige, kuppelförmige Masse (Cupula) ragen.

Am Zusammenfluss der drei Bogengänge im Vorhof liegen zwei membranöse Strukturen. Diese sind das große Vorhofsäckchen, der **Utriculus,** und das kleine Vorhofsäckchen, der **Sacculus,** die mit Endolymphe gefüllt sind. In ihrer Wand befindet sich ein zur Körperachse horizontal bzw. vertikal gestelltes Sinnesfeld mit Rezeptorzellen, die Makula. Auch hier sind die Sinneszellen Haarzellen, deren Härchen in eine gallertige Membran (Statolitenmembran) hineinragen.

Aufgaben:
- Orientierung im Raum
- Aufrechterhaltung von Kopf- und Körperhaltung.

- 3 Bogengänge
- 2 Makulaorgane
- Sacculus, Utriculus.

Gleichgewichtssinn

Die fünf beschriebenen Bestandteile des Vestibularapparates (drei Bogengänge, Utriculus, Sacculus) besitzen Haarzellen als Rezeptorzellen, deren Härchen in eine gallertige Masse hineinragen. Bei Bewegungen des Kopfes verschiebt sich diese gallertige Masse und die Härchen werden abgebogen. Dieser mechanische Biegungsreiz wird in eine elektrische Erregung umgewandelt und als eine Folge von Aktionspotenzialen über den N. vestibulocochlearis (VIII. Hirnnerv, ☞ 4.2.1) an das Gehirn weitergeleitet.

❾ Utriculus und Sacculus registrieren Neigungen des Kopfes im Schwerefeld der Erde (Linearbewegungen), die Bogengänge Drehungen des Kopfes bzw. des Körpers. Reflektorisch werden daraufhin Korrekturbewegungen der an der Haltung und Bewegung beteiligten Muskeln sowie der Augenmuskeln durchgeführt.

Mechanischer Reiz der Haarzellen
↓
Aktionspotenziale
↓
N. vestibulocochlearis
↓
ZNS.

Utriculus und Sacculus registrieren Linearbewegungen, Bogengänge Drehbewegungen.

5.3 Geruchs- und Geschmackssinn

Der Geruchs- und der Geschmackssinn zählen zu den chemischen Sinnen. Sie besitzen Sinneszellen mit **Chemorezeptoren,** an die Moleküle der wahrzunehmenden Geruchs- oder Geschmacksstoffe binden. Die Membran der Sinneszellen wird so elektrisch erregt, und eine Folge von Aktionspotenzialen wird an das Gehirn geleitet.

Geruchssinn

Riechzellen mit Chemorezeptoren.

Der Mensch besitzt 10–25 Millionen Riechzellen mit ihren Chemorezeptoren, die in den Kuppeln der Nasenhöhlen liegen (Regio olfactoria). Es können über tausend verschiedene Gerüche wahrgenommen werden, die von den Riechzellen über den N. olfactorius (I. Hirnnerv, ☞ 4.2.1) nerval an das Gehirn weitergeleitet werden.

Geschmackssinn

Geschmacksknospen:
- Zunge
- Weicher Gaumen
- Rachen.

Die Geschmackszellen liegen in den Geschmacksknospen (☞ 7.1.3) der Zunge, des weichen Gaumens und des Rachens. Mit dem Geschmackssinn wird die aufgenommene Nahrung auf ihre Genießbarkeit und chemische Zusammensetzung geprüft. Dabei können lediglich vier Geschmacksqualitäten und deren Kombinationen auf bestimmten Zungenarealen wahrgenommen werden:
- Süß (Zungenspitze)
- Sauer (seitliche Zungenränder)
- Salzig (seitliche Zungenränder)
- Bitter (Zungengrund).

Geschmacksempfindungen werden zum ZNS geleitet über
- N. facialis
- N. glossopharyngeus
- N. vagus.

Geschmacksempfindungen werden auf nervalen Weg über die Hirnnerven N. facialis, N. glossopharyngeus und N. vagus (VII., IX. und X. Hirnnerv, ☞ 4.2.1) zum Gehirn geleitet.

 Pflege
Mit zunehmendem Alter lässt der Geschmackssinn nach. Deshalb sollten gerade bei alten Patienten, die keinen Appetit haben, die Mahlzeiten appetitlich gestaltet werden.
Der Geruchssinn wird durch nasal liegende Sonden stark beeinträchtigt.

5.4 Sinnesfunktion der Haut

Hautrezeptoren werden unterteilt in:
- Mechanorezeptoren
- Thermorezeptoren
- Schmerzrezeptoren.

In allen Schichten der Haut (☞ 6.1) liegen Hautrezeptoren, die auf unterschiedliche Reize spezialisiert sind. Mechanorezeptoren reagieren auf Berührung, Thermorezeptoren auf thermische Reize und Schmerzrezeptoren auf Schmerzen. Die Reize werden über freie Nervenendigungen oder Nervenendkörperchen aufgenommen und über afferente Nervenfortsätze zum Gehirn geleitet.

Mechanorezeptoren

Innerhalb der **Mechanorezeptoren** werden unterschieden (☞ Abb. 6.1):

- Meissner-Körperchen: Registrieren Berührung, die genau lokalisierbar ist
- Merkel-Zellen: Registrieren Druck
- Haarfollikelrezeptoren: Registrieren Berührung
- Vater-Pacini-Körperchen: Registrieren Vibration
- Freie Nervenendigungen: Registrieren Hautkontakte, die nicht genau lokalisierbar sind.

Thermorezeptoren
Folgende **Thermorezeptoren** werden unterschieden, die wahrscheinlich als freie Nervenendigungen in der Haut liegen:
- Warmrezeptoren, die zwischen 30–45 °C reagieren
- Kaltrezeptoren, die zwischen 35–15 °C aktiv sind.

Schmerzrezeptoren
Die **Schmerzrezeptoren** (Nozizeptoren) informieren den Körper über schädigende Einflüsse. So üben sie eine Schutzfunktion aus. Schmerzrezeptoren sind freie Nervenendigungen. Sie können mechanisch oder thermisch gereizt werden, aber auch durch chemische körpereigene Substanzen, die u. a. bei Entzündungen freigesetzt werden (Prostaglandine, Histamin).
Schmerzrezeptoren befinden sich an verschiedenen Stellen des Körpers und registrieren verschiedene Schmerzformen: In der Haut vermitteln sie den somatischen Oberflächenschmerz. In Skelettmuskulatur, Bindegewebe, Knochen und Gelenken übertragen sie den somatischen Tiefenschmerz. Der viszerale oder Eingeweideschmerz tritt vor allem bei Dehnung oder krampfartigen Kontraktionen der glatten Muskulatur der Eingeweide auf, z. B. bei einer Gallenkolik.

Schmerzrezeptoren vermitteln:
- Somatische Oberflächenschmerzen
- Somatische Tiefenschmerzen
- Eingeweideschmerzen.

5.5 Tiefensensibilität

Die Tiefensensibilität, Propriozeption, umfasst
- **Stellungssinn:** Die Stellung der einzelnen Körperteile zueinander wird wahrgenommen
- **Bewegungssinn:** Die Bewegungen des Körpers werden wahrgenommen
- **Kraftsinn:** Die Kraft, die für eine Bewegung oder das Halten eines Gegenstandes notwendig ist, wird wahrgenommen.

Diese Wahrnehmungen können ohne Hilfe des Auges, allein mit den Rezeptoren der Tiefensensibilität gemacht werden. Die Tiefensensibilität wird über verschiedene Mechanorezeptoren vermittelt. Sie liegen in Muskeln, Sehnen und Gelenken. Zu ihnen gehören z. B. Muskelspindeln (registriert die Muskeldehnung) und Golgi-Sehnenorgane (registriert die Muskelspannung).

Rezeptoren:
- Muskelspindeln
- Golgi-Sehnenorgane.

? Übungsfragen

❶ Aus welchen drei Abschnitten besteht die mittlere Augenhaut?

❷ Was entspricht dem blinden, was dem gelben Fleck am Auge?

❸ Wo wird das Kammerwasser gebildet?

❹ Nennen Sie die Schutzvorrichtungen des Auges und geben Sie ihre Funktion an!

❺ Welche anatomische Struktur bildet die Grenze zwischen äußerem Gehörgang und Mittelohr?

❻ Welche anatomischen Strukturen gehören zum Mittelohr?

❼ Welche Aufgabe haben die Gehörknöchelchen?

❽ Welche zwei Räume werden durch die Tuba Eustachii verbunden?

❾ Wo befinden sich die Rezeptoren für das Registrieren von Drehbewegungen des Körpers?

6 Die Haut und ihre Funktion

❶ Die Haut ist das Grenzorgan des Körpers zur Umwelt und hat zahlreiche Funktionen:
- Aufnahme von Sinneseindrücken wie Berührung, Temperatur, Schmerz
- Schutz des Körpers vor schädlichen Umwelteinflüssen wie Mikroorganismen, UV-Licht, mechanischer Belastung
- Regulation des Wasserhaushalts und der Körpertemperatur.

6.1 Aufbau der Haut

❷ Abhängig von der Körpergröße beträgt die Hautoberfläche 1,5–1,8 m². Die Haut besteht aus drei Schichten:
- Oberhaut (Epidermis)
- Lederhaut (Korium)
- Unterhaut (Subkutis).

6.1.1 Oberhaut

Die Oberhaut (Epidermis) ist ein mehrschichtiges, verhorntes Plattenepithel, das in mehrere Schichten unterteilt ist. Vom Körperinneren zur Oberfläche sind dies:
- **Regenerationsschicht** (Stratum germinativum) mit vielen Keratinozyten, in der zahlreiche Mitosen (☞ 1.2.2) ablaufen. Von den beiden in einer Mitose entstehenden Tochterzellen teilt sich die eine Zelle erneut, während die andere in etwa 30 Tagen zur Hautoberfläche wandert. Auf diesem Weg ändert sie ihre Gestalt in Abhängigkeit von der jeweils durchwanderten Schicht. Die Regenerationsschicht liegt der Basalmembran auf. Sie wird nochmals unterteilt in die Basalzellschicht (Stratum basale) und die Stachelzellschicht (Stratum spinosum)
- **Körnerschicht** (Stratum granulosum), in der die Zellen verhornen
- **Hornschicht** (Stratum corneum) bestehend aus Keratinozyten, die nahezu vollständig mit der Hornsubstanz Keratin gefüllt sind und wasserabweisend sowie widerstandsfähig gegen Säuren sind. Von ihrer Oberfläche werden laufend Hornschuppen abgestoßen.

Teilung und Regeneration von Zellen
- findet in der Regenerationsschicht statt
- dauert ca. 30 Tage.

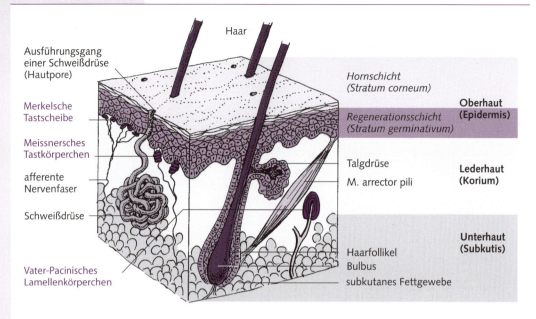

Abb. 6.1 Aufbau der Haut. [A400-190]

6.1.2 Lederhaut

Die Lederhaut (Korium) besteht aus Bindegewebe, in dem Gefäße und Nerven verlaufen. Sie wird unterteilt in:
- **Papillarschicht** (Stratum papillare), die mit zapfenartigen Ausziehungen in die Oberhaut hineinragt und für deren Ernährung zuständig ist
- **Geflechtschicht** (Stratum reticulare), die der Haut ihre hohe Reißfestigkeit verleiht.

6.1.3 Unterhaut

- Bindegewebe
- Gefäße
- Nerven
- Drüsen
- Haarwurzeln.

Die Unterhaut (Subkutis) besteht aus lockerem Bindegewebe und verbindet die Haut mit den unter ihr liegenden Strukturen (Periost, Muskelfaszien). Sie dient als Fettpolster und Wärmeisolator und ermöglicht die Verschieblichkeit der Haut. In ihr liegen zahlreiche Gefäße, Nerven, Hautdrüsen und Haarwurzeln.

6.2 Hautanhangsgebilde

Hautanhangsgebilde sind Haare, Drüsen und Nägel.

Haare

Nahezu die gesamte Haut außer Handteller und Fußsohle ist von Haaren bedeckt. Sie dienen dem Wärmeschutz und der Tastempfindung. Das Haar wird in den sichtbaren, über der Epidermis gelegenen Haarschaft und die unter der Epidermis liegende Haarwurzel unterteilt. Diese verbreitert sich zwiebelförmig zum Bulbus mit der Papille, die das Haar ernährt. Jedes Haar ist von einer Haarwurzelscheide umgeben, in die eine Talgdrüse einmündet. Unterhalb der Talgdrüse verläuft der M. arrector pili, der das Haar bei Kälte aufrichtet (Gänsehaut).

Haare zum Wärmeschutz und zur Tastempfindung.

Drüsen

❸ Es werden verschiedene Hautdrüsen unterschieden, die spezifische Sekrete herstellen und absondern:

- **Schweißdrüsen** sind exokrine Drüsen, die in unterschiedlicher Dichte in allen Hautbezirken auftreten. Sie liegen zu Knäulen aufgewickelt an der Grenze zur Unterhaut und münden mit ihren Ausführungsgängen an der Hautoberfläche. Sie sondern Schweiß ab, der auf der Haut den Säureschutzmantel bildet. Er hemmt Bakterienwachstum und dient durch Verdunstung der Temperaturregulation
- **Talgdrüsen** münden in die Haarwurzelscheiden, in die sie ihr Sekret, den Hauttalg, abgeben. Dieser macht die Haut geschmeidig und widerstandsfähig gegen Wasser. Außerdem glättet er die Haare und verleiht ihnen Glanz
- **Duftdrüsen** finden sich an wenigen Stellen des Körpers wie der Achselhöhle und dem Genitalbereich. Sie sezernieren mit Beginn der Pubertät ein fettiges alkalisches Sekret.

Schweiß als »Säureschutzmantel«.

Talg zur »Pflege«.

Nägel

Finger- und Zehennägel bestehen aus dachziegelartig verbackenen Hornschuppen, die die Endglieder von Fingern und Zehen bedecken und schützen.

Pflege

Zu häufiges Waschen mit Seifen zerstört den Säureschutzmantel und entfernt den pflegenden Hauttalg: Die Haut trocknet aus, reißt leicht auf und ist anfälliger für Infektionen. Deshalb ist bei häufigem Waschen der Hände regelmäßiges Eincremen notwendig.

? Übungsfragen

❶ Nennen Sie die Funktionen der Haut!
❷ Wie ist die Haut aufgebaut?
❸ Welche Hautdrüsen kennen Sie?

7 Das Verdauungssystem

Einteilung in:
- Oberen Verdauungstrakt
- Mittleren Verdauungstrakt
- Unteren Verdauungstrakt.

Der menschliche Organismus benötigt für seine Funktionen die regelmäßige Zufuhr von Nahrung und Wasser. Die Aufnahme und die Verarbeitung erfolgt über das Verdauungssystem, das rohrartig vom Mund bis zum After verläuft. Von verschiedenen Organen (z. B. Bauchspeicheldrüse, Leber, Gallenblase) werden enzymreiche Sekrete in den Verdauungstrakt abgegeben, sodass die Nahrungsbestandteile aufgespalten und dann vom Blut aufgenommen werden können. Der Verdauungstrakt (Gastrointestinaltrakt) wird in einen oberen, mittleren und unteren Teil gegliedert.

Wandbau des Verdauungstraktes

Wandaufbau einheitlich aus 4 Schichten.

Die Wand des gesamten Verdauungssystems besitzt einen sehr ähnlichen Aufbau, der je nach Aufgabe des Abschnitts leicht verändert ist. Von innen nach außen finden sich folgende Wandschichten:
- **Mukosa** (Tunica mucosa): Schleimhaut, die den Verdauungstrakt auskleidet. Sie dient der Aufnahme von Nahrungsbestandteilen und der Abgabe von Substanzen, die die Nahrung verdauen
- **Submukosa** (Tela submucosa): Bindegewebige Verschiebeschicht, in der die größeren Blut- und Lymphgefäße zur Versorgung der Mukosa verlaufen
- **Muskularis** (Tunica muscularis): Sie besteht aus einer inneren Ringmuskelschicht und einer äußeren Längsmuskelschicht. In Mund, Rachen und oberer Speiseröhre ist die Muskulatur quergestreift und willkürlich kontrahierbar, im übrigen Verdauungstrakt glatt und kontrahiert sich unwillkürlich. Durch den rhythmischen Wechsel von Erschlaffungs- und Kontraktionsphasen der Wand des Verdauungstraktes (Peristaltik) wird die Nahrung mechanisch zerkleinert, durchmischt und transportiert
- **Adventitia** (Tunica adventitia): Äußere Gewebeschicht zum bindegewebigen Einbau in die Umgebung oder Peritoneum.

Peritoneum

Einteilung der Organe in Abhängigkeit von ihrer Beziehung zum Peritoneum.

❶ Das Peritoneum (Bauchfell) kleidet die Bauchhöhle aus. Während der Organentwicklung in der Embryonalzeit wurde jedes Organ unter Einstülpung eines Teils des Peritoneums unterschiedlich weit in die Bauchhöhle vorgeschoben. Diese werden daher unterteilt in:
- **Intraperitoneale** Organe, die vollständig vom Peritoneum bedeckt sind. Sie besitzen ein gedoppeltes Peritoneum, das mit

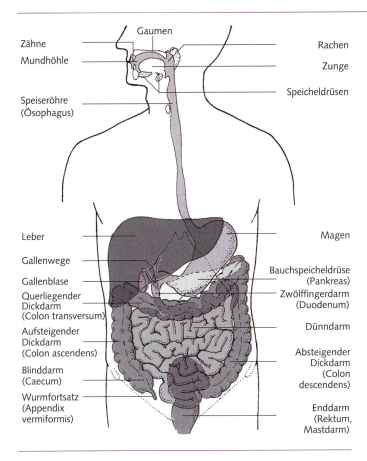

Abb. 7.1
Übersicht über die Verdauungsorgane. [A400-190]

der hinteren Bauchwand in Verbindung steht (Gekröse). Beim Dünndarm heißt diese Peritonealverdoppelung Mesenterium, beim Dickdarm Mesocolon. Eine weitere Peritonealverdoppelung stellt das große Netz (Omentum majus) dar, das sich schürzenförmig vor die Darmschlingen legt. Zu den intraperitoneal, also im Peritoneum liegenden Organen gehören Magen, Jejunum, Ileum, Leber, Milz, querliegender Dickdarm und S-förmiger Dickdarm

- **Retroperitoneale** Organe, die sich in der Embryonalzeit nur teilweise in die Bauchhöhle vorgeschoben haben. Sie sind mit der hinteren Bauchwand verwachsen und daher nur an der Vorderseite vom Peritoneum bedeckt. Zu den retroperitoneal, also hinter dem Peritoneum liegenden Organen gehören Duodenum, auf- und absteigender Ast des Dickdarms und Bauchspeicheldrüse. Weiterhin liegen auch Organe des Harnsystems retroperitoneal (Niere, Harnleiter)
- **Extraperitoneale** Organe, die keinerlei Beziehung zum Peritoneum haben. Zu den extraperitoneal, also außerhalb des Pe-

- Magen
- Jejunum, Ileum
- Leber
- Milz
- Querliegender und S-förmiger Dickdarm.

- Duodenum
- Auf- und absteigender Dickdarm
- Bauchspeicheldrüse
- Harnsystem.

Abb. 7.2 Längsschnitt durch den Bauchraum mit Lageverhältnis der einzelnen Organe zum Peritoneum. [A400-190]

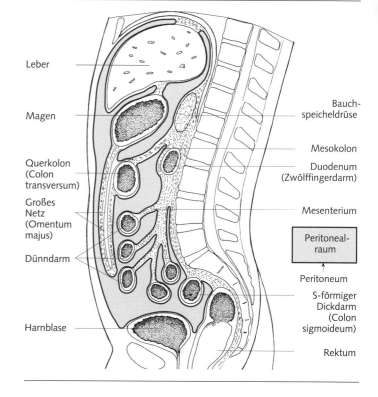

- Enddarm
- Organe des kleinen Beckens.

ritoneums liegenden Organen gehören der Enddarm und die Organe des kleinen Beckens.

Blutversorgung des Verdauungssystems

Die Organe des Bauchraums werden im Wesentlichen durch drei aus der Aorta stammende Arterienstämme mit deren Ästen versorgt:

- Der **Truncus coeliacus** versorgt mit seinen drei Ästen A. lienalis, A. hepatica und A. gastrica sinistra die Leber, die Gallenblase, den Magen sowie Teile der Speiseröhre, des Zwölffingerdarms und der Bauchspeicheldrüse
- Die **A. mesenterica superior** versorgt mit ihren Ästen den gesamten Dünndarm, den Blinddarm, den aufsteigenden und querverlaufenden Dickdarm sowie Teile der Bauchspeicheldrüse
- Die **A. mesenterica inferior** versorgt den absteigenden und S-förmigen Dickdarm sowie Teile des Enddarms.

Das mit Nährstoffen angereicherte venöse Blut der Bauchorgane wird in der **Pfortader** (V. portae) gesammelt und direkt zur Leber transportiert (☞ 10.1.1).

Steuerung des Verdauungssystems

Die Magen-Darm-Bewegungen sowie die Verdauung werden unbewusst über Sympathikus und Parasympathikus gesteuert. Dabei wirkt der Parasympathikus fördernd auf die Durchblutung und Tätigkeit des Verdauungssystems, während der Sympathikus hemmend wirkt.

❷ Zusätzlich ist in den Wänden des Verdauungssystems ein eigenes Nervensystem vorhanden, das aus zwei verschiedenen Nervenfasergeflechten besteht:
- Meißner-Plexus in der Submukosa
- Auerbach-Plexus zwischen Ring- und Längsmuskulatur.

Diese Nervenfasergeflechte steuern die Bewegungen des Verdauungstraktes selbständig.

Weiterhin sezernieren verschiedene Zellen im Verdauungskanal Hormone und hormonähnliche Botenstoffe wie beispielsweise Gastrin, Cholezystokinin-Pankreozymin oder Sekretin. Auch diese nehmen Einfluss auf die Tätigkeit des Verdauungssystems.

7.1 Oberer Verdauungstrakt

Der obere Verdauungstrakt umfasst die Mundhöhle mit der Zunge, den Zähnen und den Speicheldrüsen sowie den Rachen und die Speiseröhre. Seine Aufgabe besteht in der Aufnahme und Zerkleinerung der Nahrung, ihrer Durchmischung mit Speichel und ihrem Weitertransport.

7.1.1 Mundhöhle

Die Mundhöhle ist der Eingang des Verdauungssystems. Sie besteht aus dem Vorhof, dem Raum zwischen Wangen bzw. Lippen und den Zähnen des Ober- und Unterkiefers sowie der eigentlichen Mundhöhle. Diese wird begrenzt durch den harten und weichen Gaumen (oben), die Unterseite der Zunge und die Mundbodenmuskulatur (unten), die Zähne (vorne, seitlich) und den Rachen (hinten).

7.1.2 Zähne

Das vollausgebildete Gebiss des Erwachsenen besteht aus 32 Zähnen: Jeweils vier **Schneidezähnen** oben und unten, denen sich rechts und links je ein **Eckzahn** anschließt, gefolgt von je zwei **Backen-** und drei **Mahlzähnen** auf beiden Seiten. Von den Mahlzähnen wird der hinterste auch **Weisheitszahn** genannt.

Begrenzungen durch:
- Harten und weichen Gaumen
- Unterseite der Zunge und Mundbodenmuskulatur
- Zähne
- Rachen.

Gebiss des Erwachsenen
32 Zähne:
- 8 Schneidezähne
- 4 Eckzähne
- 8 Backenzähne
- 12 Mahlzähne.

Abb. 7.3
Gebiss eines Kindes und eines Erwachsenen mit Altersangaben für Zahndurchbruch bzw. Zahnwechsel. [L190]

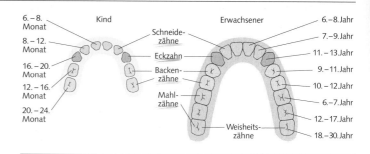

Jeder Zahn besteht aus:
- Zahnkrone: Sichtbarer Teil des Zahnes
- Zahnhals: Vom Zahnfleisch umgeben
- Zahnwurzel: Verankerung des Zahns im Kiefer.

Im Inneren des Zahns liegt die Pulpa, die Blut- und Lymphgefäße zur Versorgung des Zahnes sowie Nerven beinhaltet. Umschlossen wird die Pulpa von den drei Baustoffen des Zahns:
- Das Zahnbein bildet die Hauptmasse des Zahnes und ist ähnlich hart wie Knochen
- Der Zahnschmelz im Bereich der Zahnkrone bildet die härteste Substanz des Körpers
- Der Zahnzement im Bereich der Zahnwurzel.

Abb. 7.4
Längsschnitt durch den oberen Verdauungstrakt. [A400-190]

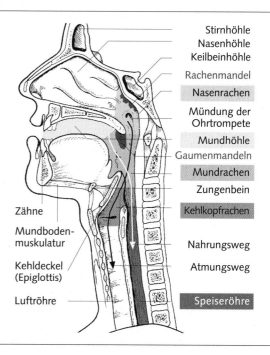

❸ Aufgabe der Zähne ist es, die Nahrung zu zerkleinern und zu zermahlen.

Besonderheiten beim Kind

Die ersten Zähne, die **Milchzähne**, brechen etwa zwischen dem 6. Lebensmonat und dem 2. Lebensjahr durch. Das Milchgebiss besteht lediglich aus 20 Zähnen. Dies sind jeweils vier Schneide-, zwei Eck- und vier Mahlzähne im Ober- und Unterkiefer. Etwa ab dem 6. Lebensjahr fallen die Milchzähne aus und die bleibenden Zähne brechen nach unterschiedlich langer Zeit durch.

7.1.3 Zunge

❹ Die Zunge ist ein von Schleimhaut überzogenes muskuläres Organ. Sie gliedert sich in:
- Zungenwurzel: Mit dem Mundboden verwachsen
- Zungenkörper: Frei beweglicher Teil
- Zungenspitze.

In die Schleimhaut des Zungenrückens sind die **Papillen** eingelagert. Nach ihrer Form werden faden-, pilz-, warzen- und blattförmige Papillen unterschieden. Die fadenförmigen Papillen dienen der Tastempfindung, die übrigen Papillen enthalten **Geschmacksknospen** für den Geschmackssinn (☞ 5.3). Außerdem unterstützt die Zunge die Zähne bei der Nahrungszerkleinerung und wird zum Nahrungstransport (Beginn des Schluckvorganges) sowie zur Lautbildung beim Sprechen benötigt.

Aufgaben:
- Nahrungszerkleinerung
- Nahrungstransport
- Geschmacks- und Tastwahrnehmung
- Lautbildung.

7.1.4 Speicheldrüsen

❺ Pro Tag werden ca. 1,5 l Speichel gebildet. Dies geschieht in den drei großen, paarigen Speicheldrüsen:
- **Ohrspeicheldrüse** (Glandula parotidea)
- **Unterkieferspeicheldrüse** (Glandula submandibularis)
- **Unterzungendrüse** (Glandula sublingualis).

Sie münden mit ihren Ausführungsgängen in die Mundhöhle. Daneben gibt es eine Vielzahl sekretproduzierender Drüsen, die in die Mundschleimhaut eingelagert sind.
Speichel besteht zu 99% aus Wasser. Weiterhin enthält er Elektrolyte, Schleimstoffe, antibakteriell wirksame Substanzen (IgA, Lysozym) und Verdauungsenzyme (α-Amylase). Der Speichel macht die gekaute Nahrung gleit- und schluckfähig und hält den Mund feucht und sauber. Die α-Amylase des Speichels spaltet in

Speichel:
- 99% Wasser
- Elektrolyte
- Schleimstoffe
- Antibakterielle Substanzen
- Verdauungsenzyme.

einem ersten Schritt Kohlenhydrate in kleinere Bestandteile. Geruchs- und Geschmacksreize sowie Kaubewegungen fördern die Speichelsekretion.

 Pflege

Um einer Entzündung der Ohrspeicheldrüse (Parotitis) vorzubeugen, werden dem Patienten Kaugummi oder Brotrinde zum Kauen gegeben. Es werden Eiswürfel oder Zitronenscheiben zum Lutschen gegeben und für ausreichend Flüssigkeitszufuhr gesorgt. So wird der Speichelfluss angeregt und der Keimbesiedlung der Ohrspeicheldrüse entgegengewirkt.

7.1.5 Gaumen

Der Gaumen trennt die Mundhöhle von der Nasenhöhle. Er besteht aus zwei Anteilen:
- **Harter Gaumen:** Vorne gelegen, wird aus Knochen gebildet
- **Weicher Gaumen:** Hinten gelegen, besteht aus einer Muskelplatte, die mit Schleimhaut bedeckt ist; ist beweglich und wird auch Gaumensegel genannt.

Zum Rachen hin läuft das Gaumensegel in das Zäpfchen aus.
Die seitlichen Ränder des Gaumensegels bilden den hinteren und den vorderen Gaumenbogen, zwischen denen jeweils links und rechts die **Gaumenmandel** (Tonsilla palatina) liegt.
Aufgabe des Gaumens ist der Verschluss des oberen Rachenraumes beim Schlucken. Er bildet das Widerlager der Zunge beim Sprechen und ermöglicht so erst eine korrekte Aussprache.

7.1.6 Rachen

- Muskulärer Schlauch
- Verbindet Mundhöhle mit Speiseröhre und Nasenhöhle mit Kehlkopf bzw. Luftröhre.

Der Rachen (Pharynx) ist ein 7–15 cm langer bindegewebig-muskulärer Schlauch, der sich von der Schädelbasis bis zum Beginn der Speiseröhre erstreckt. Er gliedert sich in:
- **Nasenrachen** (Epipharynx) mit einer Öffnung zur Nasenhöhle
- **Mundrachen** (Mesopharynx), der in Verbindung zur Mundhöhle steht
- **Kehlkopfrachen** (Hypopharynx), der kontinuierlich in die Speiseröhre übergeht und zusätzlich eine Öffnung zum Kehlkopf hat.

Der Rachen verbindet sowohl die Mundhöhle mit der Speiseröhre (Weg der Nahrung) als auch die Nasenhöhle mit dem Kehlkopf bzw. der Luftröhre (Weg der Atemluft). Im Rachen kreuzen sich Luftweg (Nase → Rachen → Kehlkopf) und Speiseweg (Mund → Rachen → Speiseröhre).

 Pflege
Der Würgereiz kann durch Berühren der Rachenhinterwand leicht ausgelöst werden. Beim Legen einer Magensonde sollte daher vorsichtig vorgegangen werden.

7.1.7 Speiseröhre

Die Speiseröhre (Ösophagus) ist ein ca. 25 cm langer Muskelschlauch, der den Rachen mit dem Magen verbindet. Sie verläuft im Mittelfellraum (Mediastinum) hinter der Aorta und der Luftröhre und gelangt durch eine Öffnung im Zwerchfell in den Bauchraum.
❻ Sie besitzt drei physiologische Engen, an denen Bissen oder Fremdkörper stecken bleiben können:
- Ringknorpelenge: Auf Höhe des Kehlkopfs
- Aortenenge: Auf Höhe des Aortenbogens
- Zwerchfellenge: Beim Durchtritt durch das Zwerchfell.

Schluckvorgang
❼ Die Zunge schiebt willkürlich einen schluckfähigen Bissen gegen den weichen Gaumen und die Gaumenbögen und löst so den unwillkürlichen **Schluckreflex** aus. Das Gaumensegel hebt sich bei gleichzeitiger Kontraktion der Rachenwand und verschließt den Nasenrachen und die Nasenhöhle. Durch Kontraktion der

25 cm langer Muskelschlauch mit 3 physiologischen Engen.

- Schluckreflex
- Kontraktionen der Speiseröhrenmuskulatur (Peristaltik).

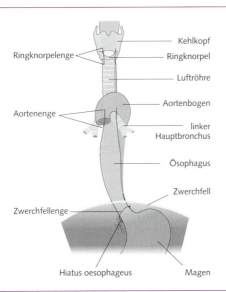

Abb. 7.5
Physiologische Engen der Speiseröhre. [L190]

Mundbodenmuskulatur wird der Kehlkopf kurzfristig verschlossen. Der Kehldeckel (Epiglottis, ☞ 12.1.2) legt sich wie ein Dach über den Kehlkopfeingang, sodass der Bissen nun durch eine Kontraktionswelle der Rachenmuskulatur ungehindert in die Speiseröhre transportiert werden kann. Von hier wird er durch abwechselnde Kontraktionen der längs- und querverlaufenden Muskelfasern, der Peristaltik, weiter in Richtung Magen transportiert. Dort erschlafft der untere Schließmuskel der Speiseröhre, und die Nahrung tritt in den Magen ein.

Beim Verschlucken gelangen Nahrungsbestandteile in den Kehlkopf. Dies geschieht z. B. beim gleichzeitigen Schlucken und Atmen. Es kommt zu einem reflektorisch ausgelösten Hustenreiz, dem Hustenreflex.

? Übungsfragen

❶ Nennen Sie intraperitoneal gelegene Organe!
❷ Wo liegt der Auerbach-Plexus?
❸ Was ist die Aufgabe der Zähne?
❹ Was ist die Hauptaufgabe der Zunge?
❺ Was sind die Aufgaben des Speichels?
❻ Nennen Sie die drei Engstellen des Ösophagus!
❼ Welche Strukturen verbindet der Rachen miteinander?

7.2 Mittlerer Verdauungstrakt

Die Organe des mittleren Verdauungstrakts, Magen, Dünndarm, Bauchspeicheldrüse, Leber mit Gallenblase, liegen im **Bauchraum** (Cavitas abdominalis). Dieser wird von der Wirbelsäule sowie der Muskulatur des Rückens (dorsal) und der Bauchwand (ventral), vom Zwerchfell (kranial) und von der Beckenbodenmuskulatur (kaudal) begrenzt.

7.2.1 Magen

Der Magen (Gaster, Ventriculus) ist ein muskuläres Hohlorgan, welches die Nahrung speichert, den Nahrungsbrei mit dem Magensaft durchmischt, die Nahrung andaut und weitertransportiert.

❶ Es werden verschiedene Magenabschnitte unterschieden (☞ Abb. 7.6).

Abschnitte des Magens:
- Kardia
- Fundus
- Korpus
- Antrum.

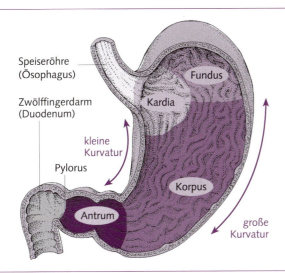

Abb. 7.6
Die Magenabschnitte dargestellt am längs aufgeschnittenen Magen. [A400-190]

Magensaft

❷ Die Mukosa des Magens ist zur Oberflächenvergrößerung in Falten gelegt. In der Mukosa des Magenfundus und -korpus sind schlauchförmig Drüsen eingelagert (Glandulae gastricae), die täglich ca. 2 l Magensaft produzieren. Sie enthalten unterschiedliche Zelltypen:

- **Hauptzellen** produzieren Pepsinogen. Es wird zu Pepsin umgewandelt, welches Nahrungseiweiß in einem ersten Schritt teilweise aufspaltet. Außerdem sezernieren sie eine saure Lipase, die bereits einen Teil des Nahrungsfettes aufspaltet
- **Belegzellen** (Parietalzellen) sezernieren Salzsäure (HCl) und Intrinsic factor. Der Magensaft erhält durch die Salzsäure einen pH-Wert von 1–2. Durch die hohe Salzsäurekonzentration werden Nahrungseiweiße denaturiert, Bakterien abgetötet und Pepsinogen zu Pepsin aktiviert
- **Nebenzellen** produzieren den Magenschleim, der die Magenwand vor Säureschäden schützt.

Die Bildung des Magensaftes wird durch Geruch, Geschmack und psychische Reize über den Parasympatikus des vegetativen Nervensystems angeregt sowie über das in den **G-Zellen** des Magens produzierte Gastrin, das bei Füllung des Magens ausgeschüttet wird. Auch Alkohol und Koffein wirken stimulierend.

Magenentleerung

❸ Die Entleerungsgeschwindigkeit des Magens hängt von der Zusammensetzung der Nahrung ab. Die Verweildauer nimmt in der Reihenfolge Kohlenhydrate – Eiweiß – Fett zu. Die Verweil-

Ca. 2 l täglich.

- Hauptzellen
  → Pepsinogen
- Belegzellen
  → Salzsäure, Intrinsic factor
- Nebenzellen
  → Magenschleim
- G-Zellen
  → Gastrin.

dauer unverdaulicher Nahrungsbestandteile beträgt etwa sechs Stunden.

Durch peristaltische Wellen vom Antrum ausgehend wird der Nahrungsbrei durchmischt und in kleinen Portionen in das Duodenum weitergegeben. Dafür öffnet sich der **Magenpförtner** (Pylorus) jeweils kurzfristig.

Bei Übertritt des sauren Nahrungsbreis in das Duodenum wird die Sekretion der Bauchspeicheldrüse angeregt. Im Duodenum erfolgt auch die weitere Aufspaltung der Nahrungsbestandteile.

7.2.2 Dünndarm

5 Meter lang und 3 Abschnitte:
- Duodenum
- Jejunum
- Ileum.

❹ Der Dünndarm ist etwa 5 m lang und besteht aus drei Abschnitten, die ohne scharfe Grenze ineinander übergehen:
- **Zwölffingerdarm** (Duodenum) folgt unmittelbar auf den Pylorus. Er legt sich C-förmig um den Kopf der Bauchspeicheldrüse und ist an der rückwärtigen Bauchwand fixiert (retroperitoneale Lage). Nach etwa 25 cm geht er über in den
- **Leerdarm** (Jejunum). Das Jejunum nimmt etwa ⅖ der Gesamtlänge der Dünndarmschlingen ein. Es ist am Mesenterium, dem Gekröse des Darms, aufgehängt (intraperitoneale Lage)
- **Krummdarm** (Ileum) nimmt etwa ⅗ der Dünndarmlänge ein. Ebenso wie das Jejunum ist er am Mesenterium befestigt (intraperitoneale Lage). Das Ileum mündet an der Ileozökalklappe in den Dickdarm.

❺ Bei 1–3% der Menschen findet sich eine 6–10 cm lange Ausstülpung des Ileums, das Meckel-Divertikel. Dieser Darmanhang ist ein Überbleibsel aus der Embryonalentwicklung.

Feinbau des Dünndarms

Spezielle feingewebliche Strukturen ermöglichen:
- Oberflächenvergrößerung der Darmwand
- Schnellere Resorption von Nahrung.

❻ Der Dünndarm ist Hauptort der Verdauung und Aufnahmeort der Nahrungsbestandteile (Wasser, kleinmolekulare Substanzen) in Blut- und Lymphgefäße. Seine Oberfläche ist zu diesem Zweck stark vergrößert. Daran beteiligt sind:
- **Kerckring-Falten:** Ringförmig verlaufende etwa 1 cm hohe Schleimhautfalten
- **Zotten:** Etwa 1 mm hohe Ausstülpungen der Kerckring-Falten
- **Mikrovilli:** Ausstülpungen der Zylinderepithelzellen (Enterozyten), die die Zotten überziehen (Bürstensaum, ☞ 1.1.9).

Da gegen Ende des Dünndarms die Resorptionsleistung immer geringer wird, nehmen dort auch Größe und Anzahl der genannten Strukturen ab. Neben den Zotten hat der Dünndarm auch Krypten, fingerförmige Einstülpungen der Kerckring-Falten, wo vor allem der Zellersatz stattfindet.

7.2 Mittlerer Verdauungstrakt

Im gesamten Darm, besonders aber im Ileum und im Wurmfortsatz (Appendix vermiformis), finden sich zahlreiche Lymphfollikel (**Peyer-Plaques**). Sie liegen in der Darmwand, gehören zum lymphatischen System (☞ 9.6) und dienen der Erregerabwehr.
❼ Im Dünndarm wird ein schleimreiches Sekret mit Verdauungsenzymen und Gewebehormonen (u.a. Sekretin, Cholezystokinin) sezerniert. Dieses wird in den **Brunner-Drüsen** des Duodenums sowie in zahlreichen **Becherzellen** gebildet. Es dient dem Schutz der Darmwand sowie der weiteren Verdauung der Nahrung.
Während des Verdauungsvorgangs sind die Zotten in ständiger Bewegung. Weiterhin sorgen rhythmische Pendelbewegungen und Segmentationsbewegungen der Darmwand für eine gute Durchmischung der Nahrungsbestandteile. Peristaltische Wellen fördern den Darminhalt weiter Richtung Dickdarm.

Peyer-Plaques:
- Lymphatisches System
- Erregerabwehr.

Dünndarm produziert Verdauungssaft.

? Übungsfragen

❶ Wie wird der Übergang Magen – Ösophagus bezeichnet?

❷ In der Magenschleimhaut werden von den Zellen verschiedene Sekrete gebildet. Nennen Sie die Zellen, ihr Produkt und die Funktion des Produkts!

❸ Wie lang beträgt die Verweildauer unverdaulicher Nahrungsbestandteile im Magen?

❹ In welche Abschnitte wird der Dünndarm eingeteilt?

❺ Wo tritt ein Meckel-Divertikel auf?

❻ Durch welche Strukturen wird die Oberfläche des Dünndarmes vergrößert?

❼ In welchem Darmabschnitt befinden sich Brunner-Drüsen?

7.2.3 Bauchspeicheldrüse

❶ Die Bauchspeicheldrüse (Pankreas) liegt an der Hinterwand des Oberbauches (retroperitoneale Lage) und ist an der Vorderseite von Peritoneum bedeckt. Sie ist 13–15 cm lang, erstreckt sich hinter dem Magen vom Duodenum bis zur Milz und wird in Kopf, Körper und Schwanz eingeteilt.
Die Bauchspeicheldrüse besteht aus exokrinen und endokrinen Anteilen. Die endokrinen Anteile der Bauchspeicheldrüse enthalten zahlreiche **Langerhans-Inseln,** die in ihrer Gesamtheit das Inselorgan bilden. In verschiedenen Zellen des Inselorgans werden folgende Hormone (☞ 8.5) produziert:
- **Insulin** in den B-Zellen
- **Glukagon** in den A-Zellen
- **Somatostatin** in den D-Zellen.

Exokriner Teil:
- Pankreassaft

Endokriner Teil:
- A-Zellen
  → Glukagon
- B-Zellen
  → Insulin
- D-Zellen
  → Somatostatin.

Aufgaben:
- Aufspaltung der Nahrungsbestandteile
- Neutralisation des sauren Nahrungsbreis durch Bikarbonat.

❷ Die exokrinen Anteile bilden den **Pankreassaft** (Bauchspeichel), der eine wesentliche Rolle bei der Verdauung der Nahrungsbestandteile spielt. Der Pankreasgang (Ductus pancreaticus) durchzieht die Drüse längs. Er erhält zahlreiche kleine Zuflüsse von den exokrinen Drüsenläppchen des Organs und mündet gemeinsam mit dem Gallengang (Ductus choledochus, ☞ 7.2.5) an der Papilla vateri ins Duodenum.

Pankreassaft

❸ Die exokrinen Drüsenläppchen der Bauchspeicheldrüse bilden pro Tag ca. 1,5 l stark alkalischen Pankreassaft mit hoher Bikarbonatkonzentration. In das Duodenum abgegeben neutralisiert er dort den stark sauren Speisebrei. Der pH-Wert liegt im Dünndarm dann bei ca. 7–8.

Außerdem enthält der Pankreassaft verschiedene Verdauungsenzyme. Diese Enzyme werden von der Bauchspeicheldrüse teilweise als inaktive Vorstufen sezerniert, damit sie das Drüsengewebe nicht selbst »andauen«. Erst im alkalischen Milieu des Dünndarms entfalten sie ihre Wirkung. Dort setzen sie die bereits im Magen begonnene Verdauung fort.

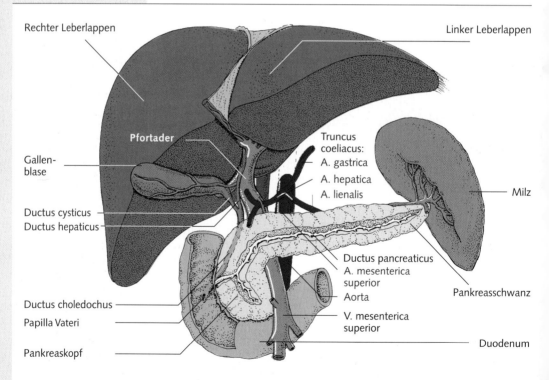

Abb. 7.7 Einige Organe des mittleren Verdauungstraktes. [A400-190]

7.2 Mittlerer Verdauungstrakt

Enzyme	Wirkung
Proteasen ■ Chymotrypsin, Trypsin, Elastase ■ Caboxypeptidasen, Aminopeptidasen	Proteinspaltung Aminosäureabspaltung
Glykosidasen ■ α-Amylase	Spaltung von Glykogen und Stärke
Lipasen	Spaltung von Fetten
Nukleasen	Abspaltung von Nukleotiden aus DNS, RNS

Tab. 7.8 Enzyme des Pankreassaftes und ihre Wirkung.

❹ Die Pankreassaftausscheidung wird durch die Hormone Sekretin und Cholezystokinin-Pankreozymin der Duodenalschleimhaut sowie durch den N. vagus (☞ 4.2.1) stimuliert. Sekretin und Cholezystokinin-Pankreozymin werden als Reaktion auf den sauren bzw. fettreichen Nahrungsbrei ausgeschüttet.

7.2.4 Leber

Die Leber (Hepar) ist das größte Stoffwechselorgan des Körpers und liegt im rechten Oberbauch direkt unter dem Zwerchfell. Sie besteht aus
- **Lobus dexter:** Rechter, größerer Leberlappen
- **Lobus sinister:** Linker größerer Leberlappen
- **Lobus caudatus:** Geschwänzter, kleinerer Leberlappen
- **Lobus quadratus:** Quadratischer, kleinerer Leberlappen.

Zwischen den beiden kleinen Lappen liegt die **Leberpforte.** Hier treten die **Leberarterie** (A. hepatica) und die **Pfortader** (V. portae) in die Leber ein, während der **Gallengang** (Ductus hepaticus communis) die Leber verlässt.

Leberpforte:
- Leberarterie
- Pfortader
- Gallengang.

Feinbau der Leber

Die Leber ist aus zahlreichen im Querschnitt sechseckigen, 1–2 mm großen Leberläppchen aufgebaut.
Am äußeren Rand jedes dieser Felder verlaufen ein Ast der Pfortader, ein Ast der Leberarterie und ein kleiner Gallengang. Sie bilden gemeinsam ein **Periportalfeld.** Von dort fließt Blut über die kapillarähnlichen **Lebersinusoide** in das Zentrum eines Le-

Sechseckige Leberläppchen:
- Rand: Periportalfelder
- Mitte: Zentralvene (Ast der Vv. Hepaticae).

Abb. 7.9
Schematischer Aufbau eines Leberläppchens. [L190]

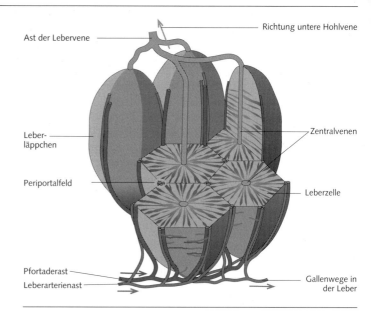

berläppchens zu der dort verlaufenden **Zentralvene** (V. centralis). Im Bereich der Lebersinusoide kommt das mit Nährstoffen beladene Pfortaderblut in engen Kontakt mit den Leberzellen. Hier erfolgt der Stoffaustausch. Abfallprodukte werden über die Lebersinusoide zur Zentralvene und weiter in Äste der Lebervene geleitet, die sich zur Lebervene (V. hepatica) vereinigen und direkt unter dem Zwerchfell in die untere Hohlvene münden.

Die Leberzellen geben in die kleinen Gallengänge die Galle ab. Die Flussrichtung der Galle in den kleinen Gallengängen eines Periportalfeldes ist entgegengesetzt zu der des Pfortaderblutes. Sie fließt vom Zentrum eines Leberläppchens in Richtung Periportalfeld. Die kleinen Gallengänge vereinigen sich und bilden in der Leberpforte schließlich den Gallengang.

❺ An den Wänden der Lebersinusoide befinden sich Kupffersche Sternzellen, deren Aufgabe vor allem die Phagozytose alter und geschädigter Erythrozyten ist.

Aufgaben der Leber

❻ Mit dem Pfortaderblut gelangen viele im Dünndarm durch die Verdauung freigesetzte Nährstoffmoleküle direkt in die Leber. Sie werden für die Bildung wichtiger Stoffwechselprodukte verwendet. Daneben wirkt die Leber wie ein Filter, der Giftstoffe aus dem Pfortaderblut beseitigt oder chemisch verändert (First-pass-effect). Sie werden dann über die Galle bzw. über Blut und Nieren ausgeschieden. Dieses sind wichtige Voraussetzungen für die vielfältigen Aufgaben der Leber im Gesamtstoffwechsel des Körpers:

Zentrales Stoffwechselorgan.

- **Kohlenhydratstoffwechsel:** Überschüssige Glukose wird als Glykogen gespeichert und bei Bedarf wieder als Glukose abgegeben. Glukose wird aus Aminosäuren aufgebaut (Glukoneogenese). So wird der Blut-Glukose-Spiegel konstant gehalten
- **Eiweißstoffwechsel:** Gerinnungsfaktoren (z. B. Prothrombin und Fibrinogen, ☞ 9.4.2), Albumine, verschiedene Globuline und andere Eiweiße werden gebildet
- **Fettstoffwechsel:** Die Leber spielt eine zentrale Rolle bei der Fettverarbeitung
- **Bildung** des Gallensaftes
- **Bildung** der Hormon(vorstufen) Angiotensinogen, Vitamin-D-Hormon und Somatomedine (Wachstumsfaktoren)
- **Abbau** des roten Blutfarbstoffes Hämoglobin zu Bilirubin, von körpereigenen, giftigen Abfallprodukten wie Ammoniak zu Harnstoff, von dem Körper von außen zugeführten Substanzen (z. B. Alkohol, Medikamente), Hormone werden inaktiviert.

Besonderheiten beim Kind

Beim Neugeborenen ist die Leber noch relativ unreif und rasch überfordert mit dem erhöhten Bilirubinanfall aufgrund des Hämoglobinabbaus. Dies führt zu einer Hyperbilirubinämie, die auch behandlungsbedürftig werden kann.

7.2.5 Gallenwege und Gallenblase

Gallenwege

Die Leber produziert pro Tag 0,5–1 l Gallenflüssigkeit. Diese gelangt in die kleinen Gallengänge, die sich zu immer größeren Gallengängen vereinigen. Aus dem rechten und linken Leberlappen

Gallenwege gliedern sich in:
- Ductus hepaticus
- Ductus choledochus
- Ductus cysticus.

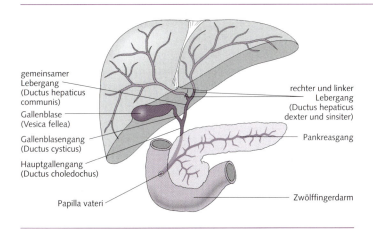

Abb. 7.10 Gallenwege und Gallenblase. [L190]

7 Das Verdauungssystem

treten schließlich der **rechte** und **linke Lebergang** (Ductus hepaticus dexter und sinister) aus und vereinigen sich zum **gemeinsamen Lebergang** (Ductus hepaticus communis). Dieser vereinigt sich mit dem **Gallenblasengang** (Ductus cysticus) aus der Gallenblase und es entsteht der **Hauptgallengang** (Ductus choledochus). Der Hauptgallengang mündet, häufig gemeinsam mit dem Pankreasgang, an der Papilla vateri ins Duodenum.

Gallenblase

Die **Gallenblase** (Vesica fellea) ist ein birnenförmiger 8–12 cm langer Sack an der Hinterseite der Leber. Sie speichert 40–50 ml Gallenflüssigkeit in konzentrierter und eingedickter Form.

Die wichtigsten Bestandteile der **Galle** sind – neben Wasser und Elektrolyten – Gallensalze, Cholesterin, Steroidhormone und der Gallenfarbstoff Bilirubin.

❼ Die **Gallensalze** spielen eine wesentliche Rolle bei der Fettverdauung im Dünndarm, indem sie Fette emulgieren. Sie lagern sich mit Fettpartikeln der Nahrung zusammen und bilden feinste Fetttröpfchenformen, die **Mizellen** (☞ 7.5.3). Erst durch die Mizellenbildung wird die Aufnahme von Fett über die Dünndarmschleimhaut ins Blut ermöglicht. Im Ileum wird ein Großteil der Gallensalze wieder resorbiert und gelangt mit dem Blut über die Pfortader zur Leber. Von dort werden sie wieder in die Galle abgegeben. Dieser Kreislauf der Gallensäuren (Leber → Galle → Dünndarm → Leber) wird als **enterohepatischer Kreislauf** bezeichnet.

Der Gallenfarbstoff **Bilirubin** stammt hauptsächlich aus dem Abbau des roten Blutfarbstoffes Hämoglobin (☞ 9.3). Dieser Abbau findet in der Milz, im Knochenmark und in der Leber statt. Das Bilirubin wird an Albumin gebunden (indirektes Bilirubin) zur Leber transportiert. Dort wird es an Glukuronsäure gebunden (direktes Bilirubin), mit der Galle in den Darm abgegeben, über mehrere Teilschritte in Sterkobilin umgewandelt und ausgeschieden. Sterkobilin gibt dem Stuhl seine braune Farbe. Ein geringer Teil des Bilirubins gelangt als Urobilinogen über den Blutweg zur Leber zurück oder wird über die Nieren ausgeschieden.

Die Sekretion des Gallensaftes wird über die gleichen Mechanismen wie die des Pankreassaftes stimuliert (☞ 7.2.3). Cholezystokinin-Pankreozymin bewirkt zusätzlich eine Kontraktion der Gallenblase.

Bestandteile der Galle:
- Wasser
- Elektrolyte
- Gallensäuren
- Cholesterin
- Phospholipide
- Bilirubin.

Enterohepatischer Kreislauf der Gallensäuren.

- Indirektes Bilirubin: an Albumin gekoppelt
- Direktes Bilirubin: an Glukuronsäure gebunden in der Leber.

? Übungsfragen

❶ Beschreiben sie die Lage der Bauchspeicheldrüse!
❷ Welche Gänge münden auf der Papilla vateri?
❸ Welche Bestandteile enthält der Pankreassaft?

❹ Welche Aufgaben hat Sekretin?
❺ Was ist die Aufgabe der Kupfferschen Sternzellen?
❻ Nennen Sie die Aufgaben der Leber!
❼ Welcher Gallebestandteil ist wichtig für die Emulgierung der Fette?

7.3 Unterer Verdauungstrakt

Zum unteren Verdauungstrakt gehören der Dickdarm mit Wurmfortsatz, der Enddarm und der After.

7.3.1 Dickdarm

❶ An der Ileozökalklappe mündet das Ileum in den **Dickdarm** (Kolon). Dieser ist ca. 1,4 m lang und liegt rahmenförmig um die Dünndarmschlingen. Auch der Dickdarm ist in verschiedene Abschnitte unterteilt:
- **Blinddarm** (Caecum) mit **Wurmfortsatz** (Appendix vermiformis)
- **Aufsteigender Dickdarm** (Kolon ascendens)
- **Querverlaufender Dickdarm** (Kolon transversum)
- **Absteigender Dickdarm** (Kolon descendens)
- **S-förmiger Dickdarm** (Kolon sigmoideum oder Sigma).

Blinddarm, querverlaufender und S-förmiger Dickdarm sind vollständig von Bauchfell überzogen und über ein Aufhängeband, das Mesocolon (Dickdarmgekröse), an der hinteren Bauchwand fixiert. Sie liegen damit intraperitoneal. Demgegenüber sind der auf- und absteigende Dickdarm nur an ihrer Vorderseite von Bauchfell überzogen, während sie mit der Hinterseite an der rückwärtigen bzw. seitlichen Bauchwand fest fixiert sind. Sie liegen retroperitoneal.

Der ca. 1,4 m lange Dickdarm gliedert sich in 5 Teile.

Besonderheiten beim Kind

Bei etwa 2% der Bevölkerung findet sich ein blindsackartiger Anhang des Ileums, das Meckel-Divertikel. Es ist ein Rest des embryonalen Ductus omphaloentericus (Verbindung zwischen Ileum und Nabel beim Embryo, verläuft in der Nabelschnur), der sich nach der Geburt nicht vollständig zurückgebildet hat. Das Meckel-Divertikel kann Ausgangspunkt von Blutungen und Entzündungen sein.

7 Das Verdauungssystem

Feinbau des Dickdarms

❷ Gemeinsames Kennzeichen aller Dickdarmabschnitte sind die **Tänien** und **Haustren.** Im Gegensatz zum Dünndarm verläuft die Längsmuskulatur des Dickdarms nicht gleichmäßig um den ganzen Darm herum, sondern zusammengedrängt auf drei ca. 1 cm breiten Längsstreifen, den Tänien. Haustren sind Ausbuchtungen der Darmwand, die durch quergestellte Einschnürungen der Ringmuskelschicht zustande kommen. Sie wechseln je nach Darmbewegung. Mikroskopisch weist der Dickdarm zahlreiche **Krypten** mit Becherzellen auf, die für die Schleimabsonderung zuständig sind.

Mit dem Eintreffen des Speisebreis im Dickdarm ist die Verdauung und Resorption der Nährstoffe abgeschlossen. **Aufgabe des Dickdarms** ist es, dem Nahrungsbrei Wasser und Elektrolyte zu entziehen und damit den Stuhl einzudicken. Um die Gleitfähigkeit des sich verfestigenden Stuhls zu gewährleisten, wird aus den Becherzellen der Krypten dem Kot Schleim beigemengt. Außerdem sind im Dickdarm – im Gegensatz zum Dünndarm – eine Vielzahl Bakterien vorhanden, die unverdauliche Nahrungsbestandteile durch Gärungs- und Fäulnisvorgänge weiter abbauen.

Aufgaben:
- Eindickung des Stuhles
- Gärungs- und Fäulnisvorgänge.

7.3.2 Enddarm und After

Enddarm

Der Enddarm (Rektum) ist 7–15 cm lang. Er geht aus dem S-förmigen Dickdarm hervor und endet mit dem After. Da der Enddarm bereits außerhalb der Bauchhöhle im kleinen Becken liegt, ist er nicht mehr vom Bauchfell überzogen und liegt somit extraperitoneal. Rasch verliert er die für den Dickdarm typischen Tänien und Haustren.

After

Der After (Anus) ist die Öffnung, durch die der Darm an die Körperoberfläche mündet. Verschlossen wird er durch den inneren und äußeren Schließmuskel sowie durch ein unter der Schleimhaut liegendes Venengeflecht (Hämorrhoidalgeflecht).

Verschluss des Afters:
- Innerer Schließmuskel
- Äußerer Schließmuskel
- Venengeflecht.

Stuhlentleerung

In der **Ampulla recti,** dem oberen Anteil des Enddarms, wird der Kot gesammelt. Bei ausreichender Füllung der Ampulle folgt die reflexartig ablaufende Stuhlentleerung (Defäkation). Der innere Schließmuskel erschlafft, während sich die äußere Längsmuskulatur des Enddarms anspannt. Dieser Vorgang wird unterstützt durch die willkürliche Anspannung von Zwerchfell und Bauchmuskulatur (Bauchpresse, ☞ 3.8.1) sowie der willentlichen Erschlaffung des äußeren Schließmuskels, sodass es zur Kotaustreibung kommt.

- Erschlaffung der Schließmuskulatur
- Kontraktion der Längsmuskulatur des Enddarms
- Bauchpresse.

Stuhlzusammensetzung

❸ Der Stuhl besteht zu 75% aus Wasser. Außerdem enthält er Schleim, Epithelzellen der Darmschleimhaut, Bakterien, Gärungs- und Fäulnisprodukte, Zellulose (unverdauliche Pflanzenbestandteile), Entgiftungsprodukte und Sterkobilin (☞ 7.2.5).

 Pflege
Bei Patienten mit Hämorrhoiden muss ein Darmrohr oder Thermometer vorsichtig und nicht gegen einen Widerstand geschoben werden, da es ansonsten zu starken Blutungen kommen kann.

7.4 Energiebedarf des menschlichen Körpers

Der Mensch ist auf die regelmäßige Zufuhr von Nahrung angewiesen. Diese wird benötigt für den Energiegewinn und für den Aufbau körpereigener Substanzen wie beispielsweise Enzyme, Abwehrstoffe oder Hormone.

Der Energiegehalt der Nahrung wird in der Einheit **Kilokalorie** (kcal) bzw. **Kilojoule** (kJ) angegeben, dabei gilt 1 kcal = 4,18 kJ. Der Energiebedarf eines Menschen hängt stark von seiner körperlichen Aktivität ab. So verbraucht ein Mensch mit überwiegend sitzender Tätigkeit ca. 2 500 kcal am Tag, bei starker körperlicher Arbeit hingegen über 4 000 kcal.

❹ Energieliefernde Nahrungsbestandteile sind:
- **Kohlenhydrate** haben einen Energiegehalt von 4,1 kcal pro Gramm. Die Nahrung soll idealerweise zu 55–60% aus Kohlenhydraten bestehen
- **Proteine** (Eiweiß), die einen Energiegehalt von 4,1 kcal pro Gramm haben. Etwa 15% der aufgenommenen Nahrung sollte aus Proteinen bestehen
- **Fett,** das einen Energiegehalt von 9,3 kcal pro Gramm hat. Es sollte 25–30% der aufgenommenen Nahrung ausmachen.

 Pflege
Der Energiebedarf ist, auch ohne körperliche Aktivität, bei Fieber, Schmerzen oder Angst erhöht.

Einheit: Kilokalorie bzw. Kilojoule (1 kcal = 4,1 kJ).

Energie liefern:
- Kohlenhydrate
- Eiweiße
- Fette.

7.5 Aufspaltung und Resorption der Nahrungsbestandteile

Die Nahrungsbestandteile müssen, bevor sie über den Darm vom Blut aufgenommen werden können, zu kleineren Molekülen zerlegt werden. Dies geschieht – wie beschrieben – im Verdauungssystem durch spezifische Verdauungsenzyme (☞ Tab. 7.8).

 Pflege

Eine ausgewogene Ernährung ist wichtiger Bestandteil einer gesunden Lebensführung und damit Prophylaxe vieler Erkrankungen.

7.5.1 Kohlenhydrate

Kohlenhydrate liegen in der Nahrung vor als:
- Polysaccharide
- Disaccharide
- Monosaccharide.

Der Mensch nimmt durchschnittlich täglich ca. 300 g **Kohlenhydrate** auf. Diese liegen zum größten Teil in Form von Polysacchariden (Vielfachzucker), z. B. Stärke, sowie Disacchariden (Zweifachzucker), z. B. Saccharose (Rohrzucker) und Laktose (Milchzucker), vor. Sie werden durch die α-Amylasen der Speicheldrüsen und dann durch die α-Amylasen des Pankreassafts aufgespalten. Nach beendeter Aufspaltung liegen die drei Monosaccharide (Einfachzucker) Glukose (Traubenzucker) zu 80%, Fruktose (Fruchtzucker) zu 15% und Galaktose zu 5% vor. Diese werden über die Dünndarmschleimhaut aufgenommen und gelangen mit dem Pfortaderblut in die Leber (☞ 7.2.4), in der sie weiter verstoffwechselt (metabolisiert) werden.

Glukose

Glykolyse:
- Abbau der Glukose zur Energiegewinnung.

Glykogen:
- Speicherform der Glukose in Leber und Muskel.

Glukoneogenese:
- Aufbau von Glukose aus Fetten und Proteinen.

Der Hauptenergielieferant des menschlichen Körpers ist die Glukose. Sie wird von den Zellen entweder direkt verbrannt (bei diesem Vorgang, der **Glykolyse,** wird Energie für den Körper gewonnen) oder in Form von **Glykogen** in Leber und Muskeln gespeichert. Da diese Speicherform jedoch begrenzt ist, wird ein größerer Glukose- bzw. Kohlenhydratüberschuss in Fett umgewandelt und in Triglyzeridform gespeichert.
Bei Glukose- bzw. Kohlenhydratmangel, z.B. bei Hunger sind die Glykogenvorräte des Organismus schnell verbraucht. In diesem Fall baut der Körper Fette und Proteine ab und gewinnt daraus Glukose und somit Energie. Dieser Vorgang, die **Glukoneogenese,** läuft hauptsächlich in der Leber ab.

7.5.2 Proteine

Mit der Nahrung werden täglich durchschnittlich 80 g Proteine (Eiweiß) aufgenommen. Sie werden in Aminosäuren aufgespalten, die für die Synthese körpereigener Eiweiße verwendet werden. Für den Energiegewinn werden Proteine nur ausnahmsweise verwendet.

Die mit der Nahrung aufgenommenen Proteine werden durch das Pepsin des Magensaftes in mittellange **Polypeptide** (Vielfacheiweiße) zerlegt. Im Dünndarm werden dann die Proenzyme Trypsinogen und Chymotrypsinogen des Pankreassaftes zu Trypsin und Chymotrypsin aktiviert. Außerdem gelangen mit dem Pankreassaft Carboxypeptidasen und über die Dünndarmschleimhaut Amino- und Oligopeptidasen in den Dünndarm. Durch diese Enzyme werden die Polypeptide zu freien **Aminosäuren, Di-** und **Tripeptiden** (die aus zwei bzw. drei miteinander verknüpften Aminosäuren bestehen) aufgespalten. Diese werden über die Dünndarmschleimhaut aufgenommen und gelangen mit dem Pfortaderblut in die Leber.

Polypeptide werden zerlegt in:
- Freie Aminosäuren
- Di- und Tripeptide.

7.5.3 Fett

Das Nahrungsfett besteht zu 90% aus **Triglyzeriden,** also Verbindungen aus Glyzerin und Fettsäuren. Der Rest setzt sich aus Phospholipiden, Cholesterin und fettlöslichen Vitaminen (☞ Tab. 7.11) zusammen.

Die Fettverdauung beginnt im Magen durch eine nichtspezifische Lipase. Weitere Lipasen gelangen mit dem Pankreassaft ins Duodenum und spalten die Triglyzeride zu freien Fettsäuren und Monoglyzeriden. Mit dem Gallensaft erreichen Gallensäuren das Duodenum. Unter ihrem Einfluss lagern sich die Fettspaltprodukte zu Mizellen (☞ 7.2.5) zusammen. Mizellen ähneln winzigen Fetttröpfchen und ermöglichen die Aufnahme der Fettspaltprodukte über die Dünndarmschleimhaut. Dort werden die Fettspaltprodukte erneut zu Triglyzeriden aufgebaut und an Proteine gebunden ins Blut abgegeben. Die Gallensäuren bleiben im Dünndarmlumen und werden über den enterohepatischen Kreislauf (☞ 7.2.5) wieder zur Leber transportiert. Die an Proteine gebundenen Triglyzeride und anderen Fettbestandteile der Nahrung gelangen als **Chylomikronen** zum peripheren Gewebe, wo sie verschiedene Aufgaben erfüllen:
- Energiereserve: Triglyzeride werden im Fettgewebe und in der Leber gespeichert und bei Bedarf wieder mobilisiert (Lipolyse)
- Unterhautfettgewebe schützt vor Auskühlung und mechanischen Schäden
- Fettgewebe fixiert Organe in ihrer Position, z. B. die Niere

Nahrungsfett:
- Triglyzeride
- Phospholipide
- Cholesterin
- Fettlösliche Vitamine.

Aufnahme der Fettspaltprodukte in das Blut durch Mizellen.

Fette erfüllen folgende Stoffwechselaufgaben:

- Bestandteil der Zellmembran
- Bestandteil der Myelinscheiden (☞ 2.4.1) des Nervensystems
- Cholesterin wird für die Synthese einiger Hormone als Vorstufe benötigt, z. B. von Glukokortikoiden und Mineralokortikoiden, Östrogenen (☞ 8.4.1)
- Bestandteil fettlöslicher Vitamine (☞ Tab. 7.11).

7.5.4 Vitamine

Vitamine müssen mit der Nahrung zugeführt werden.

Vitamine sind lebensnotwendige (essentielle) Stoffe, die vom menschlichen Organismus nicht oder nur ungenügend selbst hergestellt werden können. Aus diesem Grund müssen sie mit der Nahrung aufgenommen werden. Nach ihren chemischen Eigenschaften werden Vitamine in eine **fett-** und eine **wasserlösliche** Gruppe eingeteilt.

7.5.5 Mineralstoffe und Spurenelemente

Mineralstoffe

Lebensnotwendig:
- Natrium
- Kalium
- Kalzium
- Magnesium
- Chlorid
- Phosphat.

Mineralstoffe (Elektrolyte, Salze) werden vom Organismus benötigt, um den Wasser- und Elektrolythaushalt aufrechtzuerhalten. Nur so ist eine ungestörte Zelltätigkeit möglich. Besonders wichtig sind die Kationen **Natrium** (Na^+), **Kalium** (K^+), **Kalzium** (Ca^{2+}) und **Magnesium** (Mg^{2+}) sowie die Anionen **Chlorid** (Cl^-) und **Phosphat** (HPO_4^{2-}). Ein Mangel oder Überfluss kann zu lebensbedrohlichen Zuständen führen (☞ 13.3).

Spurenelemente

Spurenelemente kommen im Organismus und in der Nahrung in sehr geringen Konzentrationen vor. Zu ihnen gehören:
- Eisen als Bestandteil des roten Blutfarbstoffes Hämoglobin (☞ 9.3)
- Kobalt als Bestandteil des Vitamin B_{12} (Tab. 7.11)
- Jod für den Aufbau der Schilddrüsenhormone (☞ 8.2)
- Kupfer, Mangan, Selen, Zink als Bestandteile verschiedener Enzyme
- Fluor verbessert die Zahnmineralisierung.

 Pflege
Bei Durchfall und Erbrechen entsteht ein hoher Flüssigkeits- und Elektrolytverlust. Deshalb müssen Durchfall und Erbrechen in der Flüssigkeitsbilanz berücksichtigt werden.

Tab. 7.11 Vitamine.

Vitamin	Funktion	Mangelerscheinung	Tagesbedarf
Vitamin A (Retinol)	Einfluss auf den Sehvorgang, Wachstumsfaktor für Epithelzellen	Nachtblindheit, Hautschäden	1–2 mg
Vitamin D (Calcitriol)	Knochenbildung, Immunregulation	Rachitits, Osteomalazie	0,05 mg
Vitamin E (Tocopherol)	Schutz der Nahrungs- und Körperfette	Unbekannt	15 mg
Vitamin K	Wichtig für die Synthese von Gerinnungsfaktoren	Blutgerinnungsstörung	1 mg
Vitamin B_1 (Thiamin)	Einfluss auf Kohlenhydratabbau, Herzfunktion und Nerventätigkeit	Leistungsschwäche, Muskelschwund, Gewichtsabnahme, Beri-Beri	1–2 mg
Vitamin B_2 (Riboflavin)	Einfluss auf den gesamten Stoffwechsel und die Hormonproduktion	Hautentzündung, Anämie	1,5–2 mg
Niazin	Zentrale Stellung im Stoffwechsel, Leberfunktion	Pellagra (Störung des Aminosäurestoffwechsels)	15–20 mg
Vitamin B_6 (Pyridoxin)	Einfluss auf den Aminosäurestoffwechsel	Neurologische Störungen, Hautentzündung	2 mg
Vitamin B_{12} (Cobalamin)	Bildung der Erythro-, Leuko- und Thrombozyten	Perniziöse Anämie	< 0,04 mg
Folsäure	Aufbau von Nukleinsäuren und Erythrozyten	Makrozytäre Anämie	0,4 mg
Pantothensäure	Zentrale Stellung im Stoffwechsel	Unbekannt	6 mg
Biotin	Beteiligung am Stoffwechsel	Hautentzündungen	0,3–0,6 mg
Vitamin C (Ascorbinsäure)	Beteiligung am Aufbau von Bindegewebe und Hormonen, Wundheilung	Skorbut	100 mg

▪ fettlösliche Vitamine, ▪ wasserlösliche Vitamine

7.5.6 Ballaststoffe

Ballaststoffe sind die unverdaulichen Bestandteile der Nahrung. Sie bestehen hauptsächlich aus pflanzlichen Faser- und Füllstoffen wie **Zellulose, Pektin** und **Lignin.** Sie können durch die menschlichen Verdauungsenzyme nicht gespalten werden, sondern nur durch die Bakterien des Dickdarms. Aufgrund ihres Volumens regen Ballaststoffe die Darmperistaltik an und fördern so den Transport des Nahrungsbreis. Täglich sollen ca. 30 g Ballaststoffe in Form von Obst, Gemüse und Vollkornprodukten mit der Nahrung aufgenommen werden.

> Ballaststoffe sind unverdauliche Nahrungsbestandteile.

? Übungsfragen

❶ Nennen Sie die verschiedenen Teile des Dickdarmes in der richtigen Reihenfolge!

❷ Was sind typische Aufbaumerkmale des Dickdarmes?

❸ Nennen Sie die Hauptbestandteile des Stuhls!

❹ Aus welchen Hauptbestandteilen setzt sich unsere Nahrung zusammen?

8 Hormonsystem

Über das Hormonsystem (endokrines System) werden im Körper viele Vorgänge gesteuert (z. B. Stoffwechsel, Wachstum). Während die Steuerung über das Nervensystem jedoch sehr schnell erfolgt, ist die Steuerung über das hormonelle System relativ langsam und länger wirkend.

Hormone sind chemische Signalstoffe, die für die Kommunikation der Zellen und Organe untereinander benötigt werden. Sie beeinflussen die Fortpflanzung, das Wachstum, den Energiestoffwechsel, den Wasser- und Elektrolythaushalt und viele andere biologische Abläufe im Körper. Ihre Wirkung entfalten sie
- **Endokrin,** d. h. weit entfernt von ihrer Freisetzungsstelle
- **Parakrin,** d. h. sie wirken in unmittelbarer Umgebung ihrer Freisetzungsstelle
- **Autokrin,** d. h. sie wirken auf die hormonsezernierende Zelle selbst.

Eine Vielzahl von Hormonen wird in den endokrinen Organen, den **Hormondrüsen,** gebildet. Zu den klassischen Hormondrüsen gehören:
- Hypophyse
- Schilddrüse
- Nebenschilddrüse
- Nebenniere
- Inselorgan der Bauchspeicheldrüse
- Hoden (☞ 14.2.1)
- Eierstöcke (☞ 14.1.1).

Andere Hormone werden in spezialisierten Einzelzellen, z. B. des Gastrointestinaltraktes (Gastrin, Sekretin, Cholezystokinin-Pankreozymin), der Niere (Erythropoetin, ☞ 13.1.5) oder der Leber (Somatomedin, Angiotensinogen, ☞ 7.2.4) gebildet.

Hormone:
- Chemische Signalstoffe
- Bildung in Hormondrüsen oder spezialisierten Zellen
- Transport auf Blutweg zu Zielzellen
- Binden an spezielle Rezeptoren
- Wirken an vielen Stoffwechselvorgängen mit.

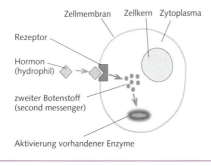

Abb. 8.1
Beispiel für die Vermittlung einer Hormonwirkung. [L190]

8 Hormonsystem

Im Gegensatz zur nervalen Signalübertragung gelangen die endokrinen Hormone über den Blutweg zu ihren **Zielzellen.** Von diesen werden sie über einen in der Zellmembran, im Zellkern oder Zytoplasma vorhandenen **Hormonrezeptor** erkannt. Hormonrezeptor und Hormon passen wie Schlüssel und Schloss zusammen (Schlüssel-Schloss-Prinzip). Bindet das Hormon an den Rezeptor, entfaltet es über Zwischenschritte seine Wirkung. So werden z. B. Enzyme und Transportproteine aktiviert oder inaktiviert. Nachdem das Hormon Stoffwechselvorgänge ausgelöst und in Gang gesetzt hat, wird es meistens abgebaut und damit inaktiviert.

8.1 Hypothalamus und Hypophyse

Die Hormonsekretion wird durch Regelkreise exakt gesteuert und den verschiedenen Bedingungen angepasst. Dabei beeinflusst ein Hormon auf direktem oder indirektem Weg auch seine eigene Sekretion. Als oberster Regler fungiert der Hypothalamus. Je nach Bedarf schüttet er ein förderndes **Releasing Hormon** (RH) oder ein hemmendes **Inhibiting Hormon** (IH) aus. Dieses wirkt auf den Vorderlappen der Hypophyse, wo ein entsprechendes **glandotropes Hormon** ausgeschüttet wird. Das glandotrope Hormon wirkt auf die entsprechende Hormondrüse, welche das **periphere Hormon** freisetzt. Dieses bindet an einen spezifischen Hormonrezeptor und löst eine Reaktion an den Zielzellen aus. Außerdem hemmt das periphere Hormon über einen negativen Rückkopp-

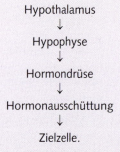

Hypothalamus
↓
Hypophyse
↓
Hormondrüse
↓
Hormonausschüttung
↓
Zielzelle.

Abb. 8.2 Regulationssystem der Hormonausschüttung. [L190]

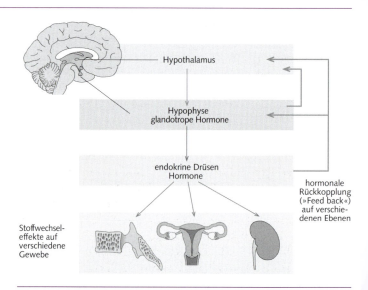

lungsmechanismus die weitere Ausschüttung des Hypothalamus- und Hypophysenhormons.

❶ ❷ Hypothalamus und Hypophyse (☞ 4.1.3) liegen im Zwischenhirn. Im Hypothalamus werden neben den Releasing Hormonen (TSH, ACTH, FSH, LH, GH-RH) und Inhibiting Hormonen (GH-IH) auch die beiden Hormone **Adiuretin** und **Oxytocin** gebildet. Sie werden über spezielle Nervenfasern des Hypophysenstiels zum Hypophysenhinterlappen transportiert, wo sie gespeichert und bei Bedarf ausgeschüttet werden. Vom Hypophysenvorderlappen werden außerdem das Hormon **Prolaktin** und das Wachstumshormon **Somatotropin** gebildet. Diese beiden Hormone wirken direkt auf ihre peripheren Zielzellen.

Hypophysenhinterlappen:
- Adiuretin
- Oxytocin.

Hypophysenvorderlappen:
- Prolaktin
- Somatotropin.

Adiuretin

❸ ❹ Adiuretin (**a**nti**d**iuretisches **H**ormon, ADH, Vasopressin) reguliert die Wasserausscheidung und damit auch das Flüssigkeitsvolumen des Körpers. Sein Wirkungsort sind die Sammelrohre der Niere (☞ 13.1.3). Nimmt das Plasmavolumen ab, wird Adiuretin ausgeschüttet. Adiuretin fördert die Wasseraufnahme aus dem Harn in den Sammelrohren. Von der Niere wird daraufhin weniger, allerdings stark konzentrierter Harn ausgeschieden, wodurch das Flüssigkeitsvolumen des Körpers wieder ansteigt.

Wirkt an der Niere:
- Drosselt Wasserausscheidung
- Flüssigkeitsvolumen steigt.

Oxytocin

Oxytocin bewirkt während der Geburt die Wehen. Während der Stillzeit ruft es eine Kontraktion der Muskulatur der Milchgänge in der Brustdrüse hervor, sodass Milch austreten kann.

- Löst Wehen aus
- Milchfluss durch Kontraktion der Milchgänge.

Prolaktin

Prolaktin bewirkt besonders während der Schwangerschaft das Wachstum der Brustdrüsen und ihrer Milchgänge. Während der Stillzeit ist es für die Milchproduktion wichtig. Ausgeschüttet wird Prolaktin durch mechanische Reizung der Brustwarze, z. B. beim Stillen des Säuglings. Die Ausschüttung wird durch ein Inhibiting Hormon gehemmt und durch ein Releasing Hormon gefördert.

- Wachstum der Brustdrüsen
- Milchproduktion.

Somatotropin

Das Wachstumshormon Somatotropin (STH) reguliert Wachstum und Entwicklung vor allem bei Kindern und Jugendlichen. Gemeinsam mit den **Somatomedinen** (Wachstumsfaktoren) der Leber führt es zu einer Steigerung der Proteinbiosynthese (☞ 1.3) und beeinflusst das Wachstum von Knochen, Muskeln und inneren Organen. Seine Ausschüttung wird über den Hypothalamus kontrolliert: Ein Releasing Hormon (GH-RH) fördert, ein Inhibiting Hormon (GH-IH, Somatostatin) hemmt seine Ausschüttung.

- Wachstum und Entwicklung
- Ausschüttungskontrolle durch Hypothalamus.

8.2 Schilddrüse

- 2 Seitenlappen
- Liegt unterhalb des Kehlkopfes.

Schilddrüsenhormone:
- Trijodthyronin (T_3)
- Thyroxin (T_4)
- Kalzitonin.

Die Schilddrüse (Glandula thyroidea) ist ein etwa 25 g schweres endokrines Organ. Sie besteht aus zwei Seitenlappen, die durch eine Gewebebrücke u-förmig miteinander verbunden sind und kaudal des Kehlkopfes liegen.

❺ Charakteristisch für den Feinbau der Schilddrüse sind zahlreiche Bläschen, die **Follikel**. Sie werden von Epithelzellen ausgekleidet und enthalten in ihrem Inneren das Thyreoglobulin, die Speicherform der Schilddrüsenhormone Trijodthyronin (T_3) und Thyroxin (T_4). Zwischen den Follikeln liegen die parafollikulären C-Zellen, die das Hormon Kalzitonin produzieren.

Trijodthyronin und Thyroxin

❻ ❼ Die Schilddrüsenhormone Trijodthyronin (T_3) und Thyroxin (T_4) werden in Form von Thyreoglobulin in den Follikeln der Schilddrüse gespeichert. Ihre Ausschüttung steht unter Kontrolle von Hypothalamus und Hypophyse. Im Hypothalamus wird das **Thyreotropin Releasing Hormon** (TRH) gebildet. Dieses Hormon stimuliert im Hypophysenvorderlappen die Ausschüttung von **thyroideastimulierendem Hormon** (TSH, thyreotropes Hormon, Thyreotropin). TSH führt an der Schilddrüse zur vermehrten Bildung und Freisetzung von T_3 und T_4 ins Blut. Dabei wird wesentlich mehr T_4 ausgeschüttet. Vom T_4, das vier Jodatome enthält, wird in der Peripherie dann ein Jodatom abgespalten, sodass das wirksamere T_3 entsteht.

Mit dem Blut gelangen die Schilddrüsenhormone zu ihren Zielzellen, die nahezu im gesamten Organismus vorhanden sind. Dort bewirken sie:

Hypothalamus
(TRH)
↓
Hypophyse
(TSH)
↓
Schilddrüse
(T_3/T_4)
↓
Zielzelle.

Abb. 8.3 Regelkreis der Schilddrüsenhormone. [A400]

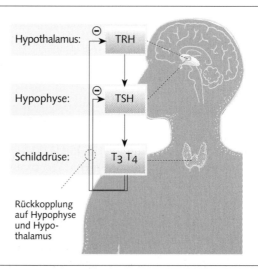

- Reifung und Entwicklung des Nervensystems
- Knochenwachstum und körperliche Entwicklung im wachsenden Organismus
- Steigerung des Energieumsatzes mit Erhöhung der Körpertemperatur und des O_2-Verbrauchs
- Steigerung der Herzfrequenz und Herzschlagkraft
- Stimulation des Kohlenhydratstoffwechsels (☞ 7.5.1) und des Fettabbaus (Lipolyse, ☞ 7.5.3).

Auch Hypothalamus und Hypophyse besitzen Rezeptoren für die Schilddrüsenhormone und kontrollieren so den T_3- und T_4-Spiegel im Blut. Bei einem erhöhten Spiegel der Schilddrüsenhormone wird die TRH- und TSH-Bildung und somit auch die weitere T_3- und T_4-Bildung gehemmt (negative Rückkopplung). Außerdem wird die Bildung von Schilddrüsenhormonen durch die Jodzufuhr mit der Nahrung reguliert, da Jod für den Aufbau von T_3 und T_4 benötigt wird.

Schilddrüsenhormone:
- Wachstum
- Steigerung des Energieumsatzes
- Einfluss auf Kohlenhydrat- und Fettstoffwechsel.

Hormonspiegel wird über negative Rückkopplung reguliert.

8.3 Nebenschilddrüse

❽ Die Nebenschilddrüsen (Epithelkörperchen, Glandulae parathyroideae) sind vier etwa linsengroße endokrine Organe an der Rückseite der Schilddrüse. Sie produzieren **Parathormon**. Dieses reguliert gemeinsam mit dem **Kalzitonin** der Schilddrüse und dem **Vitamin-D-Hormon** den Kalzium- und Phosphathaushalt.

Regulation des Kalzium- und Phosphathaushaltes

Die Elektrolyte Kalzium (Ca^{2+}) und Phosphat regeln eine Vielzahl von Zellfunktionen.

Kalzium
- Bestandteil von Knochen und Zähnen
- Erregungsübertragung von Nerv auf Muskel und Muskelkontraktion
- Blutgerinnung
- Stimulation von Enzymen und Drüsensekretion.

Phosphat
- Bestandteil der DNS und des energiereichen Adenosintriphosphates (ATP)
- Puffer in Zellen sowie im Primärharn
- Beteiligt am Aufbau von Knochen und Zähnen.

Ein Ungleichgewicht zwischen Aufnahme mit der Nahrung und Ausscheidung mit dem Urin kann durch Einbau oder Freisetzung

Kalzium:
- Knochenstruktur
- Muskelkontraktion
- Blutgerinnung
- Stimulation von Enzymen
- Drüsensekretion.

Phosphat:
- Knochenstruktur
- Bestandteil von DNS und ATP
- Puffer in Zellen und Urin.

- Ausschüttung bei Ca^{2+}↓.

- Synthese in Leber und Niere
- Beteiligt an Regulation des Ca^{2+}- und HPO_4^{2-}-Haushaltes.

- Ausschüttung bei Anstieg des Blut-Ca^{2+}-Spiegels
- Gegenspieler des Parathormons.

dieser Elektrolyte in bzw. aus dem Knochen unter Hormoneinfluss rasch korrigiert werden.

Parathormon

❾ Parathormon wird bei einer erniedrigten Ca^{2+}-Konzentration im Blut ausgeschüttet. Es hat die Aufgabe, den Ca^{2+}-Spiegel wieder zu erhöhen. Dies geschieht über folgende Mechanismen:
- Ca^{2+}-Freisetzung aus dem Knochen
- Vermehrte Rückresorption von Ca^{2+} und verminderte Rückresorption von Phosphat in der Niere
- Stimulation der Synthese von Vitamin-D-Hormon, das die Ca^{2+}-Aufnahme aus dem Darm steigert.

Vitamin-D-Hormon

Vorstufen des Vitamin-D-Hormons werden mit der Nahrung aufgenommen oder in der Haut unter Einfluss von UV-Licht gebildet. In der Leber und anschließend in der Niere werden diese Vorstufen in ihre wirksame Form, das Vitamin-D-Hormon (Kalzitriol, 1,25-Dihydroxycholekalziferol), umgewandelt.

Das Vitamin-D-Hormon fördert im Darm die Ca^{2+}-Aufnahme. Ca^{2+} kann dann in den Knochen eingebaut werden und so dessen Mineralisierung fördern.

Kalzitonin

Kalzitonin wird in den C-Zellen der Schilddrüse gebildet. Das Hormon wird bei einem Anstieg der Ca^{2+}-Konzentration im Blut ausgeschüttet. Es senkt den zu hohen Ca^{2+}-Spiegel durch Hemmung der Ca^{2+}-Freisetzung aus den Knochen. Damit wirkt es als Gegenspieler des Parathormons.

 Pflege

Auch Östrogen beeinflusst über den Kalziumhaushalt den Knochenaufbau. Nach der Menopause wird durch den Östrogenabfall die Knochenstruktur brüchig (Osteoporose) und es kommt leicht zu Frakturen. Um dem Knochenabbau vorzubeugen, sollten Frauen auf eine kalziumreiche Ernährung achten und wenn möglich regelmäßig Sport treiben, z. B. Schwimmen, Gymnastik.

? Übungsfragen

❶ Welche Hormone werden in der Hypophyse gebildet?

❷ Nennen Sie die Unterteilung der Hypophyse!

❸ Welches Hormon wirkt regulativ auf die Ausscheidungsfunktion der Niere?

❹ Welche Aufgabe hat Adiuretin?

❺ Welche Hormone werden in der Schilddrüse gebildet?

❻ Welche Drüse produziert das thyreotrope Hormon?
❼ Welches Hormon steuert die Tätigkeit der Schilddrüse?
❽ Welches Hormon wird in der Nebenschilddrüse gebildet?
❾ Welches Hormon steuert in erster Linie den Blutkalziumspiegel?

8.4 Nebenniere

Die Nebennieren (Glandulae suprarenales) liegen jeweils am oberen Pol der rechten und linken Niere. Sie sind etwa 5 g schwer und gliedern sich in Mark und Rinde.

8.4.1 Nebennierenrinde

❶ Die Nebennierenrinde (NNR) besteht histologisch aus drei Schichten, in denen jeweils verschiedene Hormone produziert werden:
- **Zona glomerulosa,** als äußere Schicht, ist Produktionsort der **Mineralokortikoide,** z. B. Aldosteron
- **Zona fasciculata,** als mittlere Schicht, ist Produktionsort der **Glukokortikoide,** z. B. Kortisol
- **Zona reticularis,** als innere Schicht, ist Produktionsort männlicher Sexualhormone, der **Androgene.**

3 Zonen produzieren 3 verschiedene Hormone.

Glukokortikoide
Das wichtigste Glukokortikoid (Kortikosteroid) ist **Kortisol.** Seine Ausschüttung wird von Hypothalamus und Hypophyse kontrolliert. Im Hypothalamus wird das **Corticotropin Releasing Hormon** (CRH) gebildet, das in der Hypophyse die Sekretion des **adrenocorticotropen Hormons** (ACTH) stimuliert. ACTH seinerseits stimuliert die Ausschüttung von Kortisol und weiterer Glukokortikoide wie Kortison und Kortikosteron. Diese wirken auf Hypothalamus und Hypophyse über eine negative Rückkopplung.
CRH und damit auch die Glukokortikoide werden vermehrt in Stresssituationen (emotionale Belastung, Hitze, Kälte, Verletzungen) ausgeschüttet. Ihre Aufgabe ist die Bereitstellung von Energieträgern. Dazu laufen folgende Mechanismen ab:
- **Glukoneogenese:** Vermehrte Bildung von Glukose aus Aminosäuren in der Leber (☞ 7.5.1). Dadurch wird der Blutzuckerspiegel angehoben
- **Eiweißabbau** (Proteolyse) in Muskel- und Knochengewebe und damit Bereitstellung von Aminosäuren

Hypothalamus
(CRH)
↓
Hypophyse
(ACTH)
↓
NNR (Kortisol)
↓
Zielzelle.

Abb. 8.4
Regelkreis der Glukokortikoide.
[A400]

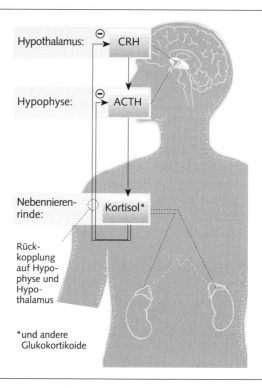

- **Lipolyse** (Fettabbau, ☞ 7.5.3) zur Bereitstellung von Fettsäuren.

Neben diesen Stoffwechselwirkungen führen die Glukokortikoide außerdem zu:
- Hemmung von Entzündungsprozessen
- Unterdrückung von Abwehrmechanismen, z. B. Antikörperbildung (immunsuppressive Wirkung), allergische Reaktionen
- Stimulation der Magensaftsekretion
- Abbau und Entkalkung der Knochen
- Blutdruckanstieg über eine Wirksamkeitssteigerung der Katecholamine.

Mineralokortikoide

❷ Das wichtigste Mineralokortikoid ist **Aldosteron**. Seine Ausschüttung wird stimuliert durch:
- Eine erniedrigte Na^+-Konzentration im Blut
- Eine erhöhte K^+-Konzentration im Blut
- Mangel an Blutvolumen
- Erniedrigten Blutdruck
- Das in der Niere gebildete Enzym Renin (☞ 13.3.1).

Die Mineralokortikoide entfalten ihre wichtigste Wirkung an den Nierenkanälchen (Renin-Angiotensin-Aldosteron-System, ☞ 13.3.1). Dort fördern sie die Na$^+$- und Wasserrückresorption sowie die K$^+$-Sekretion. Folge ist eine Erhöhung des Na$^+$-Spiegels im Blut und des Blutvolumens und damit wiederum eine Erhöhung des Blutdruckes.

Wirkort des Aldosteron sind die Nierenkanälchen:
- Na$^+$- und H$_2$O-Rückresorption
- K$^+$-Sekretion.

Sexualhormone

Dehydroepiandrosteron ist das bedeutendste männliche Sexualhormon der Nebennierenrinde. Es spielt jedoch aufgrund der deutlich höheren Sexualhormonproduktion im Hoden insgesamt eine untergeordnete Rolle. Die männlichen Sexualhormone werden als **Androgene** bezeichnet. Auch bei der Frau werden geringe Mengen davon in der Nebenniere gebildet.

8.4.2 Nebennierenmark

Das Nebennierenmark (☞ 4.3.1) ist keine Hormondrüse im engeren Sinne, sondern ein verlängerter Arm des vegetativen Nervensystems (☞ 4.3). Die von ihm gebildeten **Katecholamine Adrenalin** und **Noradrenalin** werden in Ruhe nur in geringem Umfang freigesetzt. Erst in Stresssituationen bei Aktivierung des Sympathikus werden sie vermehrt ausgeschüttet – ähnlich wie Glukokortikoide. Die Katecholamine führen zu einer gesteigerten Leistungsfähigkeit durch:
- Steigerung der Glykogenolyse mit Anstieg der Blutglukosekonzentration
- Fettabbau (Lipolyse) mit Bereitstellung von Fettsäuren
- Steigerung der Frequenz und Kontraktionskraft des Herzens
- Blutdruckanstieg
- Steigerung der Durchblutung von Herz, Muskulatur und Lunge auf Kosten von Haut und inneren Organen
- Weitstellung der Bronchien zur besseren O$_2$-Versorgung
- Hemmung von Verdauungsprozessen.

- Schüttet bei Stress Katecholamine aus
- Erhöht damit Leistungsfähigkeit.

8.5 Inselorgan der Bauchspeicheldrüse

❸ Neben ihren überwiegend exokrinen Anteilen besitzt die Bauchspeicheldrüse (☞ 7.2.3) auch endokrine Zellgruppen, die Langerhans-Inseln, die in ihrer Gesamtheit das Inselorgan bilden. In den **Langerhans-Inseln** werden folgende Hormone produziert:
- **Insulin** in den B-Zellen
- **Glukagon** in den A-Zellen
- **Somatostatin** in den D-Zellen.

Hormone der Bauchspeicheldrüse sind:
- Insulin
- Glukagon
- Somatostatin.

Insulin senkt Blutzuckerspiegel.

- Ausschüttung bei erniedrigtem Blutglukosespiegel
- Energieversorgung der Gewebe
- Insulin und Glukagon als Gegenspieler.

Hemmt Verdauungsprozesse.

Insulin
Insulin wird bei einem erhöhten Blutzuckerspiegel z. B. nach Nahrungsaufnahme ausgeschüttet. Bei einem Überschuss an Glukose senkt es den Glukosespiegel, indem Energiereserven angelegt werden. Dies geschieht über folgende Mechanismen:
- Verbesserung der Glukoseaufnahme v. a. in Muskel-, Leber- und Fettzellen
- Steigerung der Synthese von Glukosespeichersubstanzen wie Glykogen, Proteinen und Fetten
- Hemmung des Abbaus von Glykogen, Proteinen und Fetten.

Glukagon
 Glukagon wirkt als Gegenspieler zum Insulin. Es wird bei einem erniedrigten Blutglukosespiegel ausgeschüttet. Seine Aufgabe ist die Bereitstellung von Glukose für die Energieversorgung. Es sichert so gemeinsam mit anderen Hormonen wie z. B. Kortisol die Versorgung der Gewebe, insbesondere des Gehirns, mit Glukose. Dies geschieht über den Abbau von Glykogen, Fetten und Proteinen sowie über den Aufbau von Glukose aus Aminosäuren.

Somatostatin
Somatostatin wird nicht nur in den Langerhans-Inseln der Bauchspeicheldrüse gebildet, sondern auch in den D-Zellen des Verdauungstraktes. Es führt zu einer Abnahme der Magen-Darm-Bewegungen, einer verminderten Ausschüttung der Verdauungssäfte und hemmt damit die Verdauungsprozesse. Daneben wird es vom Hypothalamus ausgeschüttet und wirkt als Inhibiting-Hormon auf die Somatotropin-Ausschüttung (☞ 8.1).

Pflege
Ein Diabetes wird hervorgerufen durch einen Insulinmangel oder eine verminderte Insulinwirkung. Er ist gekennzeichnet durch

Abb. 8.5 Hormonelle Regulation des Blutzuckers. [L190]

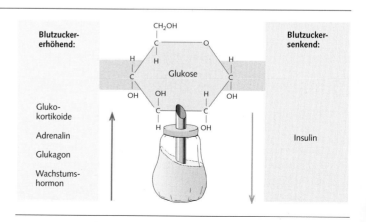

einen erhöhten Blutglukosespiegel. Dieser kann durch die tägliche Injektion von Insulin gesenkt werden. Dabei muss der Injektionsort regelmäßig gewechselt werden.

? Übungsfragen

1. Welche Hormone werden in der Nebennierenrinde gebildet?
2. Welche Wirkung haben Mineralokortikoide?
3. Nennen Sie drei Hormone, die den Blutzuckerspiegel beeinflussen!
4. Welche Wirkung hat Glukagon?

9 Blut

9.1 Aufgaben und Zusammensetzung

9.1.1 Aufgaben des Blutes

❶ Das Blut steht aufgrund des weit verzweigten Gefäßsystems und der Durchlässigkeit der Gefäßwände mit sämtlichen Geweben des Organismus in Verbindung. Dies ist Voraussetzung, um seine vielfältigen Aufgaben zu erfüllen:

- **Transportfunktion:** Blut transportiert verschiedene Substanzen (Sauerstoff (O_2), Nährstoffe, Hormone) zu den Verbrauchsorganen und befördert deren Stoffwechselendprodukte und Kohlendioxid (CO_2) zu den Ausscheidungsorganen
- **Wärmeregulation:** Blut transportiert die im Stoffwechsel gebildete Wärme und hält damit eine konstante Körpertemperatur von etwa 36,5 °C aufrecht
- **Abwehr:** Bakterien, Viren, Pilze und krankhaft veränderte Körperzellen werden von spezialisierten Blutzellen, den Leukozyten, und den von ihnen produzierten Antikörpern unschädlich gemacht
- **Schutz vor Blutverlust:** Bei Verletzungen des Gefäßsystems dichten spezialisierte Blutzellen, die Thrombozyten, die defekten Stellen mit Hilfe spezieller Proteine, den Gerinnungsfaktoren, ab
- **Puffer:** Puffersysteme (☞ 12.3.2) des Blutes halten den pH-Wert konstant.

9.1.2 Zusammensetzung des Blutes

Das Blut macht etwa 7–8% des Körpergewichts aus. Dies entspricht einem Blutvolumen von 4–6 l bei einem 70 kg schweren Menschen. Blut besteht aus folgenden Zellen:
- **Erythrozyten:** Rote Blutkörperchen
- **Leukozyten:** Weiße Blutkörperchen
- **Thrombozyten:** Blutplättchen.

❷ Sowie aus der umgebenden Flüssigkeit, dem **Blutplasma.** Der Volumenanteil der Zellen am Gesamtblutvolumen wird **Hämatokrit** genannt. Er beträgt abhängig vom Geschlecht 0,40–0,45, d.h. 40–45% des Blutes bestehen aus Zellbestandteilen, die restlichen 55–60% aus Blutplasma.

> Hämatokrit: Volumenanteil der Blutzellen am Gesamtblutvolumen.

9.2 Blutplasma

❸ ❹ Das Blutplasma ist eine klare, gelbe Flüssigkeit. Es besteht aus 90% Wasser, 7% Plasmaproteinen (Albumin, Globuline), 3% Elektrolyten (z. B. Na^+, K^+) und kleinmolekularen Substanzen (z. B. Glukose, Hormone, Vitamine). Entfernt man aus dem Blutplasma die Gerinnungsfaktoren erhält man Blutserum.

Plasmaproteine

Die Plasmaproteine sind ein Gemisch aus mehr als hundert verschiedenen Proteinen. Sie lassen sich durch ein spezielles Verfahren, die **Eiweißelektrophorese**, in fünf Gruppen trennen: Albumine, $α_1$-Globuline, $α_2$-Globuline, β-Globuline und γ-Globuline.

Die Plasmaproteine erfüllen eine Reihe von Aufgaben:
- **Aufrechterhaltung des kolloidosmotischen Druckes:** Der kolloidosmotische Druck spielt bei der Wasserverteilung zwischen Plasma und Interstitium (☞ 13.3) eine Rolle. Proteine können aufgrund ihrer Größe die Wand des Gefäßlumens im Gegensatz zu den Elektrolyten und kleinmolekularen Substanzen kaum durchdringen. Sie wirken so einem Ausstrom von Plasmawasser in das Gewebe entgegen
- **Transportfunktion:** Viele kleinmolekulare Stoffe (z. B. Hormone, Enzyme, Fettsäuren, Bilirubin) und Elektrolyte (z. B. Ca^{2+}) werden an Proteine gebunden und zu ihren Verbrauchsorten transportiert
- **Schutz vor Blutverlusten:** Gerinnungsfaktoren (☞ 9.4.2) gehören zu den Plasmaproteinen
- **Abwehrfunktion:** Antikörper (☞ 9.7.2) gehören zu den Plasmaproteinen
- **Vorratssystem:** Bei akutem Bedarf können dem Plasma Proteine zur Versorgung der Organe entnommen werden.

Zusammensetzung:
- Wasser
- Plasmaproteine
- Elektrolyte
- Kleinmolekulare Substanzen.

- Albumin
- $α_1$-Globulin
- $α_2$-Globulin
- β-Globulin
- γ-Globulin.

Plasmaproteine haben lebenswichtige Funktionen.

9.3 Erythrozyten

❺ Die Erythrozyten machen 95% der im Blut vorhandenen Zellen aus. In einem µl Blut liegen ca. 5 Millionen Erythrozyten vor. Sie sind flache, runde, in der Mitte eingedellte, kernlose Scheiben mit einem Durchmesser von etwa 7,5 µm.

Besonderheiten beim Kind

Beim Neugeborenen finden sich im Blut etwa 5,6 Millionen Erythrozyten/µl, beim 1-Jährigen 4,2 Millionen/µl und beim 8-Jährigen 4,6 Millionen/µl. Entsprechend verändert sind auch die Hämatokrit- und Hämoglobin-Werte.

- Anteil von 95% des Hämatokrits
- Bildung im roten Knochenmark aus Stammzellen
- Abbau in der Milz nach ca. 120 Tagen.

- O_2-Transport
- CO_2-Transport.

9 Blut

Aufgabe

❻ Wichtigste **Aufgabe der Erythrozyten** ist der O_2- und CO_2-Transport. O_2 wird in der Lunge aufgenommen und dort an das Hämoglobin der Erythrozyten gebunden. Das gebundene O_2 wird zu den Geweben transportiert und an diese abgegeben. Auf dem Rückweg zur Lunge nehmen die Erythrozyten das vom Gewebe produzierte CO_2 auf, welches dann über die Lunge abgeatmet wird.

Eine Besonderheit der Erythrozyten ist ihre hohe Verformbarkeit. Sie ermöglicht ihnen die ungehinderte Passage auch durch enge und gekrümmte Kapillarabschnitte.

Bildung

Gebildet werden die Erythrozyten im roten Knochenmark. Dieses enthält **Stammzellen,** aus denen sämtliche Blutzelltypen gebildet werden.

❼ In mehreren Reifungsschritten entstehen aus den Stammzellen während der **Erythropoese** (Erythrozytenbildung) Retikulozyten, die das rote Knochenmark verlassen und zu Erythrozyten heranreifen. Erythrozyten enthalten keinen Zellkern mehr und können sich daher nicht mehr teilen. Ihre Bildung wird durch das in der Niere gebildete Hormon **Erythropoetin** (☞ 13.1.5) stimuliert. Dieses wird bei O_2-Mangel ausgeschüttet und führt zu einer gesteigerten Erythrozytenbildung mit verbessertem O_2-Transport im Blut. Weiterhin sind für eine normale Erythropoese Vitamin B_{12}, Folsäure und Eisen notwendig.

Erythropoetin steigert die Erythrozytenbildung.

Besonderheiten beim Kind

Beim ungeborenen Kind findet die Blutbildung in Leber und Milz statt. Ab dem 6. Fetalmonat wird diese Funktion zunehmend vom roten Knochenmark übernommen. Dieses wandelt sich während des Knochenwachstums nach der Geburt in gelbes, fettzellhaltiges Knochenmark um. Am Ende des Knochenwachstums findet sich blutbildendes rotes Knochenmark noch in den kurzen und platten Knochen sowie in den Epiphysen der Röhrenknochen.

Abbau

Mit zunehmendem Alter der Erythrozyten (Lebensdauer 100–120 Tage) nimmt deren Verformbarkeit ab, weshalb ältere Erythrozyten im Maschenwerk der Milz (☞ 9.6.3) hängen bleiben und daraufhin von Fresszellen (Makrophagen) durch Phagozytose (☞ 9.7.1) abgebaut werden. Beim Abbau wird der in den Erythrozyten enthaltene rote Blutfarbstoff, das Hämoglobin (Hb), freigesetzt.

❽ **Hämoglobin** besteht aus vier Untereinheiten, die je ein O_2-bindendes Häm und eine Eiweißkette, Globin, aufweisen. Sein

O_2-bindendes Element ist Häm.

9.3 Erythrozyten

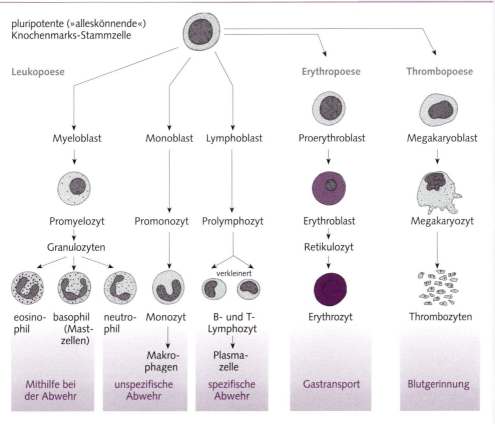

Abb. 9.1 Vereinfachtes Schema der Blutzellbildung. [A400]

Normalwert im Blut beträgt abhängig vom Geschlecht 12–14 mg/dl. Über mehrere Teilschritte wird Hämoglobin zu Bilirubin (☞ 7.2.5) abgebaut, an Albumin gebunden der Leber zugeführt und dort über die Galle ausgeschieden. Das an Hämoglobin gekoppelte **Eisen** wird erneut zum Hämoglobinaufbau verwendet.

Blutgruppen

Auf der Membranoberfläche der Erythrozyten befinden sich bestimmte Glykoproteine, die **Blutgruppenantigene**. Sie heißen Antigene, da sie in einem fremden Organismus zur Bildung von gegen sie gerichteten Antikörpern (☞ 9.7.2) und nachfolgend zur **Blutverklumpung** (Agglutination) führen können.
Insgesamt werden beim Menschen etwa 15 verschiedene Blutgruppensysteme unterschieden. Von klinischer Bedeutung sind dabei das AB0-System und das Rhesus-System.

> Blutgruppenantigene liegen auf der Oberfläche der Erythrozytenmembran.

ABO-System

❾ Menschliche Erythrozyten tragen auf ihrer Zellmembranoberfläche das Antigen A, B, A und B oder keines dieser Antigene. Abhängig von der Verteilung dieser Antigene werden vier verschiedene Blutgruppen unterschieden: Blutgruppe A besitzen 44%, Blutgruppe B 10%, Blutgruppe AB 4% und Blutgruppe 0 42% der deutschen Bevölkerung. Die Blutgruppen werden nach den Mendelschen Regeln (☞ 1.5) vererbt. Im Serum jedes Menschen sind jeweils Antikörper (Agglutinine) gegen das auf der Oberfläche seiner Erythrozyten nicht vorkommende Antigen vorhanden. Also enthält Blut der

- **Blutgruppe A:** Antigen A auf der Erythrozytenmembran und den Antikörper Anti-B im Serum
- **Blutgruppe B:** Antigen B auf der Erythrozytenmembran und den Antikörper Anti-A im Serum
- **Blutgruppe AB:** Antigen A und B auf der Erythrozytenmembran und keine Antikörper im Serum
- **Blutgruppe 0:** Kein Antigen auf der Erythrozytenmembran und die Antikörper Anti-A und Anti-B im Serum.

Zur Bestimmung der Blutgruppe eines Menschen werden seine Erythrozyten mit Testseren, die die Antikörper Anti-A oder Anti-B oder beide Antikörper enthalten, zusammengebracht. Durch das Auftreten bzw. Fehlen einer Verklumpung (Agglutination) lässt sich die Blutgruppe bestimmen. Dieses Verfahren wird z.B. im Bedside-Test vor einer Bluttransfusion angewandt.

Rhesus-System

Neben dem AB0-System spielt das Rhesus-System der Erythrozyten eine klinisch relevante Rolle. Menschen, die das Antigen D auf ihrer Erythrozytenoberfläche besitzen, werden als **Rhesus-positiv** (Rh) bezeichnet (ca. 85% der deutschen Bevölkerung). Fehlt ihnen das Antigen D auf ihrer Erythrozytenoberfläche, werden sie als **Rhesus-negativ** (rh) bezeichnet (ca. 15% der deutschen Bevölkerung). Im Gegensatz zum AB0-System, bei dem die Antikör-

Häufigkeit der Blutgruppen:
- A: 44%
- 0: 42%
- B: 10%
- AB: 4%.

Bestimmung der Blutgruppe: Vermischen der Erythrozyten mit Antikörperseren.

- Rhesus-positiv: Antigen D auf Erythrozytenoberfläche
- Rhesus-negativ: Antigen D nicht auf Erythrozytenoberfläche.

Abb. 9.2 Blutgruppenbestimmung mit Testseren. [L190]

Blut-gruppe	Testserum		
	Anti-A	Anti-B	Anti-A+B
A	Agglutination	keine	Agglutination
B	keine	Agglutination	Agglutination
AB	Agglutination	Agglutination	Agglutination
0	keine	keine	keine

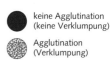

● keine Agglutination (keine Verklumpung)

▨ Agglutination (Verklumpung)

per schon bei der Geburt vorhanden sind, werden die Antikörper des Rhesus-Systems erst nach Kontakt mit dem jeweiligen Antigen gebildet. Auch sie führen bei falscher Blutübertragung zu Unverträglichkeitsreaktionen.

 Pflege

Um einen Transfusionszwischenfall zu vermeiden, müssen die Blutkonserve und das Patientenblut immer zu zweit kontrolliert werden. Während einer Transfusion werden die Vitalzeichen des Patienten anfangs engmaschig kontrolliert. Bei Zeichen der Unverträglichkeit wie Atemnot, Übelkeit oder Unruhe muss die Transfusion sofort abgebrochen werden.

? Übungsfragen

❶ Welche Funktionen erfüllt das Blut?

❷ Was versteht man unter dem Hämatokrit-Wert?

❸ Wie hoch ist der Gesamteiweißgehalt des Blutplasmas?

❹ Was versteht man unter Blutplasma und Blutserum?

❺ Wie viele rote Blutkörperchen sind in einem Kubikmilliliter Blut enthalten?

❻ Welche Aufgaben haben die Erythrozyten?

❼ Was sind Retikulozyten?

❽ Was ist ein Abbauprodukt des Hämoglobins?

❾ Welche unterschiedlichen Blutgruppen gibt es und wie lassen sie sich bestimmen?

9.4 Thrombozyten und Blutgerinnung

9.4.1 Thrombozyten

Die Thrombozyten sind kernlose Scheiben mit einem Durchmesser von 1–4 µm. Ihre Aufgabe ist die Blutstillung bei Verletzungen der Gefäßwand.

❶ Sie entstehen durch Abschnürungen aus dem Zytoplasma der **Megakaryozyten** (Knochenmarksriesenzellen) des Knochenmarks. Bei diesem Vorgang, der **Thrombopoese,** werden aus einem Megakaryozyten ca. 1000 Thrombozyten gebildet, die ins Blut abgegeben werden. Im Blut sind 150 000–300 000 Thrombozyten/µl Blut vorhanden. Ihre Lebensdauer beträgt 5–10 Tage.

- Bildung im Knochenmark
- Anzahl 150 000–300 000/µl
- Erster Gefäßverschluss zur Blutstillung.

Blutstillung

❷ ❸ Aufgabe der Thrombozyten ist es, bei einer Gefäßverletzung innerhalb kürzester Zeit für einen ersten Wundverschluss zu sorgen. Thrombozyten bewirken eine Blutstillung (Hämostase), indem sie sich schnell an verletzte Gefäßwände anheften und zu einem Pfropf, einem weißen Thrombus, verkleben. Dieser Vorgang, die **Thrombozytenaggregation,** ist innerhalb von 1–3 Minuten (**Blutungszeit**) abgeschlossen. Unterstützend wirken dabei Substanzen, die aus den Thrombozyten freigesetzt werden. Sie verstärken die Thrombozytenaggregation und führen zu einer Gefäßverengung.

Der von den Thrombozyten gebildete Thrombus ist jedoch kein dauerhafter Verschluss der Verletzung. Erst durch Aktivierung des plasmatischen Gerinnungssystems werden Nachblutungen verhindert.

9.4.2 Blutgerinnung

- Exogenes System → bei größeren, äußeren Gewebsverletzungen
- Endogenes System → bei Verletzungen der Gefäßinnenhaut.

Für den dauerhaften Verschluss einer Verletzung reicht der Thrombozytenpfropf nicht aus. Gleichzeitig muss das Gerinnungssystem des Blutplasmas aktiviert werden. Dieses System besteht aus den **Gerinnungsfaktoren I–XIII,** die sich kaskadenartig gegenseitig aktivieren. Am Ende der Blutgerinnung kommt es zur Bildung eines stabilen Maschenwerks aus Fibrinfäden, in das auch Erythrozyten eingelagert werden. Die für die Fibrinbildung notwendige Aktivierung verschiedener Gerinnungsfaktoren kann über zwei verschiedene Wege erfolgen, die als **exogenes** (extrinsic) und **endogenes System** (intrinsic system) bezeichnet werden.

❹ Das exogene System wird bei Verletzungen außerhalb des Gefäßsystems aktiviert (Gewebeverletzung). Liegt die Verletzung innerhalb der Gefäße (Gefäßverletzung), wird das endogene System aktiviert. Über mehrere Teilschritte aktivieren beide Systeme den Gerinnungsfaktor X. Dafür muss Ca^{2+} vorhanden sein. Faktor X aktiviert **Thrombin** (Gerinnungsfaktor IIa), das durch Spaltung des langkettigen Fibrinogenmoleküls (Gerinnungsfaktor I) **Fibrin** bildet. Fibrinfäden vernetzen sich und bilden mit Erythrozyten ein festes Maschenwerk, den roten Thrombus. Dieser haftet fest an den Wundrändern und zieht sich zu einem Bruchteil seines ursprünglichen Volumens zusammen. Dadurch wird die Wunde fest verschlossen. Die bis zur Bildung eines Thrombus vergehende Zeit (Gerinnungszeit) beträgt 5–7 Minuten.

Fibrinolyse

Auflösung von Fibrinfäden.

Die Fibrinolyse ist ein Prozess, der die Thrombusbildung auf den Ort der Verletzung beschränkt und der zur Auflösung bereits gebildeter Fibrinfäden führt. Dafür wird im Blut über eine Kette verschiedener Gewebe- und Blutaktivatoren **Plasminogen** zu **Plasmin** umgesetzt. Plasmin kann die Fibrinfäden in Fibrinspaltprodukte zerlegen und sie so auflösen. Dieses Prinzip wird auch therapeutisch angewandt bei Thrombosen und Embolien.

Pflege
Heparin verhindert die Bildung von Thrombin, so dass die intravasale Thrombusbildung verringert wird. Cumarine (Marcumar®) hingegen verhindern schon die Bildung von Gerinnungsfaktoren in der Leber direkt.

9.5 Leukozyten

❺ ❻ ❼ Die Leukozyten kommen mit einer Gesamtzahl von 4000–9000/µl weitaus seltener im Blut vor als die Erythrozyten. Auch sie stammen – wie die Erythrozyten – von einer gemeinsamen Stammzelle im roten Knochenmark ab, besitzen allerdings einen Zellkern. In mehreren Reifungsschritten (Leukopoese) entstehen unterschiedliche Zelltypen, die ins Blut abgegeben werden. Diese können das Gefäßsystem verlassen und in das Gewebe gelangen.

- Verschiedene Gruppen
- Abwehr von Krankheitserregern
- Bildung aus Knochenmarksstammzellen
- Anzahl: 4000–9000/µl.

Besonderheiten beim Kind

> Säuglinge und Kinder haben höhere Leukozytenzahlen als Erwachsene. Beim Säugling beträgt sie 9000–15 000/µl und bei Kindern 8000–12 000/µl.

Leukozyten sind alle in irgendeiner Form an der Abwehr von Krankheitserregern und Fremdstoffen beteiligt. Dabei erfüllen sie innerhalb des Abwehrsystems des menschlichen Organismus unterschiedliche Funktionen.

Aufgrund verschiedener Merkmale, z. B. Zellgröße, Kernform, Anfärbbarkeit des Zytoplasmas, werden sie in drei Hauptgruppen eingeteilt:
- Granulozyten
- Monozyten
- Lymphozyten.

❽ Die genaue Verteilung der Leukozyten im Blut und ihre Form kann im gefärbten Blutausstrich beurteilt werden. Dabei wird auch der prozentuale Anteil der einzelnen Leukozytentypen an der Gesamtleukozytenzahl bestimmt (Differenzialblutbild). Diese Verteilung ist in Abb. 9.3 dargestellt.

Differenzialblutbild: Prozentualer Anteil der einzelnen Leukozytentypen.

Abb. 9.3 Verteilung und Aussehen der Leukozyten (Differenzialblutbild). [A400]

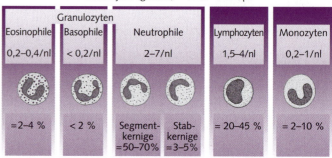

- Stabkerniger Granulozyt
- Segmentkerniger Granulozyt.

Granulozyten

Der reife Granulozyt hat einen gelappten Zellkern. Er heißt segmentkerniger Granulozyt. Ist ein Granulozyt noch nicht voll ausgereift, ist sein Zellkern noch nicht gelappt, er heißt stabkerniger Granulozyt.

❾ Alle Granulozyten besitzen in ihrem Zytoplasma kleine Körnchen, die sich unterschiedlich anfärben lassen. Entsprechend werden unterschieden:

- Neutrophile Granulozyten, deren Aufgabe ist das Vernichten von Bakterien und Zelltrümmern sowie deren Aufnahme und deren Abbau (**Phagozytose**)
- Eosinophile Granulozyten, deren Aufgabe ist die Abtötung von Parasiten. Sie spielen eine Rolle bei allergischen Reaktionen und phagozytieren Antigen-Antikörper-Komplexe (☞ 9.7.2)
- Basophile Granulozyten spielen eine Rolle bei allergischen Reaktionen.

Monozyten

Monozyten treten aus den Blutgefäßen in das umliegende Gewebe aus und werden dort zu Makrophagen (Fresszellen).

Lymphozyten

Es werden drei Typen unterschieden:

- B-Lymphozyten, die bei der spezifischen Abwehr (☞ 9.7.2) eine Rolle spielen
- T-Lymphozyten, die bei der spezifischen Abwehr eine Rolle spielen
- Natürliche Killerzellen (NK-Zellen), die bei der unspezifischen Abwehr (☞ 9.7.1) eine Rolle spielen.

? Übungsfragen

❶ Wie entstehen Thrombozyten?

❷ Welche Aufgabe haben Thrombozyten bei der Blutstillung?

❸ Nennen Sie verantwortliche Faktoren/Mechanismen der Blutstillung und der Blutgerinnung!

❹ Welcher Gerinnungsfaktor führt Fibrinogen in Fibrin über?

❺ Wie viele Leukozyten befinden sich normalerweise in einem Kubikmillimeter Blut?

❻ Wo werden Leukozyten gebildet?

❼ Was versteht man unter Leukopoese?

❽ Welcher Leukozytentyp kommt im Blut am häufigsten vor?

❾ Was versteht man unter Phagozytose?

9.6 Das lymphatische System

❶ Das lymphatische System umfasst:
- Lymphbahnen
- Lymphknoten
- Milz
- Thymus
- Lymphatisches Gewebe des Darms (z.B. Peyer-Plaques des Dünndarmes, ☞ 7.2.2)
- Lymphatischen Rachenring mit Rachen-, Zungen- und Gaumenmandel (☞ 7.1.5).

Hauptaufgabe des lymphatischen Systems ist die spezifische Abwehr. Ein großer Teil der in den Körper eingedrungenen Fremdsubstanzen wird von den lymphatischen Organen abgefangen.

Das lymphatische System als »Abwehrnetz« körperfremder Substanzen ist im gesamten Körper verteilt.

9.6.1 Lymphbahnen und Lymphknoten

Lymphbahnen

❷ ❸ Der menschliche Körper ist von einem dichten Netz aus Lymphkapillaren durchzogen. Diese sind im Gegensatz zu den Blutgefäßen an einem Ende blind verschlossen. Die Lymphkapillaren vereinigen sich zu größer werdenden Lymphgefäßen und Lymphstämmen. Die drei großen Lymphstämme aus unteren Extremitäten, Bauch-Becken-Raum und Darm vereinigen sich auf Höhe des Zwerchfells zur **Cisterna chyli** (Lymphzisterne). Aus ihr geht der **Ductus thoracicus** (Milchbrustgang) hervor, der die

Lymphsystem ist über Ductus thoracicus und Ductus lymphaticus dexter mit dem Venensystem verbunden.

Lymphstämme aus dem linken oberen Körperviertel aufnimmt und schließlich in den linken Venenwinkel mündet. Die Lymphe des rechten oberen Körperviertels fließt über den **Ductus lymphaticus dexter** (rechter Hauptlymphgang) in das rechte Venensystem.

Lymphe

In den Lymphbahnen wird die **Lymphe** transportiert, die aus dem interstitiellen Raum aufgenommen wird (☞ 13.3). Die Lymphe ist ein Blutfiltrat aus Wasser, Elektrolyten und Plasmaproteinen. Die Lymphe des Dünndarmbereiches enthält zusätzlich resorbierte Fette, die Chylomikronen. Nachdem die Lymphe die Lymphknoten durchströmt hat, befinden sich in ihr außerdem Lymphozyten, monozytäre Zellen und vermehrt Immunglobuline.

> Lymphe: Blutfiltrat aus Wasser, Elektrolyten, Plasmaproteinen.

Lymphknoten

❹ Im Verlauf der Lymphgefäße liegen **Lymphknoten,** bohnenförmige Körperchen, die von einer Bindegewebekapsel umgeben sind. In ihnen wird die Lymphe filtriert und körperfremde Stoffe, aber auch körpereigene Zellen (z. B. Tumorzellen) soweit wie möglich unschädlich gemacht. Beim Durchströmen des Lymphknotens kommt die Lymphe in Kontakt mit Makrophagen, die auch hier zur Phagozytose fähig sind. B-Lymphozyten werden in den Lymphknoten aktiviert und sind so an der Neutralisation von Antigenen beteiligt.

> Lymphknoten: Filterstationen.

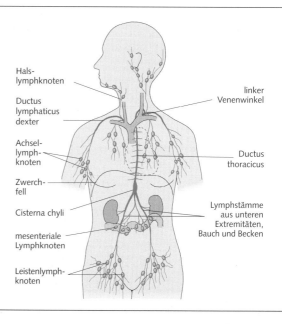

Abb. 9.4 Große Lymphgefäße und wichtige Lymphknotenstationen. [L190]

Pflege
Sind Lymphknoten, z. B. im Rahmen einer Brustamputation entfernt worden oder durch Tumorwachstum in ihrer Funktion eingeschränkt, kommt es zum Lymphödem an der entsprechenden Extremität. Bewegungsübungen und Hochlagern der Extremität unterstützen den Lymphrückfluss und wirken dem Ödem entgegen.

6.2 Thymus

❺ Der Thymus liegt mit seinen zwei Lappen hinter dem Brustbein zwischen Lungen und oberem Herzrand im Mittelfellraum (Mediastinum). Im Thymus werden Vorläuferzellen der Lymphozyten zu den funktionstüchtigen T-Lymphozyten geprägt. Von dort wandern sie in die Blutbahn und besiedeln die lymphatischen Organe.

Ausreifung der T-Lymphozyten.

Besonderheiten beim Kind

Der Thymus ist am Ende des 1. Lebensjahres am größten. Er bildet sich mit zunehmendem Alter zurück und wird durch Fettgewebe ersetzt. Beim Erwachsenen ist lediglich ein kleiner, aber funktionstüchtiger Thymusrestkörper vorhanden.

6.3 Milz

❻ Die Milz (☞ Abb. 7.7) liegt im linken Oberbauch unmittelbar unter dem Zwerchfell. Sie ist 11 cm lang, 7 cm breit und 4 cm dick. Sie ist vom Peritoneum bedeckt, liegt also intraperitoneal.

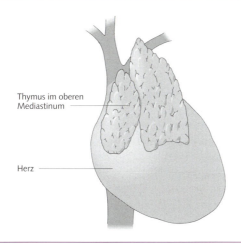

Abb. 9.5 Thymus eines Jugendlichen. [L190]

9 Blut

Im Gegensatz zu den Lymphknoten ist die Milz in den Blutkreislauf eingebunden. Am Milzhilus tritt die Milzarterie (A. splenica, A. lienalis) ein und die Milzvene (V. splenica, V. lienalis) aus. Aufgaben der Milz sind:

- Filter für körperfremde und körpereigene Strukturen
- Abbau formveränderter und überalterter Erythrozyten
- Thrombozytenspeicher
- Bildung von Leukozyten und Erythrozyten beim Fetus vor der Geburt sowie beim Erwachsenen bei krankhaften Veränderungen des Knochenmarks.

Milz: Rote und weiße Pulpa.

Das Gewebe der Milz wird in die rote und weiße Pulpa unterteilt. Die **rote Pulpa** besteht aus zellreichem Bindegewebe, das von zahlreichen Blutgefäßen durchsetzt ist und viele Erythrozyten enthält. Die **weiße Pulpa** besteht aus den Milzknötchen, die neben einer Zentralarterie zahlreiche Lymphozyten und Makrophagen enthalten.

9.7 Das Abwehrsystem des menschlichen Organismus

In der Umgebung kommt eine Vielzahl von Mikroorganismen vor, die im menschlichen Organismus eine Krankheit auslösen können (z. B. Bakterien, Viren, Pilze). Dieser reagiert auf das Eindringen eines Krankheitserregers mit verschiedenen Abwehrmechanismen, um diesen zu zerstören. Es wird dabei das **unspezifische** vom **spezifischen Abwehrsystem** unterschieden.

- Zelluläre Abwehr: Leukozyten
- Humorale Abwehr: in Flüssigkeiten gelöste Substanzen.

Beim Versuch in den Körper einzudringen, stoßen die möglichen Krankheitserreger auf unterschiedliche Schutzbarrieren. Sind diese Hindernisse überwunden, werden Leukozyten in Blut und Gewebe (zellulär) sowie in Flüssigkeit gelöste körpereigene Substanzen (humoral) aktiv. Beide Abwehrsysteme verfügen über solche zellulären und humoralen Abwehrmechanismen.

9.7.1 Unspezifische Abwehr

Zelluläre Abwehrmechanismen

Die unspezifischen Abwehrmechanismen sind bereits bei der Geburt voll ausgeprägt. Sie wirken unspezifisch gegen jegliche Fremdkörper. Zum unspezifischen zellulären Abwehrsystem gehören:

Zellulär unspezifisch:
- Neutrophile Granulozyten
- Makrophagen.

- Neutrophile Granulozyten
- Natürliche Killerzellen
- Makrophagen (umgewandelte Monozyten, die ins Gewebe auswandern).

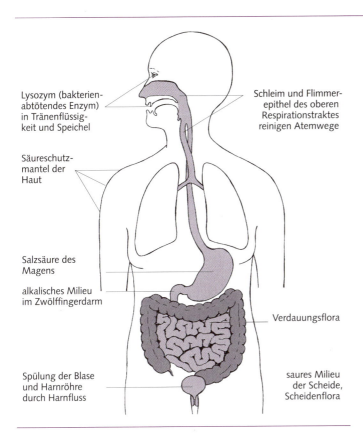

Abb. 9.6
Schutzbarrieren des Körpers. [A400-190]

Sie betätigen sich als **Fresszellen** (Phagozyten), indem sie Krankheitserreger und Zelltrümmer aufnehmen und abbauen. Dieser Prozess wird als **Phagozytose** bezeichnet. Hierbei werden die Fremdkörper zunächst von Ausstülpungen der Fresszellen umflossen und schließlich eingeschlossen. Dann wird der Fremdkörper durch Enzyme dieser Zellen abgebaut.
Sind die in den Organismus eingedrungenen Krankheitserreger zu groß (z. B. Würmer), um direkt phagozytiert zu werden, übernehmen die basophilen und eosinophilen Granulozyten eine wichtige Funktion bei ihrer Vernichtung.

Humorale Abwehrmechanismen
Ein weiterer wichtiger Bestandteil des unspezifischen Abwehrsystems sind die humoralen Faktoren (in Körperflüssigkeiten gelöste Stoffe). Dazu zählt vor allem das **Komplementsystem**. Es ist eine aus vielen Proteinkomponenten bestehende Gruppe von Abwehrstoffen, deren Aufgabe es ist:
- Fresszellen zum Fremdkörper hin zu locken
- Phagozytose zu fördern
- Bakterienzellwände aufzulösen (Lyse).

Phagozytose:
- Aufnahme von Fremdkörpern durch Fresszellen
- Fremdkörperzerstörung durch Zellenzyme.

Humoral unspezifisch:
- Komplementsystem
- Lysozym
- Zytokine
- CRP u. a.

Außerdem wird die unspezifische Abwehr durch humorale Faktoren wie das C-reaktive Protein (CRP), Lysozym und bestimmte Zytokine wie Interferone, Interleukine und Tumor-Nekrose-Faktoren auf unterschiedliche Art unterstützt.

Die unspezifischen Abwehrmechanismen geben dem Organismus einen ersten Schutz vor eingedrungenen Krankheitserregern, bevor die spezifischen Abwehrmechanismen einsetzen.

9.7.2 Spezifische Abwehr

- T-Lymphozyten
- B-Lymphozyten
- Antikörper.

Das spezifische Abwehrsystem richtet sich immer gegen eine bestimmte Substanz, ein **Antigen.** Antigene sind in der Regel körperfremde Strukturen (z. B. Krankheitserreger), können aber auch körpereigen sein (z. B. Tumorzellen). Gegen ein Antigen werden genau passende, spezifische Abwehrmoleküle, die **Antikörper,** gebildet. Zum spezifischen Abwehrsystem gehören neben den Antikörpern die **Lymphozyten.** Die gegen Antigene gerichteten Lymphozyten werden außer im Knochenmark auch im Thymus geprägt. Nach dem Ort ihrer Prägung werden unterschieden:

- T-Lymphozyten (Prägung im **T**hymus)
- B-Lymphozyten (Prägung im Knochenmark – engl.: **b**one marrow).

Lymphozyten erkennen ein Antigen und können es auf unterschiedliche Weise vernichten.

Zelluläre Abwehrmechanismen

Die T-Lymphozyten zirkulieren in Blut, Lymphe und den zu schützenden Organgeweben, wo sie die spezifische zelluläre Abwehr vermitteln. Bei Kontakt mit einem Antigen vermehren sich die T-Lymphozyten und spezialisieren sich zu:

- T-Helfer-Zellen
- T-Suppressor-Zellen
- T-Gedächtniszellen
- Zytotoxischen T-Zellen.

T-Lymphozyten besitzen auf ihrer Zelloberfläche einen spezifischen Rezeptor, der ein bestimmtes Antigen erkennt und nach Bindung an dessen Zerstörung beteiligt ist.

Humorale Abwehrmechanismen

Plasmazellen bilden Immunglobuline.

Beim Kontakt mit einem Antigen vermehren sich die B-Lymphozyten und wandeln sich in **Plasmazellen** um. Plasmazellen bilden unzählig viele gegen das Antigen spezifisch gerichtete Antikörper, die **Immunglobuline** (Ig), die die spezifische humorale Abwehr vermitteln. Sie werden in fünf Klassen unterteilt: IgG, IgM, IgA,

IgE, IgD. Die Immunglobuline bilden mit den Antigenen Komplexe und neutralisieren sie auf diese Weise. Krankheitserreger werden vernichtet. Dabei reagiert ein Antikörper spezifisch mit dem nach dem Schlüssel-Schloss-Prinzip zu ihm passenden Antigen. Ein Teil der B-Lymphozyten wandelt sich in **B-Gedächtniszellen** um. Bei einem wiederholten Kontakt mit demselben Antigen erfolgt dann über die B-Gedächtniszellen eine schnellere und stärkere Antikörperbildung.

9.7.3 Immunität

Hat der Körper mit demselben Antigen ein zweites Mal Kontakt, werden über die B- und T-Gedächtniszellen sehr schnell die Antikörperproduktion sowie die Abwehrmechanismen des Körpers gestartet. In der Regel treten keine Krankheitserscheinungen auf. Der Körper ist **immun** (unempfindlich) gegen dieses Antigen, sodass man an der entsprechenden Krankheit (z. B. Masern) nur einmal in seinem Leben erkrankt.

Dieser Mechanismus wird auch bei den aktiven **Impfungen** ausgenutzt: Dem menschlichen Organismus werden kleine Mengen abgeschwächter oder abgetöteter Krankheitserreger verabreicht. Daraufhin bildet der Körper Gedächtniszellen und Antikörper, die dann bei einer wirklichen Infektion schnell aktiv werden und den Ausbruch der Erkrankung verhindern.

Immunität durch:
- Kontakt mit einem Antigen
- Impfungen.

? Übungsfragen

1. Zählen Sie für den menschlichen Organismus wichtige Lymphorgane auf!
2. Wie heißen die zwei Hauptlymphgefäße und wo münden sie?
3. Wo beginnt der Ductus thoracicus?
4. Was sind die Aufgaben des Lymphsystems?
5. Wo liegt die Thymusdrüse und zu welchem Organsystem zählt sie?
6. Beschreiben Sie die Lage, den Aufbau und die Aufgaben der Milz!

10 Das Kreislaufsystem

Bestandteile:
- Gefäßsystem
- Herz.

Das Kreislaufsystem setzt sich aus den Blutgefäßen und dem Herzen zusammen (Herz-Kreislauf-System, kardiovaskuläres System). Dabei wirkt das Herz als Pumpe, die das Blut durch das Gefäßsystem befördert. Das Gefäßsystem ist ein geschlossenes Röhrensystem, das aus zwei hintereinander geschalteten Teilkreisläufen besteht:
- **Körperkreislauf**
- **Lungenkreislauf.**

❶ Beide Teilkreisläufe sind aus den gleichen Blutgefäßen aufgebaut:
- **Arterien** (Schlagadern), die das Blut vom Herz zu den Organen leiten, unabhängig davon, ob das transportierte Blut sauerstoffarm oder sauerstoffreich ist. Sie verzweigen sich, werden immer dünner und münden schließlich in die
- **Kapillaren.** Sie sind die kleinsten Blutgefäße und verbinden die Arterien mit den Venen. Sie dienen dem Stoff- und Gasaustausch zwischen Blut und Gewebe

Kapillaren: Austausch von O_2 und Stoffwechselprodukten.

- **Venen** (Blutadern), die das Blut zurück zum Herz führen und als Blutreservoir dienen, unabhängig davon, ob das transportierte Blut sauerstoffarm oder sauerstoffreich ist.

10.1 Körper- und Lungenkreislauf

Das Herz steht im Zentrum des Kreislaufsystems. Der linke Vorhof und die linke Kammer stellen die Pumpe des **großen** oder **Körperkreislaufs** dar, der rechte Vorhof und die rechte Kammer sind die Pumpe für den **kleinen** oder **Lungenkreislauf.**

10.1.1 Körperkreislauf

Linke Herzkammer
↓
Hauptschlagader
↓
Arterien
↓
Arteriolen
↓
Kapillaren
↓
Venolen
↓
Venen
↓
Obere und untere Hohlvene
↓
Rechter Herzvorhof
↓
Rechte Herzkammer.

Die linke Herzkammer pumpt das arterielle Blut in die **Hauptschlagader** (Aorta). Diese teilt sich in die verschiedenen Arterien, die das Blut zu den Organen und Regionen des Körpers leiten. Die Arterien teilen sich in immer feinere **Arteriolen.** In den haardünnen Kapillaren werden schließlich O_2 und Nährstoffe (z. B. Glukose, Aminosäuren, Fette) an die Gewebe abgegeben und das von den Geweben produzierte CO_2 und Stoffwechselprodukte wieder aufgenommen. Durch die Körpervenolen und -venen, die sich zur **oberen** und **unteren Hohlvene** (V. cava superior und

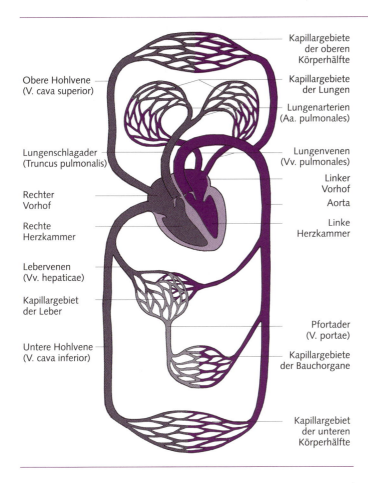

Abb. 10.1
Schema des Körper- und Lungenkreislaufs mit Pfortadersystem. [L157]

inferior) vereinigen, gelangt das Blut zum rechten Herzvorhof und zur rechten Herzkammer und von dort in den Lungenkreislauf.

Wichtige Arterien des Körperkreislaufs
❷ Aus der linken Herzkammer entspringt die Aorta. Diese hat zahlreiche Abgänge:
- **Truncus brachiocephalicus:** Gemeinsamer Gefäßstamm der rechten A. subclavia und der rechten A. carotis communis
- **A. carotis communis** links: Diese gabelt sich in A. carotis externa (Versorgung des Gesichts und des äußeren Schädels) und A. carotis interna (Versorgung des Gehirns). Gleiche anatomische Verhältnisse finden sich auf der rechten Seite
- ❸ **A. subclavia** links: Diese zieht als A. axillaris und später als A. brachialis (Versorgung des Armes) weiter zum Arm und verzweigt sich in der Ellenbeuge in die A. radialis und A. ulnaris. Diese stehen über den Arcus palmaris (Arterienbogen) der Hand in Verbindung miteinander

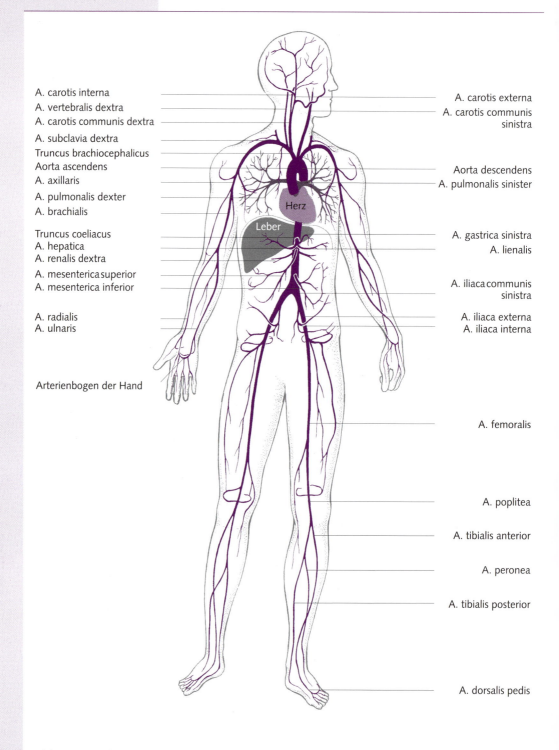

Abb. 10.2 Wichtige Arterien des menschlichen Organismus. [A400-190]

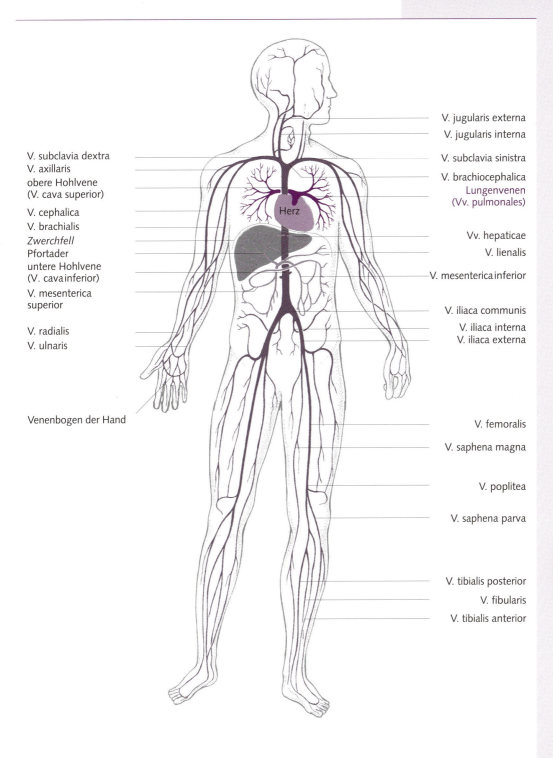

Abb. 10.3 Wichtige Venen des menschlichen Organismus. [A400-190]

- **❹ Truncus coeliacus,** der sich teilt in A. hepatica (Versorgung von Leber), A. gastrica sinistra (Versorgung des Magens) und A. lienalis (Versorgung der Milz)
- **A. mesenterica superior** (Versorgung von Dünndarm, Pankreas und ⅔ des Dickdarmes)
- **A. mesenterica inferior** (Versorgung des restlichen Dickdarmes mit Ausnahme des unteren Rektumdrittels)
- **Aa. renales** (Versorgung der Nieren).

Weitere kleine Gefäße verlassen die Aorta zur Versorgung der Zwischenrippenräume, der Bronchien, des Zwerchfells und der Geschlechtsorgane.

Die Aorta teilt sich in Höhe der Lendenwirbelsäule in die rechte und linke **A. iliaca communis,** die sich jeweils in die **A. iliaca interna** (Versorgung der Beckeneingeweide) und **A. iliaca externa** aufzweigt. Die A. iliaca externa geht in die **A. femoralis** (Versorgung des Beines) und dann in die **A. poplitea** über. Die A. poplitea teilt sich unterhalb der Kniekehle in die **A. tibialis posterior** und die **A. tibialis anterior,** welche in der **A. dorsalis pedis** endet.

Wichtige Venen des Körperkreislaufs

In der Regel verlaufen die Venen mit den Arterien zusammen und tragen auch die gleiche Bezeichnung. Ausnahmen sind:
- **V. jugularis:** Verläuft mit der A. carotis und transportiert das Blut des Kopfes
- **V. cava superior** (obere Hohlvene): Transportiert Blut des Kopfes und der oberen Extremitäten zum rechten Herzvorhof
- **V. cava inferior** (untere Hohlvene): Transportiert das Blut der Eingeweide und der unteren Extremitäten zum rechten Herzvorhof.

Pfortadersystem

Im **Pfortadersystem** fließt venöses, nährstoffreiches Blut aus den Kapillaren der Bauchorgane nicht direkt über die untere Hohlvene zum rechten Herzen, sondern passiert zunächst über die Pfortader (V. portae) die Leber mit ihrem Kapillarsystem (Lebersinusoide, ☞ 7.2.4). Das Blut fließt also durch zwei hintereinander geschaltete Kapillarsysteme, bevor es zum rechten Herzen gelangt.

Das venöse Blut der Bauchorgane passiert erst die Leberkapillaren, bevor es zum rechten Herzen gelangt.

10.1.2 Lungenkreislauf

❺ ❻ Die rechte Herzkammer pumpt das O_2-arme Blut durch den **Lungenarterienstamm** (Truncus pulmonalis) weiter in die **Lungenarterien** (Aa. pulmonales) zu den Lungenkapillaren, in denen es mit dem O_2 der Atemluft angereichert wird. Das CO_2 des Blutes wird mit der Atemluft abgegeben. O_2-reiches Blut wird über die **Lungenvenen** (Vv. pulmonales) zum linken Herzvorhof und der linken Herzkammer geleitet und steht erneut dem Körperkreislauf zur Verfügung.

Hoch- und Niederdrucksystem

Aufgabe des Kreislaufsystems ist der Transport von Gasen und Stoffwechselprodukten innerhalb des Organismus. Dieser Transport wird durch die Blutströmung innerhalb des Gefäßsystems ermöglicht, die durch Druckdifferenzen hervorgerufen wird. Blut fließt von zentralen Regionen mit hohem Druck, dem **Hochdrucksystem** (linke Herzkammer während der Systole, Arterien und Arteriolen), zu den peripheren Gefäßen mit niedrigem Druck, dem **Niederdrucksystem** (rechter und linker Herzvorhof, rechte Kammer, linke Kammer während der Diastole, Kapillaren und Venen). Im Hochdrucksystem herrscht ein mittlerer Druck von 60 – 100 mmHg. Um diesem hohen Druck standzuhalten, haben die Aorta und die Arterien eine relativ dicke Wand. Im Niederdrucksystem herrscht demgegenüber ein niedriger Blutdruck von 5 – 10 mmHg. Daher sind die Wände der Venen relativ dünn. Ihr Gefäßlumen ist weit gestellt, sodass im Niederdrucksystem während der Diastole mehr als ⅔ des Blutvolumens gespeichert sind. Bei Bedarf kann dieses Blut in andere Teile des Körpers verschoben werden, wo es benötigt wird. Daher heißen die Venen auch Kapazitätsgefäße.

> Rechte Herzkammer
> ↓
> Lungenarterien
> ↓
> Lungenkapillaren
> ↓
> Lungenvenen
> ↓
> Linker Herzvorhof
> ↓
> Linke Herzkammer.

> Blutströmung wird durch die Druckdifferenzen innerhalb des Gefäßsystems hervorgerufen.

> Venen sind Kapazitätsgefäße.

? Übungsfragen

❶ In welche Richtung transportieren Arterien Blut?
❷ Welche Organe werden durch eine unmittelbar der Aorta entspringende Arterie versorgt?
❸ Beschreiben Sie den Verlauf der A. brachialis!
❹ Wie erfolgt die Blutversorgung des Magens?
❺ Wo entspringt die A. pulmonalis?
❻ Welches Blut befindet sich in den Lungenvenen?

10.2 Gefäße

10.2.1 Wandaufbau der Gefäße

Einheitlich 3 Wandschichten.

❶ ❷ Die Gefäße des Organismus besitzen einen einheitlichen Grundbauplan, der je nach Aufgabe und Belastung des einzelnen Gefäßabschnitts variiert. Bei Arterien und Venen werden drei Wandschichten unterschieden:
- **Tunica interna** (Intima): Zum Gefäßlumen gerichtete Zellschicht, die aus einschichtigem Plattenepithel (☞ 2.1) besteht (Endothel). Sie dient dem Stoff- und Gasaustausch
- **Tunica media** (Media): An die Intima anschließende Schicht aus glatten Muskelzellen, kollagenen und elastischen Fasern (☞ 2.2). Der Kontraktionszustand der Muskelzellen bestimmt die Gefäßweite
- **Tunica externa** (Adventitia): Äußere Schicht der Gefäßwand, die aus kollagenen und elastischen Fasern besteht. Sie verankert die Gefäße in ihrer Umgebung.

10.2.2 Arterien

Normaler Blutdruck: 120/80 mmHg.

❸ Der Druck in den Arterien beträgt während der Austreibung des Blutes aus dem Herzen (Systole) ca. 120 mmHg und während der Herzerschlaffung (Diastole) ca. 80 mmHg. Das entspricht einem Blutdruck von 120/80 mmHg. Der Blutdruck entspricht dem Druck des Blutstroms auf die Gefäßwand.

Besonderheiten beim Kind

Der Blutdruck nimmt mit steigendem Lebensalter zu:
- 1. Lebensmonat: 85/55 mmHg
- 1-Jährige: 95/65 mmHg
- 6-Jährige: 105/65 mmHg
- 10- bis 13-Jährige: 110/65 mmHg.

Aufgrund des hohen Innendrucks besitzen Arterien im Vergleich zu den Venen eine relativ dicke Wand. Es werden zwei verschiedenen Typen von Arterien unterschieden:
- **Arterien vom elastischen Typ:** Vor allem die Media ist von elastischen Fasern durchsetzt. Dies ermöglicht, dass die Arterien nach einer Volumendehnung wieder in ihren Ausgangszustand zurückkehren. Zu ihnen gehören die herznahen Gefäße wie Aorta, Halsschlagader, Lungenarterien
- **Arterien vom muskulären Typ:** Die Media hat einen hohen Anteil an Muskelzellen. Zu ihnen zählen die mittleren und die kleinen herzfernen Arterien.

❹ Die durch Systole und Diastole hervorgerufenen Druckschwankungen werden durch die **Windkesselfunktion** der Aorta und der großen Arterien innerhalb des Gefäßsystems gedämpft. Das vom Herzen stoßartig ausgeworfene Blutvolumen dehnt die Gefäßwand der Aorta und der großen Arterien. Daraufhin speichern diese kurzfristig einen Teil des Blutes, das dann kontinuierlich in die Peripherie weiterfließen kann, sodass es zu einem gleichmäßigen Blutstrom kommt.

Dämpfung der Druckschwankungen durch »Windkessel«.

Pflege

Bei der Blutdruckmessung wird durch die aufgeblasene Oberarmmanschette die A. brachialis zugedrückt. Wird der Druck langsam abgelassen, tritt erstmals ein pulsierendes Geräusch auf, wenn wieder Blut durch die A. brachialis fließt (systolischer Blutdruck). Nach weiterem Ablassen von Luft verschwinden diese Geräusche (diastolischer Blutdruck).

❺ Die Kontraktion der Herzkammer erzeugt eine Druckwelle, die als Puls tastbar ist, z. B. am Hals (A. carotis communis), am Handgelenk (A. radialis), in der Leiste (A. femoralis), in der Kniekehle (A. poplitea), am Fußrücken (A. dorsalis pedis).

10.2.3 Kapillaren

❻ ❼ Kapillaren dienen dem Nährstoff- und Gasaustausch zwischen Blut und Interstitium. Voraussetzung dafür ist eine große Oberfläche innerhalb des Kapillarnetzes, die durch die starke Verzweigung der Arterien und Arteriolen erreicht wird. Aufgrund des so bestehenden großen Gesamtquerschnittes des Kapillarnetzes fließt das Blut hier sehr langsam (0,5 mm/s). Dadurch wird der Stoffaustausch begünstigt. Daneben besitzen Kapillaren sehr dünne Wände, die aus einer von Poren durchsetzten Endothelschicht bestehen. Viele Substanzen, mit Ausnahme der Blutzellen und sehr großer Moleküle wie Plasmaeiweiße, können diese Poren frei passieren.

Kapillarnetz:
- *Großer Gesamtquerschnitt*
- *Sehr langsame Blutströmung*
- *Dünne Kapillarwände*
- *Erleichtert Stoffaustausch zwischen Blut und Interstitium.*

Diffusion

Eine wesentliche Rolle für den Austausch von Atemgasen, Nährstoffen und Stoffwechselprodukten spielt die Diffusion. Dabei wandern die im Blut bzw. der interstitiellen Flüssigkeit gelösten Teilchen vom Ort hoher Konzentration zum Ort niedriger Konzentration, sodass es zu einer Mischung der Stoffe zwischen Interstitium und Zelle kommt. Treibende Kraft der Diffusion ist also ein Konzentrationsgefälle.

Konzentrationsausgleich durch Konzentrationsgefälle.

Filtration und Reabsorption

Für den Austausch von Flüssigkeiten zwischen Kapillarinnerem und umgebendem Gewebe sind **Filtration** und **Reabsorption** erforderlich.

Abb. 10.4 Filtration und Reabsorption. [A400-190]

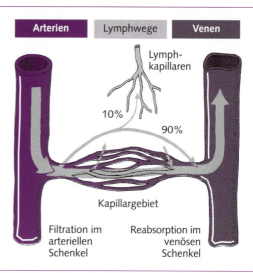

Treibende Kräfte sind dabei der Blutdruck (hydrostatischer Kapillardruck) und die wasseranziehende Kraft der Plasmaproteine, d. h. der kolloidosmotische Druck.

Der im arteriellen Gebiet hohe hydrostatische Druck führt zu einer Filtration von Flüssigkeit aus den Kapillaren in das umliegende Gewebe. Im venösen Gebiet überwiegt der kolloidosmotische Druck, sodass die Flüssigkeit aus dem Gewebe in die Kapillaren zurückfließen kann.

Täglich werden so ca. 20 l Flüssigkeit filtriert und 18 l Flüssigkeit reabsorbiert. Die im Gewebe verbleibenden 2 l werden als Lymphe von den Lymphkapillaren aufgenommen und wieder in das venöse System geleitet (☞ 9.6.1).

10.2.4 Venen

Speichern etwa ⅔ des Blutvolumens.

Nachdem das Blut die Kapillaren passiert hat, gelangt es in kleine Venen, die **Venolen**, die das Blut sammeln und den größeren Venen zuleiten, die es dann zum Herzen zurückführen. Die Venen und Venolen enthalten mehr als ⅔ des gesamten Blutvolumens. Aufgrund dieses Blutreservoirs nennt man die Venen auch **Kapazitätsgefäße**.

Venendruck:
- Zentral 2–4 mmHg,
- Peripher 15–20 mmHg.

Im Gegensatz zu der muskulären Tunica media der Arterien finden sich in der Tunica media der Venen überwiegend kollagene Faserbündel. Die Wand der Venen ist dünn und weist eine hohe Dehnbarkeit auf. Ein liegender Mensch hat einen durchschnittlichen Venendruck von 15–20 mmHg (20–27 cm H_2O), in den herznahen Venen liegt dieser sogar nur zwischen 2 und 4 mmHg (3–5 cm H_2O, zentraler Venendruck, ZVD).

❽ ❾ Der Rücktransport des Blutes zum Herzen wird durch die **Venenklappen** und die **Skelettmuskelpumpe** erleichtert. Venenklappen sind ins Gefäßlumen hineinragende Falten der Tunica interna, die sich in der Regel paarweise gegenüberstehen. Bei herzwärts gerichtetem Blutstrom weichen sie auseinander, einen Blutrückfluss verhindern sie durch Klappenschluss. Unterstützt wird dieser Mechanismus durch die die Venen umgebende Skelettmuskulatur. Bei der Kontraktion der Skelettmuskulatur werden die Venen komprimiert und das Blut Richtung Herz gepresst.

Venen transportieren Blut in Richtung Herz:
- Venenklappen
- Skelettmuskelpumpe.

Pflege
Der zentrale Venendruck wird in der oberen Hohlvene vor dem rechten Vorhof gemessen. Um einen genauen Wert zu erhalten, muss die Spitze des zentralen Venenkatheters genau dort liegen (Röntgen-Kontrolle).

? Übungsfragen

❶ Nennen Sie die drei Schichten der arteriellen Gefäßwand!

❷ Welche gemeinsamen Merkmale haben Arterien und Venen?

❸ Was wird beim Blutdruck gemessen?

❹ Welche Gefäße im menschlichen Körper haben durch Tonusveränderungen besonders große Wirkung auf den Blutdruck?

❺ An welchen Stellen kann man üblicherweise den Puls fühlen?

❻ Wo findet der Gasaustausch zwischen Blut und Gewebe statt?

❼ Warum ist im Bereich der Kapillaren die Strömungsgeschwindigkeit des Blutes am niedrigsten?

❽ Nennen Sie zwei Mechanismen des venösen Rücktransportes zum Herzen!

❾ Welche Funktionen haben die Venenklappen?

0.3 Kreislaufregulation

Durch die **Kreislaufregulation** wird die Versorgung aller Organe mit O_2 und Nährstoffen sowie deren Entsorgung entsprechend dem jeweiligen Bedarf gewährleistet. Dabei muss der Blutstrom zu den jeweils aktiven Organen auf Kosten ruhender Organe umverteilt werden. Dies geschieht in erster Linie über eine Änderung der Gefäßweite. **Nervale, humorale** und **lokale Einflüsse** wirken auf die Muskulatur eines Gefäßes und regulieren so dessen Weite.

Regulation der Gefäßweite:
- Nerval
- Humoral
- Autoregulatorisch.

Die nervale Regulation erfolgt über das vegetative Nervensystem (☞ 4.3). So führt eine Aktivierung des Sympathikus über α-Rezeptoren zu einer **Gefäßverengung** (Vasokonstriktion) in Niere und Haut, über β-Rezeptoren zu einer **Gefäßerweiterung** (Vasodilatation) in der Muskulatur. Ergänzt wird diese nervale Steuerung durch im Blut zirkulierende Katecholamine (Adrenalin und Noradrenalin, ☞ 8.4.2), die verschiedene Wirkungen auf die Gefäßweite haben. Ein weiterer Mechanismus, der in den Organen selbst lokalisiert ist (lokale Einflüsse), ist die **Autoregulation.** O_2-Mangel wirkt z.B. gefäßerweiternd, sodass O_2 schneller antransportiert werden kann. Ebenso wirken CO_2, K^+-Ionen und ein niedriger pH-Wert gefäßerweiternd.

Die **zentrale Kreislaufsteuerung** findet im verlängerten Mark und in der Brücke (☞ 4.1.5) statt.

10.4 Der Kreislauf des Ungeborenen

❶ ❷ ❸ Beim Ungeborenen, dem **Fetus,** liegen einige Besonderheiten des Herz- und Kreislaufsystems vor. Der Fetus wird über die Nabelschnurvene (V. umbilicalis) der mütterlichen **Plazenta** (Mutterkuchen) mit O_2 und Nährstoffen versorgt. Die Plazenta

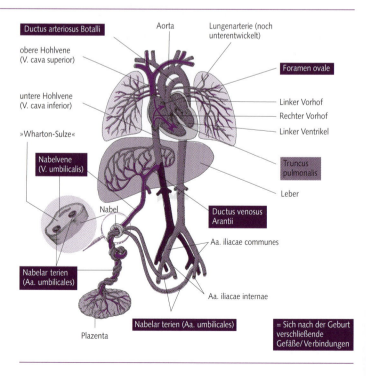

Abb. 10.5 Kreislauf des Ungeborenen. [L190]

trennt den mütterlichen Blutkreislauf von dem des Feten. Da der Fetus noch nicht atmet und folglich das Blut in seiner Lunge nicht mit O_2 angereichert werden kann, wird der Lungenkreislauf des Feten umgangen. Der dafür notwendige Kurzschluss, eine Verbindung zwischen Truncus pulmonalis und Aorta, heißt **Ductus arteriosus botalli.** Er verschließt sich normalerweise in der 2. Lebenswoche. Ein ähnlicher Umgehungskreislauf befindet sich auch im Bereich der Leber des Feten. Er heißt **Ductus venosus.**

Das O_2-angereicherte Blut gelangt aus der Plazenta über die Nabelschnurvene in den Ductus venosus, weiter in die untere Hohlvene und schließlich in den rechten Herzvorhof des Feten. Dort befindet sich in der Vorhofscheidewand eine ovale Öffnung, das **Foramen ovale,** das eine Verbindung zum linken Vorhof herstellt, sodass das Blut direkt vom rechten Herzvorhof in den linken Herzvorhof und von dort in den Körperkreislauf fließen kann. Der Lungenkreislauf wird so umgangen. Ein weiterer Kurzschluss zur Umgehung des Lungenkreislaufs ist der bereits erwähnte Ductus arteriosus botalli.

Vom Körperkreislauf des Feten ausgehend zweigen die zwei Nabelschnurarterien (Aa. umbilcales) ab, die das CO_2-haltige Blut wieder zurück zur Plazenta transportieren.

Plazenta
(O_2 und Nährstoffe)
↓
V. umbilicalis
↓
Ductus venosus
(Umgehung der Leber)
↓
Rechter Vorhof
↓
Foramen ovale
↓
Linker Vorhof
↓
Aorta.

❓ Übungsfragen

❶ Welche Besonderheiten zeigt der fetale Kreislauf?

❷ Welche Organe werden im fetalen Kreislauf durch Kurzschlüsse umgangen?

❸ Wann verschließt sich der Ductus arteriosus botalli?

11 Herz

Das Herz (Cor) ist ein muskuläres Hohlorgan. Es wirkt als zentrale Kreislaufpumpe, um die Transportvorgänge in den Blutgefäßen (☞ 10.2) anzutreiben. Dafür ist es durch eine **Scheidewand** (Septum) in eine rechte und eine linke Herzhälfte getrennt. Diese bestehen jeweils aus einem **Vorhof** (Atrium) und einer **Kammer** (Ventrikel). Die rechte Herzhälfte pumpt das aus der **oberen** und **unteren Hohlvene** (V. cava superior und inferior) stammende venöse Blut durch die Kontraktion der rechten Herzkammer über die linken und rechten **Lungenarterien** (Aa. pulmonales) in den Lungenkreislauf (☞ 10.1). Die linke Herzhälfte pumpt das aus der Lunge stammende mit O_2 angereicherte Blut durch die Kontraktion der linken Kammer über die **Hauptschlagader** (Aorta) in den Körperkreislauf (☞ 10.1). Die Kontraktion der rechten und linken Herzkammer erfolgt dabei gleichzeitig.

4 Herzhöhlen:
- Rechter Vorhof
- Rechte Kammer
- Linker Vorhof
- Linke Kammer.

11.1 Aufbau des Herzens

Das Herz hat annähernd die Form eines Kegels und wiegt ca. 300 g. Es liegt im Mittelfellraum (Mediastinum) zwischen den beiden Lungenflügeln, hinter dem Brustbein und vor der Speiseröhre. Kaudal liegt es dem Zwerchfell an. Die Längsachse des Herzens verläuft schräg, sodass die Herzspitze nach links kaudal und die Herzbasis nach rechts kranial gerichtet ist.

Rechter Vorhof

In den rechten Vorhof münden die untere und die obere Hohlvene. Die obere Hohlvene (V. cava superior) leitet das Blut von Kopf, Hals, Armen und Brustwand, die untere Hohlvene (V. cava inferior) transportiert das Blut von Beinen, Rumpf und Bauchorganen in den rechten Vorhof.

- Einmündung von oberer und unterer Hohlvene
- Trikuspidalklappe (Segelklappe).

❶ Der rechte Vorhof wird von der rechten Kammer durch eine Segelklappe getrennt, die vom Blutstrom aufgedrückt werden kann. Die rechte Segelklappe (auch **A**trio-**V**entrikular-Klappe, **AV-Klappe**) besteht aus drei Segeln und heißt daher **Trikuspidalklappe**. Sie ist über feine Sehnenfäden in der rechten Herzkammer verankert.

Rechte Kammer

Die rechte Kammer hat eine relativ dünne, muskuläre Wand. In ihrem Innenraum befinden sich drei vorspringende Muskelbälkchen, die Papillarmuskeln, an denen die Sehnenfäden für die

- Abgang des Truncus pulmonalis
- Pulmonalklappe (Taschenklappe).

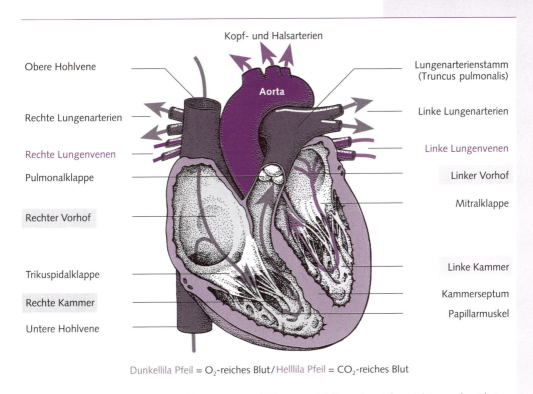

Abb. 11.1 Das Herz mit seinen Kammern und Klappen, Pfeile geben Flussrichtung des Blutes an. [A400-190]

Verankerung der Trikuspidalklappe entspringen. Von der rechten Kammer wird das O_2-arme venöse Blut in den Lungenarterienstamm (Truncus pulmonalis) mit seinen zwei linken und rechten Ästen ausgeworfen.

❶ Rechte Kammer und Lungenarterienstamm sind durch eine Taschenklappe, die **Pulmonalklappe,** getrennt. Die Taschenklappe besteht aus drei halbmondförmigen Taschen, die die rechte Kammer verschließen bzw. öffnen.

Linker Vorhof

In den linken Vorhof münden jeweils zwei linke und zwei rechte Lungenvenen (Vv. pulmonales), die O_2-reiches arterielles Blut führen.

❶ Von der linken Kammer wird der linke Vorhof durch die linke Segelklappe getrennt. Diese besteht aus zwei Segeln und heißt aufgrund ihrer Ähnlichkeit mit einer Bischofsmütze (Mitra) auch **Mitralklappe.** Sie ist genau wie die Trikuspidalklappe über feine Sehnenfäden an den Papillarmuskeln der linken Kammer verankert.

- Einmündung der Lungenvenen
- Mitralklappe (Segelklappe).

- Starke Muskulatur
- Aortenklappe (Taschenklappe).

Linke Kammer

❶ Die linke Kammer besitzt die muskelstärkste Wand des gesamten Herzens. Von hier wird das Blut in die Hauptschlagader und weiter in den Körperkreislauf gepumpt.

Linke Kammer und Aorta werden durch eine Taschenklappe, die **Aortenklappe,** voneinander getrennt.

11.1.1 Aufbau der Herzwand

3-schichtiger Aufbau.

Die Herzwand gliedert sich von innen nach außen in drei Schichten:
- Das **Endokard** besteht aus einer einschichtigen Lage Endothelzellen und kleidet die Hohlräume des Herzens vollständig aus. Endokarddoppelungen bilden die Segel- und Taschenklappen
- Das **Myokard** ist die Muskelschicht des Herzens. Es besteht aus Herzmuskelzellen (☞ 2.3.2). Durch seine Kontraktion pumpt es das Blut in den Lungen- und Körperkreislauf. Seine Stärke ist abhängig von der jeweiligen Leistung. So ist das Myokard der Vorhöfe dünn, das der linken Kammer dicker als das der rechten Kammer
- Das **Epikard** besteht aus einschichtigem Plattenepithel (☞ 2.1.1), die das Herz von außen bedecken. Gemeinsam mit dem Perikard bildet es den Herzbeutel.

Herzbeutel

- Inneres Blatt: Epikard
- Äußeres Blatt: Perikard
- Gleitflüssigkeit.

Der Herzbeutel (Perikard) umgibt das Herz. Er besteht aus zwei miteinander verwachsenen Blättern. Das äußere Blatt des Herzbeutels besteht aus straffem Bindegewebe, das nach kaudal mit dem Zwerchfell und seitlich mit dem Lungenfell verwachsen ist. Zwischen Perikard und Epikard befindet sich ein dünner mit 15–20 ml Flüssigkeit gefüllter Spaltraum. Die Flüssigkeit dient als Gleitfilm, die ein reibungsloses Pulsieren des Herzens ermöglicht.

11.1.2 Blutversorgung des Herzens

- 2 Herzkranzgefäße
- Abgang aus Aorta
- O_2-Versorgung des Herzens
- Vereinigung der Venen im Sinus coronarius.

❷ Auch das Herz selbst muss mit Blut versorgt werden. Dies erfolgt über zwei, aus der Aorta abzweigende Gefäße, die **Koronararterien** (Herzkranzgefäße):
- Die **linke Koronararterie** (A. coronaria sinistra) teilt sich in zwei Äste und versorgt den linken Vorhof, die linke Kammer und den Großteil der Herzscheidewand
- Die **rechte Koronararterie** (A. coronaria dextra) versorgt den rechten Vorhof, die rechte Kammer und einen kleinen Teil der Herzscheidewand.

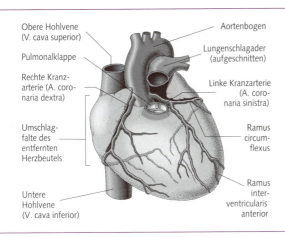

Abb. 11.2 Koronararterien. [L190]

Das Netz der Koronararterien ist in Fett eingebettet und wird vom Epikard bedeckt.

Die **Venen des Herzens** verlaufen etwa parallel zu den Arterien, vereinigen sich zu immer größer werdenden Gefäßen und münden schließlich als Sinus coronarius in den rechten Vorhof.

11.2 Der Herzzyklus

Der Pumpmechanismus des Herzens beruht auf einer koordiniert ablaufenden Kontraktion, der Systole, und Erschlaffung, der Diastole, der Herzmuskulatur. Die Richtung des Blutflusses während eines Herzzyklus wird dabei durch die Herzklappen gewährleistet. Ein Herzzyklus setzt sich jeweils aus der Abfolge von Systole und Diastole zusammen.

Richtung des Blutflusses durch Herzklappen.

Systole
❸ ❹ Die Systole kann in zwei Phasen unterteilt werden:
- **Anspannungsphase:** Sowohl Segelklappen als auch Taschenklappen sind geschlossen. Der Druck in den mit Blut gefüllten Kammern steigt steil an und stößt schließlich die Taschenklappen auf. Jetzt beginnt die Austreibungsphase
- **Austreibungsphase:** Die Kammern kontrahieren und leeren sich, und das Blut wird in den Körper- bzw. Lungenkreislauf ausgeworfen, bis sich die Taschenklappen wieder schließen. Damit ist die Systole beendet, und die Diastole beginnt erneut mit der Erschlaffungsphase.

- Anspannungspase
- Austreibungsphase.

- Entspannungsphase
- Füllungsphase.

Diastole
Auch die Diastole kann in zwei Phasen unterteilt werden:
- **Entspannungsphase:** Während dieser Phase sind die Aorten- und Pulmonalklappe geschlossen. Der Kammerdruck fällt ab und der Druck in den Vorhöfen steigt, sodass sich die Segelklappen öffnen
- **Füllungsphase:** Die Segelklappen zwischen Vorhof und Kammer sind geöffnet, sodass das Blut von den Vorhöfen in die erschlafften Kammern fließen kann. Außerdem werden die Kammern durch die Kontraktion der Vorhöfe gefüllt. Mit steigendem Druck in den Kammern schließen sich die Segelklappen bedingt durch die zunehmende Blutfüllung, sodass zwischen Vorhöfen und Kammern keine Verbindung mehr besteht. Damit ist die Diastole beendet, und die Systole beginnt.

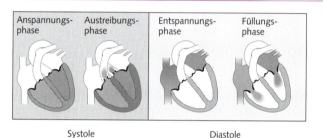

Abb. 11.3 Herzzyklus. [L190]

11.3 Erregungsbildung und Erregungsleitung

Das Erregungsbildungs- und -leitungssystem arbeitet autonom.

Das Erregungsbildungs- und Erregungsleitungssystem des Herzens ist für die rhythmischen Kontraktionen der Herzmuskulatur verantwortlich. Es arbeitet autonom, d. h. es bildet Aktionspotenziale unabhängig vom Nervensystem. Anders als die Skelettmuskulatur, die durch einen Nerv erregt werden muss, um sich zu kontrahieren, besitzt das Herz ein eigenes Erregungsbildungs- und -leitungssystem.

❺ Das Erregungsbildungs- und -leitungssystem besteht aus spezialisierten Herzmuskelzellen, die Sinusknoten, AV-Knoten, His-Bündel, Kammerschenkel und Purkinje-Fasern bilden.
Daneben wird das Herz vom ZNS über sympathische und parasympathische Nervenfasern beeinflusst.

- Sinusknoten
- AV-Knoten
- His-Bündel
- Kammerschenkel
- Purkinje-Fasern.

11.3 Erregungsbildung und Erregungsleitung

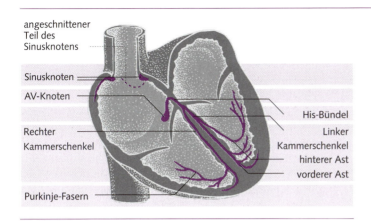

Abb. 11.4
Das Erregungs-
bildungs- und
-leitungssystem
des Herzens.
[A400-190]

Sinusknoten

Der Sinusknoten ist im gesunden Herzen der Ausgangspunkt der Erregung, der sog. Schrittmacher. Er liegt in der Wand des rechten Vorhofs. Ausgehend vom Sinusknoten breitet sich die Erregung (Aktionspotenzial) von einer Herzmuskelzelle zur nächsten über die beiden Vorhöfe aus. Als Folge kommt es zur Vorhofkontraktion.

Schrittmacher des Herzens.

AV-Knoten

Dem Sinusknoten ist in der Erregungsleitung der AV-Knoten (**At**rio-**V**entrikular-Knoten) nachgeschaltet. Er liegt an der Grenze zwischen Vorhöfen und Kammern am Boden des rechten Vorhofs. Hier wird die Erregungsleitung verzögert, sodass sich die Vorhöfe zeitlich vor den Kammern kontrahieren und ein geregelter Blutfluss ermöglicht wird. Die Erregung wird dann anschließend weiter über **His-Bündel, Kammerschenkel** (Tawara-Schenkel) und **Purkinje-Fasern** zur Kammermuskulatur geleitet, sodass sich die Kammern kontrahieren können.

Verzögert Erregungsleitung.

1.3.1 Herzleistung und ihre Regulation

Da der menschliche Organismus während körperlicher Tätigkeit mehr O₂ und Nährstoffe verbraucht als in Ruhe, muss das Herz sich schnell an geänderte Bedingungen anpassen können. Diese Aufgabe übernimmt das vegetative Nervensystem (☞ 4.3) mit seinen zwei Anteilen, dem **Sympathikus** und dem **Parasympathikus**.

Die Nervenversorgung des Herzens

❻ **Sympathikus** und **Parasympathikus** (N. vagus, ☞ 4.2.1) regulieren ständig die Tätigkeit des Herzens. Dabei hat der Sympa-

Vegetatives Nervensystem reguliert:
- *Herzfrequenz*
- *Kontraktionskraft*
- *Erregungsleitungsgeschwindigkeit.*

thikus eine jeweils steigernde bzw. positive Wirkung auf das Herz, der Parasympathikus dagegen eine hemmende bzw. negative Wirkung. Beide regulieren:

- **Herzfrequenz** (Chronotropie): Überwiegt der sympathische Einfluss, steigt die Herzfrequenz, überwiegt der parasympathische Einfluss, sinkt sie
- **Schlagkraft** (Inotropie) und damit das **Schlagvolumen:** Der Sympathikus steigert die Schlagkraft, der Parasympathikus verringert sie
- **Erregungsleitungsgeschwindigkeit** (Dromotropie): Der Sympathikus verkürzt die Überleitung der Erregung von den Vorhöfen auf die Kammern, der Parasympathikus verlängert sie.

Transmitter des Sympathikus ist Noradrenalin, der über β-Rezeptoren an den Herzmuskelzellen wirkt. Unterstützt wird diese Wirkung durch das im Blut vorhandene Adrenalin des Nebennierenmarks. Der Parasympathikus setzt aus seinen Nervenendigungen Acetylcholin als Transmitter frei.

Sympathikus:
- Transmitter: Noradrenalin
- »positive« Wirkung.

Parasympathikus:
- Transmitter: Acetylcholin
- »negative« Wirkung.

11.3.2 Herzleistung bei Ruhe und Belastung

❼ In Ruhe beträgt die **Herzfrequenz** etwa 70/Min. Sowohl rechter als auch linker Ventrikel werfen pro Kontraktion etwa 70 ml Blut aus. Dieses Volumen ist das so genannte **Schlagvolumen.** Weitere 70 ml bleiben in den Herzkammern. Sie bilden das **Restvolumen.** Das **Herz-Minuten-Volumen** oder **Herz-Zeit-Volumen (HZV)** ist das Blutvolumen, das pro Minute ausgeworfen wird.

- Herzfrequenz: ca. 70/Minute
- Schlagvolumen: ca. 70 ml/Ventrikel
- Restvolumen: ca. 70 ml/Ventrikel
- Herz-Minuten-Volumen = Herzfrequenz x Schlagvolumen (ca. 5 l).

Merke

Herzfrequenz × Schlagvolumen = Herz-Minuten-Volumen

Besonderheiten beim Kind

Die Herzfrequenz ist bei Kindern höher als bei Erwachsenen:
- Säuglinge: 120–160/Min.
- Kleinkinder: 90–140/Min.
- Vorschulkinder: 80–110/Min.
- Schulkinder: 75–100/Min.

Außerdem schwankt die Herzfrequenz bei Kindern stärker als bei Erwachsenen, da sie stärker auf Belastungen wie körperliche Anstrengungen, Fieber oder Anspannung reagieren. Es kann zu einer Herzfrequenz von bis zu 200/Min. kommen.

In Ruhe beträgt das Herz-Minuten-Volumen etwa: 70/Min. × 70 ml = 4900 ml/Min. In Ruhe pumpt das Herz also etwa 5 l/Min. sowohl in den Lungen- als auch in den Körperkreislauf.

Unter Belastung steigen Herzfrequenz und Schlagvolumen und damit auch das Herz-Minuten-Volumen an. Dies entspricht dem gesteigerten Bedarf des Organismus bei körperlicher Tätigkeit.

1.3.3 Das Elektrokardiogramm (EKG)

Mit Hilfe des Elektrokardiogramms (EKG) können Rückschlüsse auf die Erregungsvorgänge im Herzen gezogen werden. Breitet sich ein Aktionspotenzial entlang der Herzmuskelzellen aus, fließt ein Strom zwischen den erregten und den nicht erregten Anteilen. Diese elektrischen Potenzialschwankungen können, wenn auch stark abgeschwächt, an der Körperoberfläche mit Hilfe von Elektroden abgeleitet und als EKG registriert werden. Um vergleichbare EKG-Registrierungen zu erhalten, müssen die Elektroden immer an den gleichen Körperstellen angebracht werden. Es werden unterschieden:

- **Brustwandableitungen** mit sechs Elektroden auf der Brustwand
- **Extremitätenableitungen** mit je einer Elektrode am rechten und linken Hand- und Fußgelenk.

- Messung elektrischer Potenzialschwankungen
- Rückschlüsse auf Erregungsvorgänge im Herzen.

 Pflege

Lage und Reihenfolge der EKG-Ableitungen sind genau festgelegt. Werden diese nicht korrekt angelegt, so kommt es zu verfälschten Ableitungen, die schlechter interpretiert werden können.

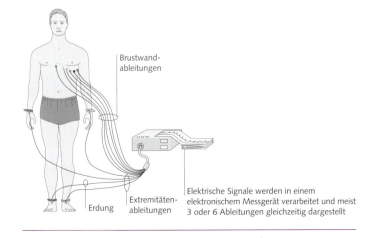

Abb. 11.5 EKG-Ableitungsorte. [L190]

Abb. 11.6
Standard-EKG-Registrierung.
[A400]

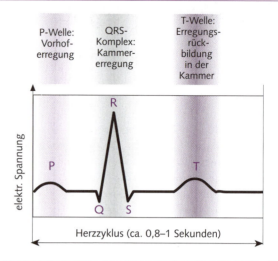

? Übungsfragen

① Zählen Sie die Herzklappen mit Angabe der Lage (liegt zwischen …) auf!

② Welche Koronararterien kennen Sie?

③ Welche Herzklappen sind während der Systole des Herzens geöffnet und welche geschlossen?

④ Während welcher Phase sind Mitralklappe und Aortenklappe gleichzeitig geschlossen?

⑤ Aus welchen Teilen besteht das Erregungsleitungssystem des Herzens?

⑥ Was bewirkt eine Reizung des N. vagus am Herzen?

⑦ Wie groß ist das durchschnittliche Herzschlagvolumen des Erwachsenen in Ruhe?

12 Das Atmungssystem

❶ Zur Aufrechterhaltung des menschlichen Lebens wird ständig **Sauerstoff** (O_2) benötigt. Dieser gelangt aus der Umgebungsluft über die Atmung in die Lunge, wo er vom Kapillarblut aufgenommen wird. Dies ist die **äußere Atmung.**
Der Weitertransport des O_2 zu den einzelnen Organen erfolgt mit dem Blut innerhalb des Kreislaufsystems. In den Mitochondrien (☞ 1.1.5) der Körperzellen wird O_2 über die **innere Atmung** unter Energiegewinnung zu **Kohlendioxid** (CO_2) umgesetzt. Das CO_2 wird mit dem Blut zurück zur Lunge transportiert und an die Umgebungsluft abgegeben.
Über die Atmung spielt die Lunge außerdem eine wichtige Rolle bei der Regulation des **Säure-Basen-Haushalts.**

Unterscheidung innere und äußere Atmung.

12.1 Die Atmungsorgane

Die Atmungsorgane werden unterteilt in:
- **Obere Atemwege:** Nasenhöhle, Nasennebenhöhlen, Rachen
- **Untere Atemwege:** Kehlkopf, Luftröhre, Bronchien, Lunge.

12.1.1 Nase

Die Nase besteht aus den äußeren sichtbaren Anteilen und der innen liegenden **Nasenhöhle.** Nach kaudal wird die Nasenhöhle durch den harten Gaumen, nach kranial durch die Siebbeinplatte der Schädelbasis begrenzt. Die seitlichen Wände werden von Knochen des Gesichtsschädels gebildet. An ihnen befinden sich die jeweils paarig angelegten **Nasenmuscheln** (Conchae nasales, ☞ Abb. 3.6), von denen die obere und die mittlere Muschel zum Siebbeinknochen gehören, die untere dagegen einen eigenständigen Knochen bildet. Zwischen den Nasenmuscheln verlaufen oberer, mittlerer und unterer Nasengang.
Durch die **Nasenscheidewand** (Septum) wird die Nasenhöhle in eine rechte und in eine linke Hälfte unterteilt. Nach hinten ist sie über die Choanen mit dem Rachenraum (☞ 7.1.6) verbunden.
Die Nasenhöhle ist über die Ohrtrompete (Tuba Eustachii) des Nasenrachens mit dem Mittelohr (☞ 5.2.1) verbunden.
Die Tränenflüssigkeit der Augen fließt über den Tränennasengang (☞ 5.1.2) in die Nasenhöhle ab.

Oberer, mittlerer und unterer Nasengang zwischen den Conchae nasales.

- Tuba Eustachii verbindet Nasenrachen mit Mittelohr
- Tränenflüssigkeit:
  → Tränennasengang
  → Nasenhöhle.

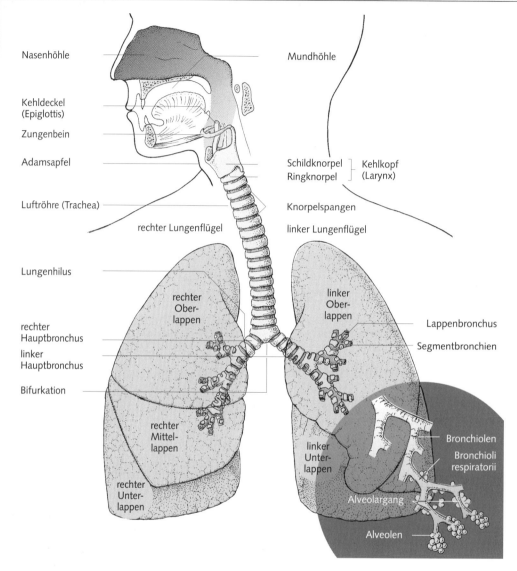

Abb. 12.1 Aufbau des Atmungssystems. [A400-190]

❷ Aufgaben der Nase sind:
- Erwärmung der Atemluft durch das dichte Blutgefäßnetz der Nasenschleimhaut
- Anfeuchtung der Atemluft durch Abgabe von Nasensekret, das in den Becherzellen der Nasenschleimhaut produziert wird
- Reinigung der Atemluft von Staubteilchen und anderen Fremdkörpern durch das Flimmerepithel, das die Nasenhöhle

ausgekleidet. Die Flimmerhärchen transportieren die Fremdkörper mit dem Sekretstrom zum Rachen
- Beherbergung des Riechorgans (☞ 5.3)
- Resonanzraum beim Sprechen.

Nasennebenhöhlen
Es werden verschiedene paarig angelegte Nasennebenhöhlen unterschieden:
- **Stirnhöhlen** (Sinus frontales, ☞ Abb. 7.4)
- **Kieferhöhlen** (Sinus maxillares)
- Acht bis zehn **Siebbeinzellen** (Cellulae ethmoidales)
- **Keilbeinhöhlen** (Sinus sphenoidales, ☞ Abb. 7.4).

Die Nasennebenhöhlen sind wie die Nasenhöhle mit Flimmerepithel ausgekleidet und mit dieser über feine Öffnungen verbunden. Sie unterstützen die Nasenhöhle bei ihren Aufgaben und vermindern das Gewicht des knöchernen Schädels, da sie mit Luft gefüllt sind.
Bei der Einatmung gelangt der Hauptluftstrom von der Nasenhöhle weiter in den Rachenraum zum Kehlkopf. Aufgabe und Aufbau des Rachenraums wurden bereits im Kapitel Verdauung beschrieben (☞ 7.1.6).

 Pflege
Magensonden und Beatmungstuben können zu Dekubiti der Nasenschleimhaut führen. Sonden müssen deshalb schonend fixiert werden, ihre Lage regelmäßig gewechselt und der Naseneingang gepflegt werden.

12.1.2 Kehlkopf

❸ Der Kehlkopf (Larynx) erfüllt zwei Funktionen:
- Verschluss der unteren Luftwege je nach Bedarf
- Stimmbildung.

❹ Der Kehlkopf sitzt auf der Luftröhre und ist von außen als Adamsapfel zu tasten. Er setzt sich aus mehreren Knorpeln zusammen, die durch Bänder und Muskeln zusammengehalten werden. **Schildknorpel** und **Ringknorpel** sind durch Gelenke miteinander verbunden. Der Ringknorpel ist außerdem mit den zwei kleinen **Stellknorpeln** über ein Gelenk verbunden. Mit Hilfe dieser Gelenke kann die Stellung und der Spannungszustand der **Stimmbänder** verändert werden.
Beim Schluckvorgang (☞ 7.1.7) verschließt der **Kehldeckel** (Epiglottis) den Kehlkopfeingang und damit den Zugang zu den unteren Atemwegen. Er besitzt die Form eines Tischtennisschlägers, der mit seinem Stiel am Schildknorpel befestigt ist.

- Verschluss der unteren Atemwege beim Schlucken
- Stimmbildung durch Schwingung der Stimmbänder.

Modifizierung von Tonhöhe und Lautstärke durch:
- Spannungszustand der Stimmbänder
- Stärke des Luftstroms.

Abb. 12.2
Knorpeliges Kehlkopfskelett von der Seite (Schildknorpel gefenstert). [L190]

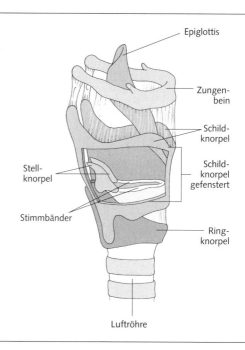

Stimmbänder zwischen den Stellknorpeln und dem Ringknorpel.

Stimmbänder und Stimme

Zur Schallerzeugung sind innerhalb des Kehlkopfes die zwei **Stimmbänder** zwischen den Stellknorpeln und dem Ringknorpel ausgespannt. Sie lassen einen Spalt offen, die **Stimmritze**, durch den während der Atmung die Luft ein- und ausströmen kann. Bei der **Stimmbildung** (Phonation) werden die Stimmbänder durch einen Luftstrom in Schwingungen versetzt, sodass ein Ton entsteht. Mit Hilfe der Kehlkopfmuskulatur kann der Spannungszustand der Stimmbänder und damit die Tonhöhe reguliert werden. Soll ein hoher Ton erzeugt werden, werden die Stimmbänder gespannt, für einen tiefen Ton werden sie entspannt. Die Lautstärke eines Tones ist abhängig von der Stärke des Luftstroms, der die Stimmbänder in Schwingungen versetzt.

Für die **Lautbildung** (Artikulation) wird der gesamte Hohlraum zwischen Stimmlippenebene und Mund- bzw. Nasenöffnung als Resonanzraum benötigt. Je nach gebildetem Laut (Mitlaut, Selbstlaut) bewegen sich weicher Gaumen, Zunge und Lippen. Sie formen den jeweiligen Laut an Zähnen, hartem Gaumen und Nasenraum.

 Pflege

Bei intubierten Patienten oder Patienten mit Trachealkanüle fehlt die Anfeuchtung und Erwärmung der Atemluft durch die oberen Luftwege, deshalb ist eine regelmäßige und sorgfältige Pneumonieprophylaxe notwendig.

12.1.3 Luftröhre

Die Luftröhre (Trachea) beginnt unterhalb des Ringknorpels, ist 10–12 cm lang und endet an der Gabelungsstelle (Bifurkation) in die beiden Hauptbronchien. Ihre Wand besteht aus 16–20 hufeisenförmigen Knorpelspangen, die durch elastische Bänder miteinander verbunden sind. Die Rückseite der Luftröhre wird von einer bindegewebigen Muskelplatte gebildet, die Kontakt zur Speiseröhre hat. Wie der gesamte untere Atemtrakt ist die Luftröhre von Flimmerepithel mit eingelagerten Becherzellen ausgekleidet. Die Flimmerhärchen transportieren Fremdkörper und Sekret in Richtung Rachen.

Aufbau:
- 10–12 cm lang
- 16–20 hufeisenförmige Knorpelspangen
- Flimmerepithel mit Becherzellen
- Vorne Knorpel, hinten Muskelplatte.

12.1.4 Bronchien

Die beiden **Hauptbronchien** setzen die Luftröhre bis zum Eintritt in die Lunge fort. Der rechte Hauptbronchus teilt sich nach wenigen Zentimetern in drei **Lappenbronchien,** während der linke Hauptbronchus sich lediglich in zwei Lappenbronchien teilt. Diese fünf Lappenbronchien ziehen jeweils zu einem Lungenlappen. Dort teilen sie sich weiter in **Segmentbronchien.** Durch mehr als zwanzig solcher Teilungsschritte entsteht das weit verzweigte System des **Bronchialbaums.** Die kleinsten Bronchien haben einen Durchmesser von weniger als 1 mm und werden **Bronchioli** genannt. Sie setzen sich in die mit den **Lungenbläschen** (Alveolen) besetzten **Alveolargänge** fort.

Hauptbronchien
↓
Lappenbronchien
↓
Segmentbronchien
↓
Bronchiolen
↓
Alveolargänge
↓
Alveolen.

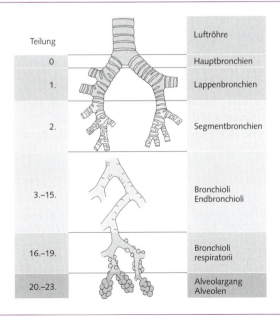

Abb. 12.3 Aufteilung des Bronchialbaumes. [L190]

Die Bronchien besitzen einen Wandaufbau ähnlich dem der Luftröhre. Je kleiner sie werden, desto unregelmäßiger werden ihre Knorpelspangen, bis in den Wänden der Bronchiolen schließlich keine Knorpeleinlagerungen mehr vorhanden sind. Die Wände der Bronchiolen bestehen aus glatten Muskelzellen und elastischen Fasern.

Aufgabe der Bronchien wie auch der Luftröhre ist neben der Zuleitung und Verteilung der Atemluft deren Erwärmung, Anfeuchtung und Reinigung.

12.1.5 Lunge

Rechter Lungenflügel:
- Drei Lappen
- Zehn Segmente.

Linker Lungenflügel:
- Zwei Lappen
- Neun Segmente.

Die Lunge (Pulmo) besteht aus dem rechten und dem linken **Lungenflügel**. Der rechte Lungenflügel wird durch zwei schräg verlaufende Spalten (Fissuren) in drei **Lappen** und diese werden durch Bindegewebe wiederum in zehn **Segmente** unterteilt. Durch das nach links verschobene Herz ist der linke Lungenflügel kleiner als der rechte. Er wird durch eine schräg verlaufende Spalte in nur zwei Lappen und diese wiederum in neun Segmente unterteilt.

Die Lunge ist durch die Rippen geschützt und liegt mit ihrer Basis dem Zwerchfell auf. Die Lungenspitzen ragen etwas über die Schlüsselbeine hinaus. An den medialen Seiten der Lungenflügel treten im **Lungenhilus** Bronchien, Arterien und Nerven in die Lunge ein, Venen und Lymphbahnen aus.

Mediastinum:
- Herz
- Luft- und Speiseröhre
- Thymus
- Gefäße, Nerven.

Die Lungenflügel werden durch den **Mittelfellraum** (Mediastinum) voneinander getrennt. Der Mittelfellraum ist ein Bindegewebsraum, der das Herz, die Luft- und Speiseröhre, Thymus (☞ 9.6.2), Gefäße und Nerven enthält.

Blutversorgung

2 Gefäßsysteme:
- Lungenarterien und -venen
  → Lungenkreislauf
- Bronchialarterien
  → Blutversorgung des Lungengewebes.

Die Lunge verfügt über zwei Gefäßsysteme. **Lungenarterien** und **-venen** (Aa. und Vv. pulmonales) bilden den Lungenkreislauf (☞ 10.1), über den die Atemgase zwischen Blut und Atemluft ausgetauscht werden. Am Lungenhilus treten die Lungenarterien gemeinsam mit dem Hauptbronchus in die Lunge ein und schließen sich im weiteren Verlauf den Bronchien und Bronchiolen an. Sie umgeben mit ihren feinsten Ästen die Lungenalveolen. Die Lungenvenen verlaufen demgegenüber im Bindegewebe der Lunge, treten durch den Lungenhilus aus und münden in den linken Herzvorhof.

Daneben existiert ein eigenes Versorgungssystem für das Lungengewebe, das von Ästen aus der Aorta oder den Zwischenrippenarterien (Aa. intercostales), den **Bronchialarterien** (Aa. bronchiales) gebildet wird. Auch sie verlaufen mit den Bronchien, sind jedoch nicht am Gasaustausch zwischen Blut und Atemluft beteiligt, sondern versorgen die Bronchialwände mit O_2. Ihr O_2-armes Blut verlässt über die Bronchialvenen (Vv. bronchiales) die Lunge.

12.2 Ventilation und Gasaustausch

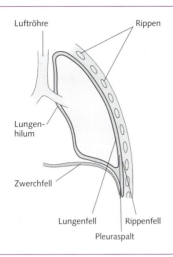

Abb. 12.4
Pleuraverhältnisse.
[L190]

Pleura

Die Oberfläche der Lunge ist vom **Lungenfell** (Pleura visceralis) überzogen. Am Lungenhilus schlägt das Lungenfell in das **Rippenfell** (Pleura parietalis) um. Das Rippenfell kleidet das Zwerchfell, den Mittelfellraum, Rippen, Wirbelsäule und Brustbein zur Lunge hin aus. Die beiden Pleurablätter (Pleura visceralis und Pleura parietalis) werden zusammen als Brustfell (Pleura) bezeichnet. Sie bilden zwischen sich einen geschlossenen Spalt, den **Pleuraspalt,** der nicht mit dem Außenraum verbunden ist. Er ist mit ca. 5 ml seröser Gleitflüssigkeit pro Pleuraspalt gefüllt, sodass sich die Lunge bei der Atmung reibungsfrei bewegen kann.

Im Pleuraspalt herrscht ein Unterdruck. Dies hat zur Folge, dass die Lunge den Thoraxbewegungen bei Ein- und Ausatmung folgen muss, sich also ausdehnen und wieder zusammenziehen muss.

Pleura visceralis überzieht die Lunge.

Pleura parietalis überzieht:
- Zwerchfell
- Mediastinum
- Rippen
- Wirbelsäule
- Brustbein.

2.2 Ventilation und Gasaustausch

2.2.1 Ventilation

❺ **Ventilation** ist die Belüftung der Lunge durch **Einatmung** (Inspiration) und **Ausatmung** (Exspiration). Sie ist Folge der Aktivität der Atemmuskulatur (☞ 3.7.2), durch deren Kontraktion das Volumen der Lunge rhythmisch verändert wird.

Einatmung

❻ Bei der Einatmung, die u.a. durch die Formatio reticularis (☞ 4.1.5) des ZNS gesteuert wird, führt die Kontraktion des

Erweiterung
des Brustraumes
↓
Unterdruck
in der Lunge
↓
Lufteinstrom.

Zwerchfells (Diaphragma) sowie der **äußeren Zwischenrippenmuskulatur** (Mm. intercostales externi) zu einer Erweiterung des Brustraumes und der Lunge. In der Lunge entsteht so gegenüber der Außenluft ein Unterdruck, wodurch die Luft angesaugt wird und in die Lunge einströmt.

Ausatmung

Während die Einatmung aktiv erfolgt, läuft die Ausatmung vorwiegend passiv ab. Nach Erschlaffung der Einatemmuskulatur kommt es aufgrund der Eigenelastizität von Lungengewebe und Brustkorb zu einer passiven Verengung des Brustkorbs und zum Ausströmen der Atemluft. Genau wie ein aufgeblasener Luftballon von selbst in seinen Ausgangszustand zurückkehrt. Die Ausatmung kann durch die **innere Zwischenrippenmuskulatur** (Mm. intercostales interni) und die Bauchmuskulatur unterstützt werden.

Passiver Vorgang aufgrund der Eigenelastizität von Lungengewebe und Brustkorb.

12.2.2 Lungen- und Atemvolumina

Nach einer normalen Ausatmung befindet sich die Lunge in der Atemruhelage. Ausgehend von der Atemruhelage können mit einem speziellen Messgerät, dem **Spirometer,** verschiedene Lungenvolumina gemessen werden. Hierzu bläst der Patient über einen Schlauch in einen Spirometer, der dann die Lungenvolumina aufzeichnet. Diese Lungenvolumina sind stark variabel und abhängig von Körperbau, Alter, Geschlecht und Trainingszustand.

Bei normaler Ruheatmung werden ca. 0,5 l Luft pro Atemzug im Atmungssystem hin- und herbewegt. Dies entspricht dem **Atemzugvolumen.**

Davon gelangen jedoch nur 2/3 in die Lungenalveolen und stehen damit für den Gasaustausch zur Verfügung. Der Rest bleibt in Kehlkopf, Luftröhre und Bronchien und bildet den so genannten **Totraum.**

Bei einer **Atemfrequenz** von 14–16 Atemzügen/Min. atmet ein gesunder Erwachsener etwa 7,5 l in der Minute ein und wieder aus.

Das **Atemzeitvolumen** beträgt somit 0,5 l × 15/Min. = 7,5 l/Min. Bei verstärkter Einatmung kann ein zusätzliches Atemvolumen, das **inspiratorische Reservevolumen,** von etwa 2,5 l pro Atemzug eingeatmet werden, bei verstärkter Ausatmung können etwa 1,5 l zusätzlich ausgeatmet werden. Dies ist das **exspiratorische Reservevolumen.**

❼ Die Summe aus Atemzugvolumen und in- und exspiratorischem Reservevolumen entspricht dem Gesamtspielraum, in dem das Lungenvolumen aktiv verändert werden kann. Sie wird als **Vitalkapazität** bezeichnet und beträgt ca. 4,5 l.

- Atemfrequenz: ca. 15/Minute
- Atemzugvolumen: ca. 0,5 l
- Atemzeitvolumen: ca. 7,5 l/Minute
- Inspiratorisches Reservevolumen: ca. 2,5 l/Atemzug
- Exspiratorisches Reservevolumen: ca. 1,5 l/Atemzug
- Vitalkapazität: ca. 4,5 l
- Funktionelles Residualvolumen: ca. 3 l
- Residualvolumen: ca. 1,5 l
- Totraum: Atemwege, die dem Gasaustausch nicht zur Verfügung stehen.

Besonderheiten beim Kind

Die Atemfrequenz ändert sich mit dem Lebensalter:
- Neugeborenes: 35–40/Min.
- Säugling: 30–50/Min.
- Kleinkind: 25–32/Min.
- Älteres Kind: 20–30/Min.
- Jugendliche: 16–19/Min.

Das bei normaler Ausatmung in der Lunge verbleibende Volumen ist die **funktionelle Residualkapazität** und beträgt etwa 3 l.
Aber auch bei stärkster Ausatmung bleibt noch Luft in der Lunge zurück. Diese Restluft wird **Residualvolumen** genannt und beträgt ca. 1,5 l. Das maximal mögliche Luftvolumen, das die Lunge aufnehmen kann, beträgt demnach 6 l (Vitalkapazität + Residualvolumen). Es wird **Totalkapazität** genannt.
Besondere Bedeutung bei der Diagnose bestimmter Lungenerkrankungen hat die **Ein-Sekunden-Ausatmungskapazität** (Tiffeneau-Test). Sie gibt an, welches Volumen aus maximaler Einatemstellung in einer Sekunde ausgeatmet werden kann. Beim Gesunden beträgt sie etwa 80% der Vitalkapazität, also 3,6 l.

Ein-Sekunden-Ausatmungskapazität: 80% der Vitalkapazität.

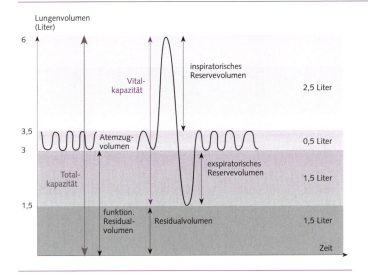

Abb. 12.5 Lungen- und Atemvolumina eines jüngeren Erwachsenen. [A400]

12.2.3 Gasaustausch

❽ Der Gasaustausch findet in den Lungenbläschen (Alveolen) statt. Diese sind außen netzförmig von den Kapillaren des Lungenkreislaufs umgeben. Über die Lungenarterien gelangt O_2-armes und CO_2-reiches Blut von der rechten Herzkammer an die

- CO_2 aus Blut in die Alveolen
- O_2 aus Alveolen ins Blut.
- O_2 wird im Blut an Hämoglobin gebunden
- CO_2 wird abgeatmet.

Lungenbläschen. Dort diffundiert das CO_2 durch die Wand der Kapillaren und Lungenbläschen in die Lungenbläschen hinein, während das O_2 in entgegengesetzter Richtung aus den Lungenbläschen in die Lungenkapillaren diffundiert. Dieser Vorgang der Diffusion (☞ 10.2.3) ist ein passiver Prozess, der keine Energie benötigt. Nach Beendigung des Gasaustausches enthält der ableitende Schenkel der Lungenkapillaren O_2-reiches und CO_2-armes Blut, das über die Lungenvenen zur linken Herzhälfte und von dort in den Körperkreislauf gelangt. O_2 wird im Blut an das Hämoglobin der roten Blutkörperchen (☞ 9.3) gebunden. Das CO_2 in den Lungenbläschen wird abgeatmet.

Der Gasaustausch in der Lunge wird durch mehrere Faktoren beeinflusst:

- **Lungenbelüftung** (Ventilation): Je mehr Alveolen belüftet werden, desto mehr O_2 steht für den Gasaustausch zur Verfügung. Dies kann durch eine Steigerung des Atemzeitvolumens (= Atemfrequenz × Atemzugvolumen) erreicht werden. Bei Zunahme der Atemfrequenz nimmt jedoch auch die Belüftung der zuführenden Atemwege, die Totraumbelüftung, zu. Effektiver kann die Belüftung der Lungenbläschen durch tiefe

Verbesserung des Gasaustauschs:
- Steigerung der Lungenbelüftung
- Verbesserung der Durchblutung von Lungenkapillaren.

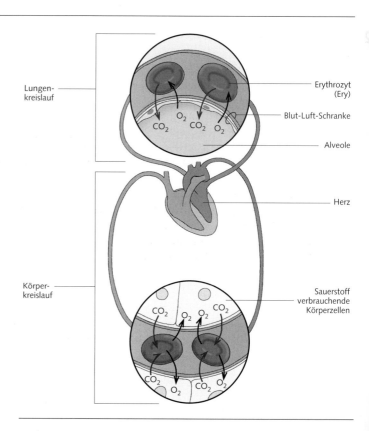

Abb. 12.6
Gasaustausch in der Lunge und Gastransport im Blut. [L190]

Atemzüge, also durch Steigerung des Atemzugvolumens verbessert werden
- **Lungendurchblutung** (Perfusion): Je mehr Kapillaren durchblutet werden, desto größer wird die Kontaktfläche des Blutes zu den Kapillaren und Lungenbläschen und desto größer ist der Gasaustausch. Der Gasaustausch kann behindert werden, wenn Lungenbläschen belüftet werden, deren Kapillaren nicht durchblutet werden, und umgekehrt
- **Blut-Luft-Schranke:** Beim Gasaustausch müssen O_2 und CO_2 folgende Schichten durchdringen: Alveolardeckzellen, die die Alveolen auskleiden, Basalmembran und das Endothel der Blutkapillaren. Je dicker diese Blut-Luft-Schranke ist, desto länger der Diffusionsweg der Blut- bzw. Atemgase und desto schlechter können sie diese passieren.

Pflege
Die Atemfrequenz und die Ventilation sind auch von psychischen Faktoren abhängig. Gutes Zureden oder eine atemstimulierende Einreibung können bei unruhigen, aufgeregten Patienten die Atmung normalisieren und damit den Gasaustausch verbessern.

12.2.4 Atmungsregulation

❾ Die Atmung muss, wie auch das Herz-Minuten-Volumen (☞ 11.3.2), an die wechselnden Bedürfnisse des menschlichen Organismus angepasst werden. Dies erfolgt im Atemzentrum im Hirnstamm (☞ 4.1.5) und im oberen Halsabschnitt des Rückenmarkes.
Ziel ist ein weitgehend konstanter O_2- und CO_2-Gehalt im Blut. Eine Veränderung dieser Größen im Blut wird über **Chemorezeptoren**, die u. a. in der Halsschlagader (A. carotis) als Glomus caroticum und in der Aorta als Glomera aortica liegen, gemessen, und über den N. glossopharyngeus und den N. vagus (IX. und X. Hirnnerv, ☞ 4.2.1) an das verlängerte Mark weitergeleitet. Vom Atemzentrum werden dann Impulse ausgesendet, die über Halsmark und periphere Nerven die Atemmuskulatur zur Kontraktion veranlassen.
Bei erniedrigtem pH-Wert (☞ 12.3.3), erhöhtem CO_2- oder erniedrigtem O_2-Gehalt im Blut wird so die Atemtätigkeit gesteigert. Es wird vermehrt O_2 aufgenommen, gleichzeitig vermehrt CO_2 abgeatmet, die Konzentration der Wasserstoffionen gesenkt und damit der pH-Wert normalisiert.

- Regulation über Atemzentrum
- Chemorezeptoren messen O_2- und CO_2-Gehalt im Blut.

❓ Übungsfragen

① Was verstehen Sie unter äußerer und innerer Atmung?
② Welche Aufgaben hat die Nase bei der Atmung?
③ Nennen Sie die Aufgaben des Kehlkopfes!
④ Welche Knorpel bilden das Kehlkopfskelett?
⑤ Was verstehen Sie unter Inspiration und Exspiration?
⑥ Welche Muskeln sind an der Inspiration beteiligt?
⑦ Woraus setzt sich die Vitalkapazität zusammen?
⑧ Beschreiben Sie den Vorgang des Gasaustausches!
⑨ Wo befindet sich das Atemzentrum?

12.3 Säure-Basen-Haushalt

Die Lebensprozesse im menschlichen Organismus können nur bei einer weitgehend konstanten Konzentration von Wasserstoffionen (H^+-Ionen) in den Körperflüssigkeiten aufrechterhalten werden. Dabei ist die Lunge neben der Niere ein wichtiges Regulationsorgan.

12.3.1 Säuren, Basen, pH-Wert

- Säuren geben H^+-Ionen ab
- Basen nehmen H^+-Ionen auf
- pH-Wert: Einheit für H^+-Konzentration der Lösung.

Sauer:
- viele H^+-Ionen
- pH < 7.

Basisch:
- wenig H^+-Ionen
- pH > 7.

pH-Wert des Blutes: 7,35–7,45.

Als **Säuren** bezeichnet man chemische Verbindungen, die **H^+-Ionen** abgeben können. **Basen** (Laugen) sind chemische Verbindungen, die H^+-Ionen aufnehmen können. Je mehr H^+-Ionen in einer Lösung vorhanden sind, desto **saurer** (azider) ist diese Lösung, je weniger H^+-Ionen vorhanden sind, desto **basischer** (alkalischer) ist sie. Die Konzentration an H^+-Ionen lässt sich messen, Maßeinheit ist der **pH-Wert.** Ein pH-Wert von 7 entspricht dabei einer neutralen Lösung. Saure Lösungen haben eine hohe H^+-Ionen-Konzentration und einen pH-Wert kleiner 7, basische Lösungen haben eine niedrige H^+-Ionen-Konzentration und einen pH-Wert größer 7. Je größer also die H^+-Ionen-Konzentration bzw. je kleiner der pH-Wert ist, desto saurer ist die Lösung und umgekehrt.

12.3.2 Puffer

Innerhalb des menschlichen Organismus muss der pH-Wert in einem sehr engen Bereich zwischen 7,35 und 7,45 konstant gehalten werden. Dafür sorgen Puffer und die Regulationsorgane Lunge und Niere.

❶ **Puffer** sind Substanzen, die überschüssige H^+-Ionen auffangen und bei Bedarf wieder abgeben, um so den pH-Wert konstant zu halten. Im menschlichen Organismus sind die wichtigsten Puffer:
- Kohlensäure-Bikarbonat-System
- Proteinpuffer (Hämoglobin und Plasmaproteine)
- Phosphatpuffer.

Dabei spielt das **Kohlensäure-Bikarbonat-System** die wichtigste Rolle. Bikarbonat (HCO_3^-) kann H^+-Ionen binden. Dabei entsteht Kohlensäure (H_2CO_3): $HCO_3^- + H^+ \rightleftharpoons H_2CO_3$
Kohlensäure zerfällt wiederum in Wasser (H_2O) und Kohlendioxid (CO_2): $H_2CO_3 \rightleftharpoons H_2O + CO_2$.
CO_2 kann über die Lunge aus dem Körper entfernt werden. Eine verstärkte Abatmung von Kohlendioxid hebt also den pH-Wert.
Außerdem kann die Niere – allerdings wesentlich langsamer – H^+-Ionen ausscheiden.
Umgekehrt ist bei einem erhöhten pH-Wert (Mangel an H^+-Ionen) die Ausscheidung von Bikarbonat über die Nieren möglich. In begrenztem Umfang kann durch verlangsamte Atmung auch über die Lunge CO_2 im Körper zurückgehalten werden, sodass ein Defizit an H^+-Ionen ausgeglichen werden kann.
Um Störungen des Säure-Basen-Haushaltes zu erkennen, wird die Bikarbonat-Konzentration im Blut gemessen. Sie beträgt normalerweise 24 mmol/l.
Auch **Proteine** und **Phosphate** können überschüssige H^+-Ionen binden oder abgeben und so als Puffer wirken. Ein wichtiger Proteinpuffer ist das Hämoglobin.
Die Summe aller Pufferformen, die H^+-Ionen abfangen, wird als **Gesamt-Pufferbasen-Konzentration** bezeichnet. Sie beträgt 48 mmol/l. Abweichungen von diesem Wert werden **Base excess** (BE, Basenüberschuss) genannt. Er beträgt normalerweise 0. Steigen die Gesamt-Pufferbasen an, steigt auch der Base excess an (positiver Wert), bei einem Abfall der Gesamt-Pufferbasen fällt der Base excess ab (negativer Wert).

12.3.3 Störungen des Säure-Basen-Haushalts

❷ Störungen in der Regulation des Säure-Basen-Haushalts können bei Erkrankungen der Lunge oder der Niere auftreten sowie bei einem verstärkten Anfall oder Verlust von Säuren oder Basen z. B. über den Darm (Durchfall) oder den Magen (Erbrechen). Es wird unterschieden:
- **Azidose:** Verschiebung des pH-Wertes in den sauren Bereich (< 7,4)
- **Alkalose:** Verschiebung des pH-Wertes in den basischen Bereich (> 7,4).

Puffer halten pH-Wert konstant.

Regulation des Säure-Basen-Haushaltes über Lunge und Niere.

- Azidose: pH < 7,4
- Alkalose: pH > 7,4.

- Respiratorische Störung
  → metabolischer Ausgleich
- Metabolische Störung
  → respiratorischer Ausgleich.

12 Das Atmungssystem

Liegt dieser Verschiebung eine Lungenstörung zugrunde, wird sie als **respiratorisch** bezeichnet, bei Nieren- oder anderen Stoffwechselstörungen ist sie **metabolisch.** Eine metabolische Störung wird vom menschlichen Organismus durch die Lunge, also respiratorisch, ausgeglichen. Eine respiratorische Störung wird u. a. durch die Niere, also metabolisch, ausgeglichen.

Blutgasanalyse

❸ In der Blutgasanalyse (BGA) wird der O_2- und der CO_2-Gehalt sowie der pH-Wert und die Zusammensetzung der Pufferbasen im arteriellen Blut bestimmt. So kann die Art und das Ausmaß einer Störung des Säure-Basen-Haushaltes festgestellt werden.

 Pflege

Bei starkem Erbrechen kommt es zum Verlust von H^+-Ionen (Salzsäuregehalt des Magensaftes), bei Durchfällen zum Verlust von basischen Substanzen.

? Übungsfragen

❶ Welche Organe sind an der Regulation des Säure-Basen-Haushaltes beteiligt?

❷ Wodurch ist eine respiratorische Azidose im arteriellen Blut gekennzeichnet?

❸ Welche Informationen erhalten Sie durch eine Blutgasanalyse?

13 Das Harnsystem

Das Harnsystem besteht aus linker und rechter Niere, den beiden Harnleitern, der Harnblase und der Harnröhre.

Die Nieren erfüllen lebensnotwendige Aufgaben:
- Ausscheidung von Stoffwechselprodukten, z. B. Harnstoff, Kreatinin, Harnsäure. Diese Substanzen können den Organismus nur über die Niere mit dem Urin verlassen. Sie heißen daher **harnpflichtige Substanzen**
- Ausscheidung von Fremdsubstanzen wie Medikamenten
- Regulation des Wasser- und Elektrolythaushaltes
- Regulation des Säure-Basen-Haushaltes (☞ 12.3)
- Produktionsort der Hormone Erythropoetin (☞ 9.3), Renin und Vitamin-D-Hormon (☞ 8.3).

Die ableitenden Harnwege sammeln den in den Nieren gebildeten Harn und scheiden ihn aus dem Körper aus.

- 2 Nieren
- 2 Harnleiter
- Harnblase
- Harnröhre.

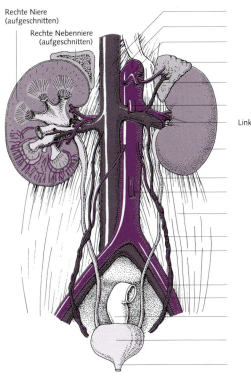

Abb. 13.1 Aufbau des Harnsystems. [A400]

13 Das Harnsystem

13.1 Niere

Lage: Retroperitoneal, neben Wirbelsäule.

Die beiden Nieren (Ren) liegen links und rechts der Wirbelsäule dicht unter dem Zwerchfell im Retroperitonealraum (☞ 7). Sie sind bohnenförmig, 10–12 cm lang, 5–6 cm breit und etwa 3 cm dick. Umgeben sind sie von einer derben Bindegewebshülle und einer Fettkapsel.

13.1.1 Innerer Aufbau der Niere

Wird die Niere der Länge nach aufgeschnitten, erkennt man drei verschiedene Zonen:
- **Nierenmark** (Medulla renalis). Es wird in 12–18 kegelförmige Markpyramiden unterteilt, die in paralleler Lagerung feine Kanälchen enthalten. Die Spitzen dieser Pyramiden, die Nierenpapillen, sind zum Nierenhilus gerichtet. Sie sind mit zahlreichen Öffnungen versehen, durch die der Harn in die trichterförmigen Nierenkelche gelangt. Von dort wird er weitergeleitet in das **Nierenbecken.** Das Nierenbecken liegt im Inneren der Niere und entsteht durch die Vereinigung von 8–12 Nierenkelchen. Das Nierenbecken hat Verbindung zum Harnleiter
- **Nierenrinde** (Cortex renalis) bildet die äußere Schicht der Niere. Sie reicht an den Seiten der Markpyramiden entlang bis zum Nierenhilus. Eine Markpyramide bildet mit der dazugehörigen Nierenrinde einen Nierenlappen.

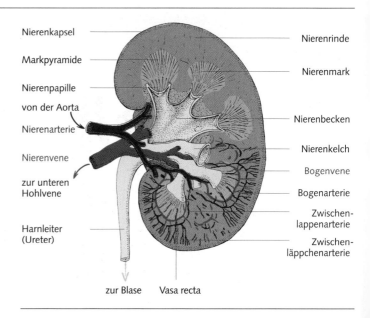

Abb. 13.2 Längsschnitt durch die Niere. [A400-190]

13.1.2 Blutversorgung der Niere

❶ Die Niere hat die Aufgabe, das Blut von harnpflichtigen Substanzen zu reinigen. Diese erreichen die Niere mit dem Blut über die **Nierenarterie** (A. renalis), werden in der Niere abfiltriert und über die **Nierenkanälchen** (Tubulusapparat) ausgeschieden.

Die Nierenarterie tritt durch den Nierenhilus in die Niere ein. Anschließend verzweigt sie sich und verläuft mit ihren zahlreichen Ästen zwischen den Markpyramiden zur Nierenrinde. Aus den Verzweigungen gehen Arteriolen hervor, die in der Nierenrinde Kapillarknäuel, die **Glomerulusschlingen**, bilden. Die Glomerulusschlingen sind von einer Kapsel, der Bowmanschen Kapsel, umgeben. Zwischen der Kapsel und den Glomerulusschlingen liegt ein Spaltraum, in den hinein der Primärharn mit den harnpflichtigen Substanzen aus dem Blut abfiltriert wird. Glomerulusschlingen, Bowmansche Kapsel und Spaltraum werden als **Glomerulus** (Nierenkörperchen) bezeichnet.

Aus den Glomerulusschlingen geht eine abführende Arteriole hervor, die sich erneut in Kapillaren aufzweigt. Diese Kapillaren ziehen in das Nierenmark und umgeben hier die **Nierenkanälchen.** Sie münden schließlich in venöse Gefäße, sodass das von den harnpflichtigen Substanzen gereinigte Blut die Niere über die Nierenvenen verlässt.

Zuführender Nierenarterienast
↓
Glomerulus (Blutfilter)
↓
Abführender Nierenarterienast
↓
Kapillarnetz der Rinde
↓
Abfluss über venöses Kapillarnetz.

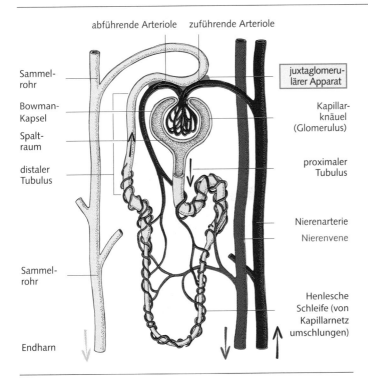

Abb. 13.3 Aufbau eines Nephrons mit Blutversorgung. [A400-190]

13 Das Harnsystem

Vasa recta der A. renalis versorgt das Nierenmark.

Andere Äste der Nierenarterie ziehen als lang gestreckte Gefäße (Vasa recta) in das Nierenmark und versorgen dieses mit O_2 und Nährstoffen.

13.1.3 Feinbau der Niere

Nephron:
- Nierenkörperchen
- Nierenkanälchen.

❷ Die Funktionseinheit der Niere bildet das **Nephron**. Es besteht aus dem Nierenkörperchen und dem sich daran anschließenden Nierenkanälchen, auch Tubulusapparat genannt. Beide Nieren enthalten zusammen etwa 2–2,5 Millionen Nephrone.

Nierenkörperchen

Filterfunktion:
- Glomeruläre Filtrationsrate GFR: abfiltrierter Primärharn ca. 120 ml/Min
- Pro Tag ergibt das einen Primärharn von ca. 180 l.

❸ Die Nierenkörperchen liegen in der Nierenrinde. Sie bestehen aus einem Kapillarknäuel und der Bowmanschen Kapsel mit Spaltraum. Hier wird das Kapillarblut filtriert: Die Wände des Kapillarknäuels besitzen Poren, durch die lediglich große Plasmaproteine und Blutzellen aufgrund ihrer Größe nicht hindurchtreten können. Der so abfiltrierte Primärharn besteht aus einer zellfreien wässrigen Lösung, in der Ionen und kleine Moleküle in der gleichen Konzentration wie im Blutplasma vorhanden sind. Pro Tag entstehen etwa 180 l **Primärharn**, demzufolge in der Minute etwa 120 ml. Dies entspricht der **glomerulären Filtrationsrate** (GFR). Von diesen 180 l werden etwa 178 l vom Organismus wieder aufgenommen, sodass schließlich nur etwa 2 l Harn pro Tag ausgeschieden werden. Der Harn muss daher in den Nierenkanälchen konzentriert werden.

Nierenkanälchen

Das System der Nierenkanälchen (Tubulusapparat) hat direkten Kontakt zum Spaltraum des Nierenkörperchens. Von dort gelangt der Primärharn in das sich anschließende Nierenkanälchen. Jedes Nierenkanälchen besteht aus verschiedenen Abschnitten:
- Proximaler Tubulus
- Überleitungsstück (Intermediärtubulus) mit Henle-Schleife
- Distaler Tubulus
- Sammelrohr.

Harnkonzentration in den Nierenkanälchen:
- Rückresorption der abfiltrierten Substanzen und Wasser
- Passive und aktive Transportvorgänge
- Sekretion bestimmter Substanzen.

→ Ausscheidung von ca. 2 l Harn pro Tag.

In den Nierenkanälchen wird der Primärharn in seiner Zusammensetzung verändert und stark konzentriert. Dies geschieht durch passive und aktive, energieverbrauchende Transportvorgänge. Der größte Teil der im Primärharn gelösten Substanzen wird wieder in die Blutkapillaren aufgenommen (rückresorbiert), die von den Nierenkörperchen kommen und nun die Nierenkanälchen begleiten. Es werden allerdings auch hier noch Substanzen von den Blutkapillaren in das System der Nierenkanälchen abgegeben (sezerniert). Im Einzelnen finden folgende **Resorptions-** und **Sekretionsschritte** statt:

- Natrium, Kalium, Kalzium, Phosphat und Chlorid werden im proximalen und teilweise im distalen Tubulus aktiv und passiv rückresorbiert. Kalium kann dabei je nach seiner Konzentration vom distalen Tubulus nicht nur aufgenommen, sondern unter dem Einfluss des Hormons Aldosteron (☞ 8.4.1) auch sezerniert werden
- Bikarbonat wird fast vollständig ins Blut rückresorbiert. Rückresorption und Ausscheidung des Bikarbonats stehen in Zusammenhang mit der Regulation des Säure-Basen-Haushaltes (☞ 12.3)
- Wasser wird aus dem Primärharn zu 99% rückresorbiert, sodass im Endharn die auszuscheidenden Substanzen in stark konzentrierter Form vorliegen. Im proximalen Tubulus wird das Wasser passiv zusammen mit dem Natrium in die Blutkapillaren rückresorbiert. Im distalen Tubulus sowie im Sammelrohr erfolgt die Rückresorption unter Einfluss des Hormons Adiuretin (☞ 8.1)
- ❹ Glukose und Aminosäuren werden im proximalen Tubulus aktiv ins Blut rückresorbiert. Die Resorption für Glukose ist sättigbar. Das bedeutet, dass beim Überschreiten einer bestimmten Blutglukosekonzentration im Primärharn der Rückresorptionsmechanismus überlastet ist und ein Überschuss an Glukose mit dem Endharn ausgeschieden wird
- Harnpflichtige Substanzen: Kreatinin wird vollständig über die Nieren ausgeschieden; Harnstoff und Harnsäure werden zu unterschiedlichen Teilen rückresorbiert, aber auch sezerniert.

Aus den Nierenkanälchen gelangt der Harn weiter in die Sammelrohre.

Sammelrohr
Die Sammelrohre liegen in den Markpyramiden. Sie erhalten jeweils Zuflüsse von den Nierenkanälchen mehrerer Nephrone. Über die Sammelrohre erreicht der Harn die Nierenkelche und wird von dort über Nierenbecken und Harnleiter in die Harnblase abgeleitet.

3.1.4 Zusammensetzung des Endharns

❺ ❻ Täglich werden 1,5 – 2 l Endharn (Sekundärharn), der Urin, ausgeschieden. Er besteht zu 95% aus Wasser und enthält 25 – 30 g gelöste Bestandteile. Dazu gehören u.a. Harnstoff, Harnsäure, Kreatinin und Elektrolyte. Das spezifische Gewicht des Harns beträgt 1001 – 1035 mg/ml, der pH-Wert 4,8 – 7,0. Die Tagesmenge des Urins, seine Zusammensetzung, spezifisches Gewicht, pH-Wert und Farbe ändern sich je nach Ernährung, Trinkmenge und

Gelöste Bestandteile:
- Harnstoff
- Harnsäure
- Kreatinin
- Elektrolyte.

- Spezifisches Gewicht: 1001–1035 mg/ml
- pH-Wert: 4,8–7,0.

Die Niere bildet Hormone:
- Erythropoetin
- Vitamin-D-Hormon.

Stoffwechsellage. Im Urin des Gesunden werden nur abgeschilferte Zellen der ableitenden Harnwege sowie einige Leukozyten gefunden. Die gelbe Farbe des Harns ist auf das aus dem Abbau des Hämoglobins stammende Urobilinogen (☞ 7.2.5) zurückzuführen, das über die Niere ausgeschieden wird.

13.1.5 Die Niere als Hormondrüse

Die Niere ist auch ein endokrines Organ. Die wichtigsten von ihr gebildeten Hormone sind Erythropoetin und Kalzitriol.

Erythropoetin (☞ 9.3) steigert die Erythrozytenbildung im Knochenmark und bewirkt dadurch einen besseren O_2-Transport im Blut. Es wird in den Epithelzellen der Glomeruli gebildet und bei O_2-Mangel vermehrt ausgeschüttet.

Kalzitriol (☞ 8.3) fördert die Kalzium-Resorption in Darm und Niere sowie die Knochenmineralisation. Es ist die wirksame Form des Vitamin D. Seine Vorstufen entstehen in Leber und Haut, der letzte Schritt zum aktiven Vitamin erfolgt in den Nieren.

Daneben wirken eine Vielzahl Hormone auf die Niere und beeinflussen so die Ausscheidung körpereigener Substanzen und den Wasser- und Elektrolythaushalt. Dazu gehören u.a. Adiuretin (☞ 8.1), Aldosteron (☞ 8.4.1), Renin, Parathormon und Kalzitonin (☞ 8.3).

13.2 Ableitende Harnwege

Zu den ableitenden Harnwegen zählen:
- Nierenkelche und Nierenbecken
- Harnleiter (Ureter)
- Harnblase (Vesica urinaria)
- Harnröhre (Urethra).

Die ableitenden Harnwege sind von Übergangsepithel (☞ Tab. 2.1) ausgekleidet.

13.2.1 Nierenkelche und Nierenbecken

Ein Nierenkelch umgibt trichterförmig mehrere Nierenpapillen und fängt den von dort eintreffenden Harn auf. Eine Niere enthält etwa zehn Nierenkelche, die in das Nierenbecken münden. Vom Nierenbecken gelangt der Harn in den Harnleiter.

13.2.2 Harnleiter

❼ Die paarig angelegten Harnleiter (Ureter) sind 25–30 cm lang und haben einen Durchmesser von 4–7 mm mit einem sternförmigen Lumen.
Sie ziehen in das kleine Becken und münden dort beidseits an der oberen äußeren Ecke schräg in die Harnblase ein. Die Einmündungsstelle wirkt als Ventil, durch das bei der Harnblasenentleerung kein Urin in die Harnleiter zurücklaufen kann.

13.2.3 Harnblase

❽ Die Harnblase (Vesica urinaria) ist ein aus glatter Muskulatur bestehendes Hohlorgan. Sie liegt im kleinen Becken direkt hinter der Symphyse. Bei der Frau grenzt sie nach dorsal an die Scheide und Gebärmutter, beim Mann an den Enddarm. Nach kaudal folgt bei der Frau der Beckenboden, beim Mann die Prostata.
Die Harnblase sammelt den von der Niere kontinuierlich produzierten Urin und scheidet ihn periodisch aus. Bei einer Aufnahme von 250–500 ml tritt Harndrang ein, allerdings kann die Blase bis zu 1 500 ml aufnehmen und sich dann bis Nabelhöhe ausdehnen. Stündlich füllt sie sich mit etwa 50 ml. Der Blase schließt sich nach kaudal die Harnröhre an. Hier wird der Blasenausgang durch zwei **Schließmuskeln** (M. sphincter internus und externus) verschlossen. Der M. sphincter externus besteht aus der quergestreiften Muskulatur des Beckenbodens.

Harnblasenentleerung
Die Harnblasenentleerung (Miktion) erfolgt durch Kontraktion der muskulären Wand der Harnblase (M. detrusor vesicae). Durch diese Kontraktion werden die beiden Harnleiter verschlossen. Der innere und der äußere Schließmuskel erschlaffen, und der Harn kann in die Harnröhre eintreten. Der äußere Schließmuskel kann willkürlich betätigt werden.

13.2.4 Harnröhre

Durch die Harnröhre (Urethra) fließt der Urin aus der Harnblase. Sie nimmt bei Mann und Frau einen unterschiedlichen Verlauf. Die Harnröhre der Frau ist 2,5–4 cm lang und mündet 2–3 cm hinter der Klitoris in den Scheidenvorhof.
Die Harnröhre des Mannes ist dagegen 20–25 cm lang. Nach etwa 3 cm mündet der Samenleiter (☞ 14.2.1) in die Harnröhre. Die Harnröhre wird dann Harn-Samen-Röhre genannt. In ihrem Anfangsteil ist die Harnröhre von der Vorsteherdrüse (Prostata)

- Urinausscheidung durch Muskelkontraktion
- Fasst ca. 1500 ml
- Verschluss durch M. sphincter internus und externus
- Harndrang ab einer Füllung von 250–500 ml.

- Kontraktion M. detrusor vesicae
- Schließmuskeln erschlaffen.

Urethra der Frau:
- 2,5–4 cm lang
- Mündet hinter der Klitoris.

Urethra des Mannes:
- 20–25 cm lang
- Umgeben von Vorsteherdrüse und Schwellkörper.

(☞ 14.2.1), im weiteren Verlauf von den Schwellkörpern des Penis (☞ 14.2.2) umgeben.

 Pflege

Inkontinenz ist keine Indikation für einen Blasenkatheter. Es gibt pflegerische Alternativen, um das Risiko eines Infektes durch den Katheter zu umgehen.

13.3 Wasser- und Elektrolythaushalt

Der Mensch besteht abhängig vom Alter zu etwa ⅔ aus Wasser. Dieses ist auf die verschiedenen Flüssigkeitsräume des Organismus verteilt. Innerhalb der Zellen, im **Intrazellulärraum,** sind ⅔ des Gesamtkörperwassers vorhanden. Der Rest befindet sich außerhalb der Zellen, im **Extrazellulärraum,** verteilt auf drei Räume:

- **Plasmaraum** (Intravasalraum): In den Blutgefäßen sind ca. 4 l Blutplasma (☞ 9.2) enthalten.
- **Interstitium** (interstitieller Raum, Zwischenzellraum): Es enthält etwa 11 l interstitielle Flüssigkeit (☞ 2.2), die die Körperzellen umgibt. Auch die Lymphe gehört dazu (☞ 9.6.1).
- **Transzellulärer Raum:** Er enthält etwa 1 l Flüssigkeit in Hohlräumen und an Oberflächen des menschlichen Organismus. Dazu gehören u. a. Liquor, Speichel, Magensaft, Pankreassaft, Schweiß und Endharn.

13.3.1 Wasserbilanz

Der Organismus benötigt eine ausgeglichene Wasserbilanz. Das bedeutet, dass sich **Wasseraufnahme-** und **-ausscheidung** die Waage halten müssen.

Die tägliche Urinausscheidung beträgt etwa 1500 ml. Zusätzlich werden etwa 200 ml mit dem Stuhl und 300 ml Flüssigkeit durch Schwitzen über die Haut ausgeschieden. 500 ml Wasser gibt der Körper mit der Atemluft an seine Umwelt ab. Demgegenüber werden durchschnittlich – je nach Ernährungsweise – direkt durch das Trinken 1500 ml und indirekt über wasserhaltige feste Nahrung etwa 600 ml Flüssigkeit aufgenommen. Durch den Abbau der Nahrungsstoffe stehen dem Körper zusätzlich 400 ml Wasser zur Verfügung. Dieses Wasser, das bei der biologischen Oxidation der Nahrungsstoffe entsteht, wird als **Oxidationswasser** bezeichnet.

Eng an die Regulation des Wasserhaushaltes ist die des Elektrolythaushaltes gekoppelt. Die Tabelle erläutert die im menschlichen Organismus vorhandenen Elektrolyte.

Intrazellulärraum:
- ⅔ des Gesamtkörperwassers.

Extrazellulärraum:
- Ca. 4 l Blutplasma
- 11 l interstitielle Flüssigkeit und Lymphe
- 1 l transzelluläre Flüssigkeit.

Wasserausfuhr:
- 1500 ml Urin
- 200 ml Flüssigkeit im Stuhl
- 300 ml Schweiß
- 500 ml Flüssigkeit über die Atmung.

Wasseraufnahme:
- 1500 ml Trinkflüssigkeit
- 600 ml durch wasserhaltige feste Nahrung
- 400 ml Oxidationswasser.

◉ Tab. 13.4 Bedeutung der wichtigsten Elektrolyte des menschlichen Organismus.

Elektrolyt	Bedeutung	Normalbereich im Blut
Natrium (Na$^+$)	Wichtig für den osmotischen Druck im Extrazellulärraum	135–145 mmol/l
Kalium (K$^+$)	Wichtige Rolle bei der Entstehung des Aktionspotenzials und der Erregungsübertragung im Nervensystem am Herzen, wichtiges Kation im Intrazellulärraum	3,6–4,8 mmol/l
Kalzium (Ca^{2+})	Am Aufbau von Knochen und Zähnen beteiligt, wichtige Rolle bei der neuromuskulären Erregungsübertragung und bei der Muskelkontraktion	2,3–2,6 mmol/l
Magnesium (Mg^{2+})	Mitbeteiligung bei der Erregungsüberleitung an den Muskeln, wichtig für viele Enzymreaktionen	0,7–1,1 mmol/l
Chlorid (Cl$^-$)	Wichtig für den osmotischen Druck im Extrazellulärraum	97–108 mmol/l
Phosphat (PO$_4^{3-}$)	Baustein von ATP und Zellmembranen, Beteiligt am Aufbau von Knochen und Zähnen, hilft als wichtiges Puffersystem des Blutes, den pH-Wert im Blut konstant zu halten	0,8–1,5 mmol/l

Die mit der Nahrung und Getränken zugeführten Flüssigkeiten und Elektrolyte werden weitgehend unabhängig vom jeweiligen Bedarf im Darm resorbiert. Erst in der Niere wird ein eventueller Überschuss oder Mangel an Wasser und Elektrolyten durch vermehrte oder verminderte Ausscheidung reguliert. Hierbei spielt **Adiuretin** (☞ 8.1) sowie das **Renin-Angiotensin-Aldosteron-System** eine wichtige Rolle.

Aldosteron stimuliert Na$^+$- und damit Wasserrückresorption am Tubulus.

Renin-Angiotensin-Aldosteron-System
Bei niedrigem Blutdruck, erniedrigtem Natrium-Gehalt im Blut oder einem Mangel an extrazellulärer Flüssigkeit, z.B. bei Blutungen, Durchfall, Erbrechen, Schwitzen, kommt es zu einer verminderten Durchblutung der Niere. Im juxtaglomerulären Apparat der Niere liegen spezielle Zellen, die **Renin** freisetzen. Unter Mitwirkung von Renin und dem Angiotensin-Converting-Enzym (ACE, »Umwandlungs«-Enzym aus der Lunge) wird aus Angiotensinogen (aus der Leber) **Angiotensin I** und schließlich **An-**

Reninfreisetzung bei:
- RR ↓
- Na^{2+}-Gehalt im Blut ↓
- Extrazelluläre Flüssigkeit ↓

Abb. 13.5 Renin-Angiotensin-Aldosteron-System. [L190]

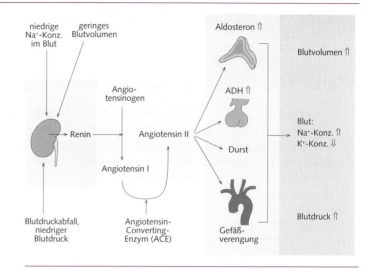

Angiotensin II:
- RR ↑
- Aldosteron ↑
- Adiuretin ↑.

giotensin II gebildet. Dieses wirkt stark vasokonstriktorisch auf die Arteriolen und steigert so den Blutdruck. Weiterhin fördert Angiotensin II die Ausschüttung von Aldosteron aus der Nebennierenrinde (NNR) und von Adiuretin aus der Hypophyse. Aldosteron stimuliert die Na$^+$- und damit auch die Wasserrückresorption am Tubulus. Adiuretin vermindert die Wasserausscheidung in den Sammelrohren der Niere. Über diese Mechanismen erfolgt also eine Normalisierung des extrazellulären Flüssigkeitsvolumens.

? Übungsfragen

❶ Beschreiben Sie die Nierendurchblutung!

❷ Woraus besteht ein Nephron?

❸ Wie viel der durch die Glomeruli filtrierten Primärharnmenge wird normalerweise ausgeschieden?

❹ Was geschieht in der Niere mit Glukose?

❺ Beschreiben Sie die Zusammensetzung des Endharns!

❻ Nennen Sie Substanzen, die im Urin eines gesunden Menschen nicht vorhanden sind!

❼ Welche Aufgabe hat der Harnleiter?

❽ Woraus ist die Wand der Harnblase aufgebaut?

❾ Zählen Sie die wichtigsten Elektrolyte des Blutplasmas auf.

14 Die Geschlechtsorgane

Die Geschlechtsorgane dienen vor allem der Fortpflanzung und der sexuellen Beziehungen. Bei Mann und Frau werden aufgrund der Entwicklung innere und äußere Geschlechtsorgane unterschieden.

Das Geschlecht eines Menschen wird bereits bei der Befruchtung durch die Geschlechtschromosomen festgelegt (☞ 1.4). Beim weiblichen Embryo liegen in den Zellen zwei X-Chromosomen vor, beim männlichen Embryo ein X- und ein Y-Chromosom. So kommt es zur Bildung der entsprechenden Geschlechtsorgane. Mit der Pubertät entwickeln sich die geschlechtsspezifischen sekundären Geschlechtsmerkmale. Dazu gehören z. B. die unterschiedliche Haarverteilung, die Tiefe der Stimme des Mannes, die besondere Fettverteilung der Frau und das Brustdrüsenwachstum.

Frau: XX
Mann: XY.

14.1 Geschlechtsorgane der Frau

Die inneren Geschlechtsorgane der Frau liegen geschützt im kleinen Becken: Eierstöcke, Eileiter, Gebärmutter und Scheide. Zu den äußeren Geschlechtsorganen gehören die großen und kleinen Schamlippen sowie die Klitoris.

14.1.1 Innere Geschlechtsorgane der Frau

Eierstöcke

❶ Die paarig angelegten Eierstöcke (Ovarien, weibliche Gonaden) liegen an der Wand des kleinen Beckens und sind dort durch Bänder in ihrer Lage fixiert. In den Eierstöcken erfolgt die Reifung der Eizellen (Oogenese, ☞ 1.4). Sie beginnt beim weiblichen Feten bereits in der Embryonalphase. Zu Beginn der Pubertät liegen etwa 500 000 **Eizellen** (Oozyten) vor, die sich in der ersten Reifeteilung der Meiose befinden, diese jedoch noch nicht beendet haben. Jede Eizelle wird von einem Follikelepithel umgeben und bildet so den **Primärfollikel.** Ab der Pubertät setzt mit jedem Menstruationszyklus eine Eizelle die erste Reifeteilung fort und wird durch den **Eisprung** (Ovulation) aus ihrem Follikel und dem Eierstock ausgestoßen. Kommt es zur Befruchtung dieser Eizelle durch eine männliche Samenzelle, erfolgt die zweite Reifeteilung der Meiose. Ansonsten stirbt die Eizelle ungefähr 24 Stunden nach dem Eisprung ab.

- Beginn der 1. Reifeteilung der Eizellen in der Embryonalphase
- Bis zur Pubertät ruhen die Primärfollikel im Ovar
- Fortsetzung der 1. Reifeteilung ab Pubertät während des Menstruationszyklus
- Beginn der 2. Reifeteilung nach Befruchtung.

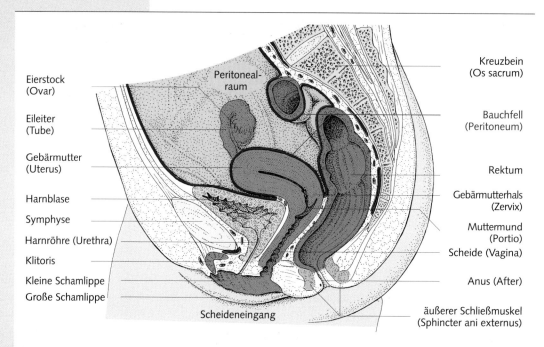

Abb. 14.1 Kleines Becken mit weiblichen Geschlechtsorganen im Längsschnitt. [A400-190]

Transport der Eizelle zur Gebärmutter.

Eileiter

❷ ❸ Die Eileiter (Tubae uterinae, Tuben) sind 10–18 cm lang und 0,5–1 cm dick. Sie nehmen mit ihrem trichterförmigen Ende die Eizelle nach dem Eisprung auf und transportieren sie mit Hilfe peristaltischer Bewegungen und ihres Flimmerepithels zur Gebärmutter. In den Eileitern findet normalerweise die Befruchtung statt.

Gebärmutter

Gebärmutter reicht mit Gebärmutterhals in Scheide hinein.

Die Gebärmutter (Uterus) ist ein 7–8 cm großes, birnenförmiges Organ, das sich wie folgt gliedert:
- Fundus uteri: Gebärmuttergrund, in den die Eileiter einmünden
- Corpus uteri: Gebärmutterkörper
- Isthmus uteri: Gebärmutterenge, zwischen Gebärmutterkörper und -hals
- Zervix uteri: Gebärmutterhals, der mit der Portio (Muttermund) in die Scheide hineinragt.

Drei Wandschichten:
- Perimetrium
- Myometrium
- Endometrium.

Die Wand der Gebärmutter besteht aus drei Schichten, die die Gebärmutterhöhle umgeben:
- Perimetrium: Äußere Umkleidung der Gebärmutter mit Peritoneum (☞ 7)

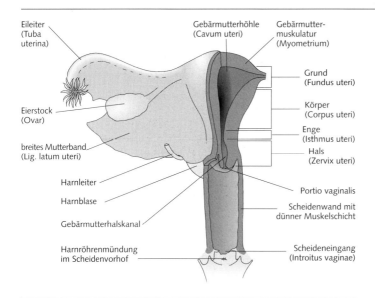

Abb. 14.2
Weibliche Geschlechtsorgane von hinten. Rechter Eileiter und Eierstock sind nicht dargestellt. [L190]

- Myometrium: Dicke Schicht aus glatten Muskelzellen
- Endometrium: Innen liegende Gebärmutterschleimhaut, die ihr Aussehen im Verlauf eines Menstruationszyklus verändert.

Scheide

Die Scheide (Vagina) ist ein etwa 8 cm langer muskulär-bindegewebiger Schlauch. Hinten grenzt sie an den Enddarm, vorne an die Harnblase bzw. Harnröhre. Sie ist 2–3 cm breit und dehnt sich beim Geschlechtsverkehr und der Geburt um ein Vielfaches. Ausgekleidet ist die Scheide mit Schleimhaut. Sie enthält ein saures Sekret (pH-Wert 4,0), das die inneren Geschlechtsorgane vor aufsteigenden Krankheitserregern schützt.

Dehnbarer Muskelschlauch.

 Pflege
Bei der Intimpflege soll immer von der Symphyse zum Anus gewaschen werden, um eine Verschleppung von Darmbakterien in den Scheidenbereich zu vermeiden.

14.1.2 Äußere Geschlechtsorgane der Frau

Die äußeren Geschlechtsorgane (Vulva) der Frau werden von dem **Venushügel** (Mons pubis) und den **großen Schamlippen** (Labia majora) begrenzt. Diese bedecken die **kleinen Schamlippen** (Labia minora), zwischen denen der Scheidenvorhof liegt. In ihn münden Harnröhre und Scheide. Nach hinten schließen sich Damm und After (☞ 7.3.2) an.

- Große und kleine Schamlippen
- Klitoris.

Abb. 14.3
Äußere Geschlechts-
organe. [A400-190]

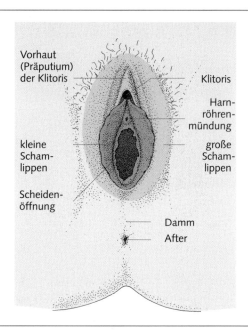

Die **Klitoris** (Kitzler) enthält einen Schwellkörper und ist von Schleimhautfalten (Praeputium) bedeckt, die viele sensible Nervenendigungen aufweisen. Mechanische Reizung und psychische Faktoren führen so zu einer vermehrten Blutfüllung der Klitoris und sexueller Erregung.

14.1.3 Weibliche Brustdrüse

Die weiblichen Brustdrüsen (Mammae) gehören nicht zu den Geschlechtsorganen, sondern zu den sekundären Geschlechtsmerkmalen. Das bedeutet, dass die Drüsenkörper zwar bereits bei der Geburt angelegt sind, sich aber erst während der Pubertät unter dem Einfluss der weiblichen Geschlechtshormone zur Brustdrüse ausbilden.

Die Brustdrüsen liegen auf dem M. pectoralis major zwischen der 3. und 6. Rippe. Sie bestehen jeweils aus 10–20 Einzeldrüsen. Diese setzen sich aus kleineren Läppchen zusammen und diese wiederum aus Milchbläschen (Alveolen). Jeder Lappen mündet mit einem Milchausführungsgang auf der braun pigmentierten Brustwarze (Mamille). Die Brustwarze enthält reichlich sensible Nervenendigungen, wodurch ihre Berührungsempfindlichkeit bedingt ist und der Milcheinschuss und erotische Empfindungen ausgelöst werden.

Sekundäres Geschlechtsmerkmal.

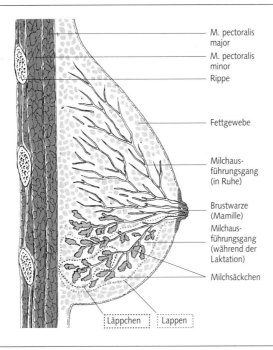

Abb. 14.4
Feinbau der weiblichen Brust (Sagittalschnitt). [L190]

Der Lymphabfluss der Brust erfolgt überwiegend in die Lymphknoten der Achsel (axilläre Lymphknoten) und in Lymphknoten neben dem Sternum (parasternale Lymphknoten).

14.1.4 Geschlechtshormone

Mit Beginn der Pubertät um das 10.–14. Lebensjahr kommt es bei den Mädchen zu einer gesteigerten Ausschüttung des **follikelstimulierenden Hormons (FSH)** und des **luteinisierenden Hormons (LH)** aus der Hypophyse. Die Ausschüttung dieser beiden Hormone wird durch die Releasinghormone des Hypothalamus, die **Gn-RH** (Gonadotropin-Releasinghormone), kontrolliert. Im Ovar bewirken FSH und LH die Freisetzung der weiblichen Geschlechtshormone **Progesteron** und **Östrogen,** die durch negative Rückkopplung auf die Hypophyse und den Hypothalamus wirken.

Wirkung von Östrogenen und Progesteron
Die weiblichen Geschlechtshormone Östrogen und Progesteron (Gelbkörperhormon) haben neben ihrem Einfluss während des Menstruationszyklus folgende Wirkungen.

Hypothalamus:
Gn-RH
↓
Hypophyse: FSH und LH
↓
Ovar:
Östrogen und Progesteron.

Östrogene bewirken:
- Während der Pubertät: Förderung der spezifischen sekundären Geschlechtsmerkmale
  - Brustwachstum
  - Scham- und Achselbehaarung
  - Spezifische weibliche Fettverteilung
- Beim Erwachsenen:
  - Stimulation des Geschlechtstriebes
  - Unterstützung des Knochenaufbaus
  - Anstieg der Triglyzeridkonzentration im Blut
  - Wiederaufbau des Endometriums nach der Menstruation.

Progesteron bereitet die Milchbildung in den Brustdrüsen vor, bewirkt eine leichte Erhöhung der Körpertemperatur sowie die Aufrechterhaltung einer Schwangerschaft in den ersten Wochen.

Menstruationszyklus

Etwa alle 28 Tage reift bei der geschlechtsreifen Frau im Eierstock eine Eizelle mit ihrem Follikel heran. Dabei bildet die Follikelwand Östrogene und Progesteron, die die Eireifung unterstützen und die Gebärmutter auf eine Schwangerschaft vorbereiten. Der Menstruationszyklus wird in drei Phasen unterteilt:
- **Menstruation** (Regelblutung): 4–6 Tage anhaltende Blutung, bei der die obere Zelllage des Endometriums abgestoßen wird
- ❹ **Proliferationsphase** (Aufbauphase): Unter dem Einfluss von FSH wächst der Follikel heran. Die Wand des Follikels bildet Östrogene und Progesteron, die das Heranreifen der Eizelle weiter unterstützen und gleichzeitig an der Gebärmutter das Wachstum der Schleimhaut mit Drüsen und Blutgefäßen fördern. Etwa am 14. Tag kommt es durch einen kurzfristigen Anstieg des LH zum **Eisprung.** Danach folgt die
- ❺ **Sekretionsphase:** LH und Östrogene bewirken im Ovar die Umwandlung des Follikels in den **Gelbkörper** (Corpus luteum). Der Gelbkörper produziert Progesteron, das den weiteren Aufbau der Gebärmutterschleimhaut fördert. Bleibt eine Befruchtung der gesprungenen Eizelle aus, geht der Gelbkörper nach etwa 14 Tagen zugrunde, die Progesteronbildung wird eingestellt, die Gebärmutterschleimhaut stirbt ab, und die Menstruationsblutung setzt ein (= 1. Tag des Menstruationszyklus).

Bei einer Befruchtung der Eizelle wird vom Gelbkörper weiterhin Progesteron produziert, und die Gebärmutterschleimhaut ist für die Einnistung der Eizelle (Nidation) bereit. Die Menstruationsblutung bleibt aus, und es kommt zur Schwangerschaft.

- Follikelwachstum beginnt mit Menstruationsblutung
- Eisprung um 14. Tag
- Keine Befruchtung: Gebärmutterschleimhaut wird etwa am 28. Tag abgestoßen.

14.1 Geschlechtsorgane der Frau

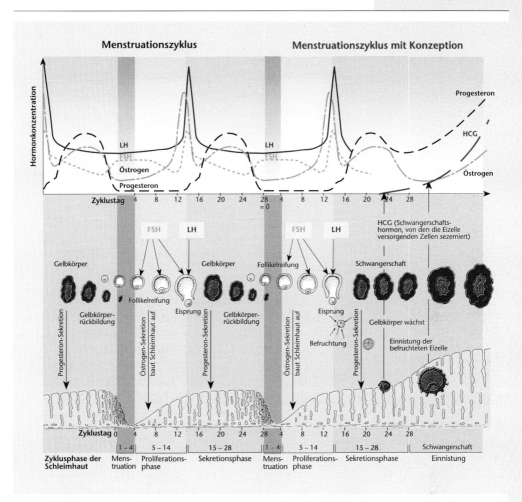

Abb. 14.5 Menstruationszyklus. [A400]

? Übungsfragen

① Welche Aufgaben hat das Ovar?
② Wie erfolgt der Eitransport in der Tube?
③ Wo wird die Eizelle normalerweise befruchtet?
④ Was geschieht in der Proliferationsphase des Menstruationszyklus?
⑤ Durch welches Hormon wird die Sekretionsphase des Menstruationszyklus gesteuert?

14.2 Geschlechtsorgane des Mannes

Zu den inneren Geschlechtsorganen des Mannes zählen Hoden, Nebenhoden, Samenleiter und die Geschlechtsdrüsen Vorsteherdrüse, Samenbläschen, Cowpersche Drüsen.

Zu den äußeren Geschlechtsorganen des Mannes gehören die Harnröhre (auch Harn-Samen-Röhre, ☞ 13.2.4), der Penis und der Hodensack.

14.2.1 Innere Geschlechtsorgane des Mannes

Hoden

Aufgabe:
- Spermienbildung
- Bildung der Samenflüssigkeit.

❶ ❷ Die paarig angelegten Hoden (Testis, männliche Gonaden) sind pflaumengroß und liegen gemeinsam mit dem Nebenhoden im **Hodensack** (Skrotum). Ihre Aufgabe ist die Produktion der **Samenflüssigkeit** (Sperma) mit den **Samenzellen,** den **Spermien.** Dafür ist der Hoden durch bindegewebige Trennwände in kleine Läppchen unterteilt. In den Läppchen liegen jeweils mehrere aufgeknäulte Samenkanälchen (Tubuli seminiferi), die zum Nebenhoden führen. Die Zellen der Wandauskleidung (Sertoli-Zellen) produzieren eine für den Transport und die Ernährung der Samenzellen notwendige Flüssigkeit. Dazwischen liegen in verschiedenen Stadien die heranreifenden Geschlechtszellen, aus denen die reifen Samenzellen hervorgehen.

Besonderheiten beim Kind

> Der Hoden und der Nebenhoden entwickeln sich beim ungeborenen Jungen in der Bauchhöhle und wandern bis zur Geburt über den Leistenkanal in den Hodensack. Im Hoden herrscht eine kühlere Temperatur, die für eine normale Samenzellbildung wichtig ist. Beim Hodenhochstand ist der Hoden in der Bauchhöhle oder im Leistenkanal verblieben. Dieser sollte bis zum 2. Lebensjahr, wegen drohender Unfruchtbarkeit und maligner Entartung, beseitigt sein.

Samenzellbildung (Spermatogenese)

Keimzellen:
- Liegen in Hodenkanälchen
- Befinden sich in verschiedenen Reifungsstadien
- Werden zu je vier Samenzellen
- Enthalten X- oder Y-Chromosom.

Im Gegensatz zur Frau werden beim Mann mit Beginn der Pubertät während des ganzen weiteren Lebens Spermien gebildet. Sie entstehen durch mitotische und meiotische Teilungen (☞ 1.2.2, 1.4) aus den Keimzellen der Samenkanälchen. Dabei gehen aus einer Keimzelle schließlich vier Samenzellen (Spermien) hervor, von denen zwei je ein X-Chromosom und zwei je ein Y-Chromosom enthalten. Bei der Befruchtung bestimmt dieses Geschlechtschromosom das Geschlecht des Embryos. Die Samenzellbildung dauert knapp 2 ½ Monate, täglich werden etwa 40 Millionen Samenzellen gebildet.

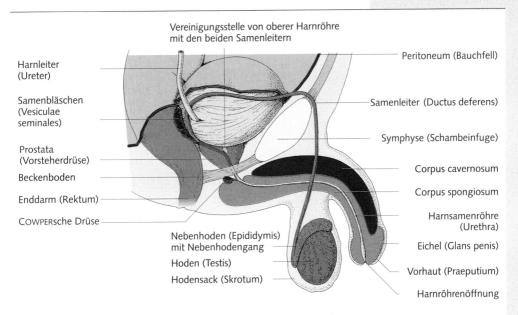

Abb. 14.6 Kleines Becken mit männlichen Geschlechtsorganen im Längsschnitt. [A400-190]

Spermien sind lang und dünn. Sie bestehen aus vier Abschnitten (☞ Abb. 1.6):
- Kopf
- Hals
- Mittelstück
- Schwanz.

Durch die Hodenkanälchen gelangen die Samenzellen zu den ableitenden Samenwegen.

Nebenhoden

❸ Der Nebenhoden (Epididymis) liegt kappenförmig auf der Rückseite jeden Hodens. In ihm setzt sich das Gangsystem des Hodens fort, bis sich sämtliche Kanälchen zum **Nebenhodengang** (Ductus epididymidis) vereinigt haben. Der Nebenhodengang ist mit einer Länge von 4–6 m stark geknäult. Die Passage der Samenzellen durch den Nebenhoden dauert etwa 12 Tage. Unter dem Einfluss des männlichen Geschlechthormons **Testosteron** reifen dort die Samenzellen bis zu ihrer Befruchtungsfähigkeit heran. Dort werden sie auch bis zum Samenerguss (Ejakulation) gespeichert.

Im Nebenhodengang reifen die Samenzellen bis zur Befruchtungsfähigkeit.

Samenleiter

❹ Der Samenleiter (Ductus deferens) geht ohne scharfe Begrenzung aus dem Nebenhodengang hervor. Gemeinsam mit Hoden-

- Speichert Samenzellen bis zur Ejakulation

Abb. 14.7
Innerer Aufbau von Hoden und Nebenhoden mit Übergang in den Samenleiter. [L190]

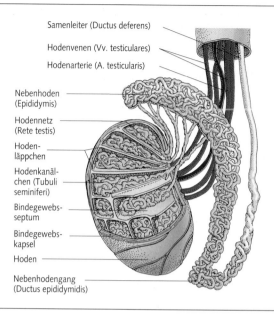

- Durchzieht den Leistenkanal
- Mündet innerhalb der Vorsteherdrüse in die Harnröhre.

venen (Vv. testiculares), Hodenarterie (A. testicularis) und vegetativen Nervenfasern zieht der Samenleiter im Samenstrang (Funiculus spermaticus) vom Hoden nach kranial durch den Leistenkanal. Von dort verläuft er an der Harnblase entlang und auf deren Rückseite nach kaudal durch die Vorsteherdrüse. Innerhalb der Vorsteherdrüse mündet der insgesamt 40–50 cm lange Samenleiter in die Harnröhre. Diese heißt ab dort auch Harn-Samen-Röhre. Seine Wand enthält glatte Muskelzellen, die während des Samenergusses den Samen durch Kontraktion in die Harn-Samen-Röhre befördern.

Der **Leistenkanal** ist eine 4–5 cm lange röhrenförmige Verbindung zwischen Bauchhöhle und äußerer Schamgegend, der von

Abb. 14.8
Leistenkanal beim Mann. [L190]

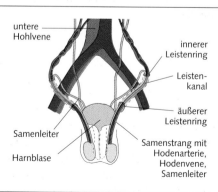

lateral kranial innen nach medial kaudal außen verläuft. Er beinhaltet den Samenstrang.

Sperma und Geschlechtsdrüsen

Das Sperma, die Samenflüssigkeit, setzt sich aus etwa 300 Millionen Spermien und den Sekreten der männlichen Geschlechtsdrüsen zusammen. Diese Sekrete gelangen erst zum Zeitpunkt des Samenergusses in die Harn-Samen-Röhre und enthalten Wasser, Elektrolyte, Fruktose und Enzyme. Im weiblichen Genitaltrakt neutralisiert das alkalische Sperma das saure Scheidenmilieu.

Vorsteherdrüse

❺ Die Vorsteherdrüse (Prostata) liegt kaudal der Harnblase und umhüllt die Harnröhre. Hinten grenzt sie an den Enddarm und kann daher bei einer rektalen Untersuchung gut getastet werden. Ihre 12–20 Ausführungsgänge geben ein trübes, dünnflüssiges Sekret in die Harn-Samen-Röhre ab, das den Hauptanteil der Samenflüssigkeit ausmacht.

Geschlechtsdrüsen:
- Vorsteherdrüse
- 2 Samenbläschen
- 2 Cowpersche Drüsen.

Samenbläschen

Die zwei Samenbläschen (Vesiculae seminales) bestehen jeweils aus einem 15–20 cm langen, gewundenen Kanal. Sie liegen an der Hinterwand der Harnblase und geben ihr Sekret innerhalb der Vorsteherdrüse in die Harn-Samen-Röhre ab. Dieses Sekret enthält viel Fruktose, das den Samenzellen zur Energiegewinnung dient.

Auch die zwei etwa linsengroßen **Cowperschen Drüsen** sezernieren während des Samenergusses ein Sekret in die Harn-Samen-Röhre.

4.2.2 Äußere Geschlechtsorgane des Mannes

Zu den äußeren Geschlechtsorganen gehören die Harnröhre, der Penis und der Hodensack. Der **Hodensack** (Skrotum) bildet die Hülle für die außerhalb des Bauchraumes liegenden Hoden und Nebenhoden.

Penis

Der Penis (Glied) enthält die Harn-Samen-Röhre. Er ist aufgebaut aus:
- **Peniswurzel,** die den Penis am Schambein und am Beckenboden befestigt
- **Penisschaft,** der frei beweglich ist. Er ist von einer dehnbaren Haut umhüllt, die sich den wechselnden Größen des Penis anpasst. Der Penisschaft besteht aus Schwellkörpern:
    - Zwei Penisschwellkörpern (Corpus cavernosum)
    - Ein Harnröhrenschwellkörper (Corpus spongiosum)

Aufbau:
- Peniswurzel
- Penisschaft mit Schwellkörpern
- Eichel
- Vorhaut.

14 Die Geschlechtsorgane

Erektion erfolgt durch Blutfüllung der Penisschwellkörper.

Sie füllen sich bei der Erektion (Versteifung und Aufrichtung des Penis) mit Blut und erzeugen so den prallelastischen Zustand des Penis
- **Eichel** (Glans penis) am Ende des Penisschaftes. Die Eichel ist von der Vorhaut (Praeputium) bedeckt.

 Pflege
Wird die Eichel bei der Intimpflege gereinigt, muss die Vorhaut wieder vorgeschoben werden, um eine Paraphimose (Einengung der Vorhaut mit Durchblutungsstörungen der Eichel) zu vermeiden.

14.2.3 Männliche Geschlechtshormone

Mit Beginn der Pubertät setzen beim Jungen hormonelle Veränderungen ein, die Voraussetzung für die Entwicklung der sekundären Geschlechtsmerkmale und der Geschlechtsreife sind.
❻ Die Hypophysenhormone **FSH** und **LH** stehen – wie bei der Frau – unter Kontrolle des Gonadotropin-Releasinghormons **Gn-RH** des Hypothalamus. FSH regt beim Mann die Spermienbildung an. LH bewirkt die Bildung und Ausschüttung von **Testosteron** aus den Leydig-Zellen im Hoden. Testosteron wiederum wirkt auf die Ausschüttung der Hypophysen- und Hypothalamushormone zurück. Testosteron gehört zur Gruppe der Androgene (☞ 8.4.1). Es hat folgende Wirkungen:

- Während der Fetalzeit: Anlage der primären Geschlechtsorgane
- Während der Pubertät:
  - Wachstum von Penis, Hoden, Nebenhoden und Geschlechtsdrüsen
  - Ausbildung der sekundären Geschlechtsmerkmale: Männlicher Behaarungstyp mit Bart und Geheimratsecken, tiefe Stimme, Knochen- und Muskelwachstum
- Beim Erwachsenen: Stimulation des Geschlechtstriebes (Libido), Aufrechterhaltung des Funktionszustandes der Genitalorgane, Samenzellbildung.

Hypothalamus:
Gn-RH
↓
Hypohyse: FSH + LH
↓
Hoden: Testosteron.

? Übungsfragen

❶ Was bedeutet der Ausdruck »männliche Gonade«?
❷ Wo liegen die Sertoli-Zellen und was ist ihre Aufgabe?
❸ Was ist die Aufgabe des Nebenhodens?
❹ Was verläuft im Leistenkanal des Mannes?
❺ Wo liegt die Vorsteherdrüse?
❻ Wo liegen die Leydig-Zellen und was ist ihre Aufgabe?

Index

A

α-Amylase 116
AB0-System 144
Abwehr
　spezifisch 148
　unspezifisch 148
Acetylcholin 85
Adamsapfel 179
Adenosintriphosphat 37
Aderhaut 91
Adipozyten 20
Adrenalin 85
Adventitia 104
After 122
Agglutination 143
Agglutinin 144
Agonist 35
Akkommodation 93
Akromioclaviculargelenk 52
Aktin 25
Albumin 141
Alveole 181
Aminosäuren 9, 125
　Rückresorption 195
Ammoniak 119
Ampulla recti 122
Ampulle
　Gleichgewichtsorgan 96
Anaphase 8
Antagonist 35
Antigen 143
　Eigenschaften 2
Antrum 112
Anus 122
Aponeurose 51
Appendix vermiformis 121
Aquädukt 76
Artikulation 180
Assoziationsfelder 73
Atem
　Frequenz 184
　Zeitvolumen 185
　Zugvolumen 184
Atemhilfsmuskulatur 49
Atemmuskulatur 48
Atemwege 177
Atemzentrum 187
Atlantoaxialgelenk 45
Atlas 44

Atmung
　äußere 177
　innere 177
　Regulation 187
ATP 37
Auerbach-Plexus 107
Augapfel 90
Auge 90
Augenbrauen 93
Augenhaut 90
Augenkammer 92
Augenlider 92
Augenmuskeln 93
Augenwimpern 93
Ausatmung 183
Autosomen 5
Axis 45
Axon 27

B

Backenzahn 107
Balken 71
Bandscheibe 44
Basalganglien 75
Basalmembran 16
Bauchfell 104
Bauchpresse 50
Bauchraum 112
Bauchspeicheldrüse 115
Bauchwandmuskulatur 50
Becherzellen 115
Becken 60
Beckenboden 60
Beckenring 60
Befruchtung 10
Belegzellen 113
Bewegungsapparat 33
Bewusstseinslage 77
Bifurkation 181
Bilirubin 120, 143
Bindegewebe
　faserarm 19
　faserreiches 20
　zellreiches 20
Bindegewebszellen 18
Bindehaut 92
Blase
　Schließmuskel 197

Blinddarm 121
Blinder Fleck 92
Blut 140
Blut-Luft-Schranke 187
Blutgerinnung 146
Blutgruppe 143
Blutgruppenantigene 143
Blutplasma 141
Blutserum 141
Blutstillung 146
Blutungszeit 146
Bogengang 96
Bowmansche Kapsel 193
Brechkraft, Auge 93
Bronchialarterien 182
Bronchialbaum 181
Bronchien 181
Bronchioli 181
Brücke 76
Brunner-Drüsen 115
Brustbein 48
Brustdrüse 204
Brustfell 183
Brustkorb 47
Bulbus oculi 90
Bürstensaum 4, 114
BWS 43

C

Caecum 121
Carboxypeptidase 116, 125
Cavitas abdominalis 112
Cellula ethmoidalis 179
Cerebellum 77
Chemorezeptor 97
Chlorid 198
Choane 177
Cholesterin 126
Cholezystokinin 115
Cholezystokinin-Pankreozymin 117
Chondrozyten 20
Choroidea 91
Chromatid 6
Chromosomen 5
Chylomikronen 125
Chymotrypsin 125
Chymotrypsinogen 116

Clavicula 48, 52
CO_2 142
Cochlea 96
Columna vertebralis 42
Concha nasalis 39, 41, 177
Cornea 91
Corpus
   cavernosum 211
   luteum 206
   spongiosum 211
   uteri 202
Cortex
   cerebelli 77
   cerebri 71
   renalis 192
Corti-Organ 96
Costae 48
Cristae 3
Crossing over 10
Cupula 96

D

Damm 203
Daumenwurzelgelenk 59
Defäkation 122
Dendrit 28
Desoxyribonukleinsäure 5
Diaphragma 48
Diaphyse 23
Diarthrose 33
Dickdarm 121
Diencephalon 75
Diffenzialblutbild 147
Drehscharniergelenk 64
Drüsen
   endokrine 18
   exokrine 18
Ductus
   choledochus 120
   cysticus 120
   deferens 209
   epididymidis 209
   hepaticus communis 117, 120
   hepaticus dexter 120
   hepaticus sinister 120
   lymphaticus dexter 150
   pancreaticus 116
   thoracicus 149
Dünndarm 114
Duodenum 114

E

Eckzahn 107
Eichel 212
Eierstöcke 201
Eigenreflex 82
Eileiter 202
Ein-Sekunden-Ausatmungskapazität 185
Einatmung 183
Eisen 143
Eisprung 201, 206
Eiweiß 9, 125
Eiweißelektrophorese 141
Eiweißstoffwechsel 119
Eizelle 201
Ejakulation 209
Elastase 116
Elektrolyte 195, 198
Elle 55
Ellenbogengelenk 55
Enddarm 122
Endharn 195
Endhirn 71
Endolymphe 96
Endometrium 203
Endoplasmatisches Retikulum 2
Energiebedarf 123
Enterohepatischer Kreislauf 120, 125
Enzyme 125
Epididymidis 209
Epiglottis 179
Epiphyse 23
Epiphysenfuge 23
Epithel
   Drüsen- 16, 18
   Oberflächen- 16
Erektion 212
Erythropoese 142
Erythropoetin 142, 196
Erythrozyten 141
Exspiration 48, 183
Extraperitoneale Organe 105
Extrazellulärraum 2, 198
Extremitäten
   untere 62
Extrinsic system 146

F

Faserbahnen 73
Faserknorpel 21
Femur 63
Fett 125
Fettgewebe 20
Fettstoffwechsel 119
Fettzellen 20
Fibrin 146
Fibrinolyse 146
Fibula 65
Filamente 4
Filterfunktion 194
Finger 59
Fingergelenke 59
Fingermuskeln 59
First-pass-effect 118
Fissura longitudinalis 71
Flimmerepithel
   Eileiter 202
   Trachea 181
Flimmerhärchen 4
Follikelstimulierendes Hormon 205
Fontanelle 40
Foramen magnum 40
Foramen venae cavae 49
Formatio reticularis 76
Fremdreflex 84
Fresszellen 148
FSH 205, 212
Fundus 112
Fundus uteri 202
Funiculus spermaticus 210

G

G-Zellen 113
G0-Phase 9
G1-Phase 6
G2-Phase 7
Galaktose 124
Galle 120
Gallenblase 120
Gallensalze 120
Gallenwege 119
Gameten 10
Gametogenese 10
Ganglien 79, 85
Gasaustausch 185
Gastrin 113
Gastrointestinaltrakt 104
Gaumen 110
Gaumenbein 41
Gaumensegel 110
Gebärmutter 202
Gebärmutterschleimhaut 203, 206
Gebiss 107
Geflechtknochen 23
Gehörgang 95
Gehörknöchelchenkette 95
Gekröse 105
Gelber Fleck 92
Gelbkörper 206
Gelbkörperhormon 205
Gelenk
   echtes 33
   Höhle 33
   Kapsel 33
   Knorpel 33
   Spalt 33
   unechtes 33

Gen 10
Genom 5
Genotyp 9
Gerinnungszeit 146
Geruchssinn 97
Geschlechtschromosomen 5
Geschlechtshormone
   männliche 212
Geschlechtsorgane 201, 203
Geschlechtszellen 10
Geschmacksknospen 97, 109
Gesichtsschädel 41
Gewebe
   Binde- 18
   Epithel 16
   Fett- 20
   Stütz- 18
Glandula
   gastrica 113
   parotidea 109
   sublingualis 109
   submandibularis 109
Glans penis 212
Glaskörper 92
Glatte Muskulatur 27
Gleichgewichtsorgan 96
Gleichgewichtssinn 97
Glied 211
Globulin 141
Globus pallidus 75
glomeruläre Filtrationsrate 194
Glomerulus 193
Glukagon 115
Glukoneogenese 119, 124
Glukose 38, 119, 124
   Rückresorption 195
Glukuronsäure 120
Glykogen 119, 124
Glykolyse 124
Gn-RH 205, 212
Golgi-Apparat 3
Gonaden 201, 208
Gonadotropin-Releasinghormon 205, 212
Gonosomen 5
Granulozyten 148
Graue Substanz 70, 78
Grenzstrang 85
Großhirn 71
Großhirnfurche 72
Großhirnrinde 71
Glykosidase 117
Gyrus 71
   postcentralis 72
   praecentralis 73

H

Haarfollikelrezeptoren 98
Halsmuskulatur 42
Hämatokrit 140
Hämoglobin 142
Hämorrhoidalgeflecht 122
Hämostase 146
Hand 58
Handgelenk 57
Handmuskulatur 59
Handwurzelknochen 58
Haploid 10
Harn-Samen-Röhre 210
Harnblase 197
Harnblasenentleerung 197
Harndrang 197
Harnpflichtige Substanzen 191, 195
Harnröhre 197
Harnröhrenschwellkörper 211
Harnsäure 195
Harnstoff 119, 195
Harnsystem 191
Harnwege 196
Hauptbronchien 181
Hauptlymphgang 150
Hauptzellen 113
Haustren 122
Hemisphäre 71
Henlesche Schleife 194
Hepar 117
Herzmuskulatur 26
Heterosomen 5
Hiatus aorticus 49
Hiatus oesophageus 49
Hinterhauptbein 39
Hinterhorn 78
Hinterwurzel 78
Hirnanhangsdrüse 76
Hirnnerven 79
Hirnnervenkerne 77
Hirnschädel 39
Hirnschenkel 76
Hirnstamm 77
Hoden 208
Hodensack 208, 211
Homunculus 72
Hornhaut 91
Hörorgan 94
Hörvorgang 96
Hüftbeinknochen 60
Hüftgelenk 36, 60, 61
Hüftmuskulatur 61
Humerus 53
Hustenreflex 112
HWS 43
Hypophyse 76
Hypothalamus 75

I

Ileozökalklappe 114, 121
Ileum 114
Iliosakralgelenk 45
Innenohr 95
Insellappen 72
Inselorgan 115
Inspiration 48, 183
Insulin 115
Interkostalraum 49
Interphase 6
Interstitium 198
Interzellulärraum 4
Intraperitoneale Organe 104
Intravasalraum 198
Intrazellulärraum 2, 198
Intrinsic factor 113
Intrinsic system 146
Iris 92
Isometrische Kontraktion 37
Isotonische Kontraktion 37
Isthmus uteri 202

J

Jejunum 114
Jochbein 41

K

Kalium 195, 198
Kaltrezeptoren 98
Kalzitriol 196
Kalzium 198
Kammerwasser 92
Kardia 112
Kardiomyozyten 26
Karpaltunnel 59
Karyoplasma 5
Katecholamine 85
Kaumuskulatur 42
Kehlkopf 110, 179
Kehlkopfrachen 110
Keilbein 39
Keilbeinhöhle 179
Kerckring-Falten 114
Kernkörperchen 5
Kernsaft 5
Kiefer 41
Kieferhöhle 179
Killerzellen 148
Kilojoule 123
Kilokalorie 123
Kinozilien 4
Kitzler 204
Kleinhirn 77
Kleinhirnkerne 78

Klitoris 204
Kniegelenk 63
Kniescheibe 64
Knochen 21
  Gewebe 21
  kurze 24
  platte 24
Knochenhaut 23
Knochenmark 22, 142
Knochenzellen 21
Knorpel 20
  elastischer 21
  hyaliner 21
  Zellen 20
Kohlendioxid 142
Kohlenhydrate 124
Kohlenhydratstoffwechsel 119
Kollagenfaser 20
Kolloidosmotischer Druck 141
Kolon 121
  ascendens 121
  descendens 121
  sigmoideum 121
  transversum 121
Kompakta 22, 23
Konjunktiva 92
Kontraktion
  Skelettmuskulatur 25
Korpus 112
Kreatinin 195
Kreatinphosphat 38
Kreuzband 64
Kreuzbein 44, 45, 60
Krummdarm 114
Krypten 114, 122
Kugelgelenk 36
Kupffersche Sternzelle 118
Kyphose 45

L

Labia majora 203
Labia minora 203
Labyrinth 95
Lagebezeichnungen
  des Körpers 33
Lamellenknochen 23
Langerhans-Inseln 115
Lappenbronchien 181
Larynx 179
Lautbildung 180
Lautstärke 180
Leber
  Aufgaben 118
  Feinbau 117
  Läppchen 117
  Sinusoide 117

Leberpforte 117
Lederhaut 90
Leerdarm 114
Leistenkanal 210
Leukopoese 147
Leukozyten 147
Levatorspalt 60
Leydig-Zellen 212
LH 205, 212
Lidschlussreflex 84
Linea alba 51
Linse 92
Lipase 116, 125
Lipolyse 125
Lobus
  frontalis 71
  insularis 72
  occipitalis 72
  parietalis 72
  temporalis 72
Lordose 45
Luftröhre 181
Lumbosakralgelenk 45
Lunge 182
  Arterien 182
  Belüftung 186
  Bläschen 181
  Durchblutung 187
  Perfusion 187
  Venen 182
  Volumina 184
Lungenfell 183
Lungenflügel 182
Lungenhilus 182
Lungenlappen 182
Lungensegmente 182
Luteinisierendes Hormon 205
Lymphatisches System 149
Lymphbahnen 149
Lymphe 150
Lymphozyten 148
Lysosomen 3
Lysozym 92, 109

M

Macula lutea 92
Magen 112
Magenpförtner 114
Magensaft 113
Magenschleim 113
Magnesium 198
Mahlzahn 107
Makrophagen 148
Makula 97
Malleolengabel 65
Mamille 204
Mamma 204

Markpyramide 192
Mechanorezeptor 98
Meckel-Divertikel 114
Mediastinum 111, 182
Medulla
  oblongata 76
  renalis 192
  spinalis 78
Megakaryozyten 145
Meiose 10, 201
Meissner-Körperchen 98
Meißner-Plexus 107
Membrana interossea 56, 65
Meniskus 63
Menstruation 206
Menstruationszyklus 206
Merkel-Zellen 98
Mesencephalon 76
Mesenterium 105, 114
Mesokolon 105, 121
Metaphase 7
Mikrotubuli 4
Mikrovilli 4, 114
Miktion 197
Milchbläschen 204
Milchbrustgang 149
Milchzahn 109
Mitochondrien 3
Mitose 7
Mittelfellraum 111, 182
Mittelhandknochen 59
Mittelhirn 76
Mittelohr 95
Mizelle 120
Monoglyzeride 125
Monozyten 148
Mons pubis 203
mRNS 9
Mukosa 104, 113
Mundhöhle 107
Mundrachen 110
Muskel
  Ansatz 35
  Bauch 35
  Faser 24
  Faszie 24
  Ursprung 35
Muskelgewebe 24
Muskeltonus 37
Muskularis 104
Muskulatur
  mimische 41
Myofibrille 25
Myofilament 25
Myoglobin 37
Myokard 26
Myometrium 203
Myosin 25
Myozyten 24

N

Nackenmuskulatur 46
Nase 177
Nasenbein 41
Nasengang 177
Nasenhöhle 177
Nasenmuschel 39, 41, 177
Nasennebenhöhlen 179
Nasenrachen 110
Nasenscheidewand 177
Natrium 195, 198
Nebenhoden 209
Nebenhodengang 209
Nebennierenmark 85
Nebenzellen 113
Nerv 28
Nervenfaser 28
   afferente 28
   sensible 28
Nervengeflecht 81
Nervengewebe 27
Nervensystem 27, 70
   autonomes 84
   peripheres 79
   vegetatives 84
   zentrales 70
Nervenzelle 27
Nervus
   abducens 80
   accesorius 80
   femoralis 82
   glossopharyngeus 98
   hypoglossus 80
   ischiadicus 82
   medianus 82
   oculomotorius 80
   olfactorius 97
   opticus 92
   peronaeus 82
   phrenicus 81
   radialis 82
   tibialis 82
   trigeminus 80
   trochlearis 80
   ulnaris 82
   vagus 98
   vestibulocochlearis 96
Netz, großes 105
Netzhaut 92
Neurit 27
Neurocranium 38
Neuron 27
Nidation 206
Niere 192
Nierenbecken 192, 196
Nierenkanälchen 193, 194
Nierenkelch 192, 196
Nierenkörperchen 194
Nierenmark 192, 194
Nierenpapille 192
Nierenrinde 192
Nn. craniales 79
Noradrenalin 85
Nozizeptoren 99
Nucleus
   caudatus 75
   ruber 75, 76
   subthalamicus 75
Nuklease 116
Nukleoli 5
Nukleus 5

O

O_2 142
Oberarm 53
Oberarmknochen 53
Oberschenkel 62
Oberschenkelknochen 63
Oberschenkelmuskulatur 64
Ohr 94
Ohrmuschel 95
Ohrspeicheldrüse 109
Ohrtrompete 95
Omentum majus 105
Oogenese 10, 11, 201
Oozyte 201
Os
   capitatum 58
   carpi 58
   coccygis 44
   ethmoidale 39
   frontale 39
   hamatum 58
   lunatum 58
   mandibulare 41
   maxillare 41
   nasale 41
   occipitale 39
   palatinum 41
   parietale 39
   pisiforme 58
   sacrum 44
   scaphoideum 58
   sphenoidale 39
   temporale 39
   trapezium 58
   trapezoideum 58
   triquetrum 58
   zygomaticum 41
Ösophagus 111
Ossa
   lacrimalia 41
Osteoblasten 21
Osteoklasten 21
Osteozyten 21
Östrogen 205
Ovar 201
Ovulation 201

P

Palmaraponeurose 57
Pankreas 115
Pankreasgang 116
Pankreassaft 116
Papilla vateri 116, 120
Papille 92
Papillen 109
Parasympathikus 85, 107
Parenchym 16
Parietalzellen 113
Parotitis 110
Patella 64
Patellarsehnenreflex 82
Pelvis 60
Pendelbewegungen 115
Penis 211
Penisschaft 211
Penisschwellkörper 211
Peniswurzel 211
Pepsin 113, 125
Pepsinogen 113
Perikaryon 27
Perilymphe 95
Perimetrium 202
Periost 23
Periportalfeld 117
Peritoneum 104
Peroxisomen 3
Peyer-Plaques 115
Pfeilnaht 40
Pflugscharbein 41
Pfortader 106, 117
Phagozytose 148
Phalangen 59
Phänotyp 9
Pharynx 110
Phonation 180
Phosphat 198
Photorezeptoren 93
Plasmaproteine 141
Plasmaraum 198
Plasmin 147
Plasminogen 147
Pleura 183
Pleura parietalis 183
Pleuraspalt 183
Pleura visceralis 183
Plexus
   brachialis 82
   cervicalis 81
   lumbalis 82
   sacralis 82
Polypeptid 125

Pons 76
Praeputium 204, 212
Primärfollikel 201
Primärharn 194
Progesteron 205
Proliferationsphase 206
Pronation 57
Prophase 7
Prostata 211
Proteasen 116
Protein 5
Proteinbiosynthese 9
Proteine 9, 125
Pubertät 201
   Junge 212
   Mädchen 205
Pulmo 182
Pulpa 108
Pupille 92
Pupillenreflex 93
Putamen 75
Pylorus 114
Pyramidenbahn 73, 74

R

Rachen 110
Radioulnargelenk 55, 56
Radius 56
Rautenhirn 76
Reduplikation 5
Reflex 82
Reflexbogen 83
Regelblutung 206
Regenbogenhaut 92
Regio olfactoria 97
Reifeteilung 10
Reiz 83, 90
Rekombination 11
Rektum 122
Rektusscheide 51
Ren 192
Reservevolumen 185
Residualkapazität 185
Residualvolumen 185
Retikulozyten 142
Retina 92
Retinaculum
   extensorum 59
   flexorum 59
Retroperitoneale Organe 105
Rezeptor 83, 90
Rhesus-System 144
Rhombencephalon 76
Ribosomen 3, 10
Richtungsbezeichnungen des Körpers 33
Riechzellen 97

Rindenfeld
   primär sensorisch 72
   sekundär motorisch 73
   sekundär sensorisch 73
Ringknorpel 179
Rippen 48
Rippenbogen 48
Rippenfell 183
Röhrenknochen 23
Rückenmark 78
Rückenmarknerv 78
Rückenmuskulatur 45

S

S-Phase 6
Sacculus 97
Sakroiliakalgelenk 60
Salzsäure 113
Samenbläschen 211
Samenerguss 209
Samenflüssigkeit 208, 211
Samenkanälchen 208
Samenleiter 209
Samenstrang 210
Samenzellbildung 208
Samenzelle 208
Sammelrohr 195
Sarkomer 25
Sauerstoff 142, 177
Sauerstoffmangel 196
Scapula 52
Schädel
   Basis 40
   Grube 40
   Kalotte 39
   Nähte 39
Schambein 60
Schambeinfuge 60
Schamlippen 203
Scheide 203
Scheidenvorhof 203
Scheitelbein 39
Schienbein 65
Schildknorpel 179
Schlaf-Wach-Rhythmus 77
Schläfenbein 39
Schlemm-Kanal 92
Schließmuskel 122
Schluckreflex 111
Schluckvorgang 111
Schlüsselbein 48, 52
Schlüsselbeingelenk 52
Schmerzqualitäten 99
Schmerzrezeptoren 99
Schnecke 96
Schneidezahn 107
Schulter
   Blatt 52

Gürtel 52
Muskulatur 53
Schultergelenk
   Bewegungen 54
Schultergürtelmuskulatur 50, 52, 54
Schuppennaht 40
Schwellkörper 211
Segmentationsbewegungen 115
Segmentbronchien 181
Segmente
   Wirbelsäule 78
Sehnenscheiden 59
Sehnerv 92
Sehzentrum 94
Seitenband 64
Seitenhorn 78
Sekretin 115, 117
Sekretionsphase 206
Sertoli-Zellen 208
Siebbein 39
Siebbeinzellen 179
Sigma 121
Sinnesorgane 90
Sinus
   frontalis 179
   maxillaris 179
   sphenoidalis 179
Skelett 38
Skelettmuskulatur 24
Sklera 90
Skrotum 208, 211
Speiche 56
Speichel 109
Speicheldrüsen 109
Speiseröhre 111
Sperma 208, 211
Spermatogenese 10, 208
Spermien 208
Spinalnerv 78
Spindelapparat 4, 7
Spongiosa 22, 23
Sprunggelenk 65
Stäbchen 93
Stammganglien 75
Stammhirn 77
Stärke 124
Statholitenmembran 97
Steißbein 44, 45
Stellknorpel 179
Stereozilien 4
Sterkobilin 120
Sternoclaviculargelenk 52
Sternum 48
Stimmbänder 179
Stimmbildung 180
Stimmritze 180
Stirnbein 39
Stirnhöhle 179

Stress 85
Striatum 75
Stroma 16
Stuhlentleerung 122
Submukosa 104
Substantia nigra 75, 76
Sulcus 71
    centralis 71
    lateralis 72
    parieto-occipitalis 72
Supination 57
Sutura
    coronalis 39
    lambdoidea 39
    sagitalis 40
    squamosa 40
Sympathikus 85, 107
Symphyse 60
Synchondrose 33
Syndesmose 33
Synostose 33
Synovia 33

T

Tänien 122
Telencephalon 71
Telophase 9
Testis 208
Testosteron 209, 212
Thalamus 75
Thermorezeptoren 98
Thorax 47
Thrombin 146
Thrombopoese 145
Thrombozyten 145
Thrombozytenaggregation 146
Thrombus 146
Tibia 65
Tiffeneau-Test 185
Tonhöhe 180
Tonsilla palatina 110
Totalkapazität 185
Totraum 184
Trachea 181
Tractus 79
Tränen 92
Tränenbein 41
Tränendrüse 92
Transkription 10
Translation 10
Transmitter 85
Transzellulärer Raum 198
Triglyzeride 125
Trommelfell 95
Truncus coeliacus 106
Truncus sympathicus 85

Trypsin 125
Trypsinogen 116
Tuba Eustachii 95
Tuba uterina 202
Tube 202
Tubuli seminiferi 208
Tubulusapparat 193, 194

U

Übergangsepithel 196
Ulna 55
Unterarm 55
Unterarmmuskulatur 55
Unterkieferspeicheldrüse 109
Unterschenkel 65
Unterschenkelmuskulatur 67
Ureter 197
Urethra 197
Urin 195
Urobilinogen 120
Uterus 202
Utriculus 97

V

Vagina 203
Vasa recta 194
Vater-Pacini-Körperchen 98
Vena portae 106, 117
Ventilation 183, 186
Venushügel 203
Verdauungstrakt 104
Verlängertes Mark 76
Vertebra 44
Vesica urinaria 197
Vesiculae seminales 211
Vestibularapparat 96
Vestibulum 96
Vierhügelplatte 76
Viscerocranium 38
Vitalkapazität 185
Vitamine 126
Vomer 41
Vorderhorn 78
Vorderwurzel 78
Vorhaut 212
Vorhofsäckchen 97
Vorsteherdrüse 211
Vulva 203

W

Wadenbein 65
Wanderwelle 96

Warmrezeptoren 98
Wasserhaushalt 198
Wasserbilanz 198
Weisheitszahn 107
Weiße Substanz 70, 73, 79
Wirbel 44
Wirbelkanal 79
Wirbelsäule 42
    Brust 43
    Hals 43
Würgereflex 84
Wurmfortsatz 121

X

X-Chromosom 201, 208

Y

Y-Chromosom 201, 208

Z

Zähne 107
Zäpfchen 110
Zapfen 93
Zelle
    Aufgaben 2
    Energiegewinnung 3
    Fortsätze 27
    Kern 1, 5
    Kontakt 4
    Körper 27
    Leib 1
    Membran 1
    Nerven- 27
    Organellen 1
    Teilung 6
    Zyklus 5
    Zytoplasma 1
Zentralvene 118
Zentriolen 4, 7
Ziliarkörper 92, 93
ZNS 70
Zonulafasern 93
Zotten 114
Zunge 109
Zwerchfell 48, 81
Zwischenhirn 75
Zwischenrippenmuskulatur 49
Zwischenzellraum 198
Zwölffingerdarm 114
Zygote 10
Zytoskelett 4